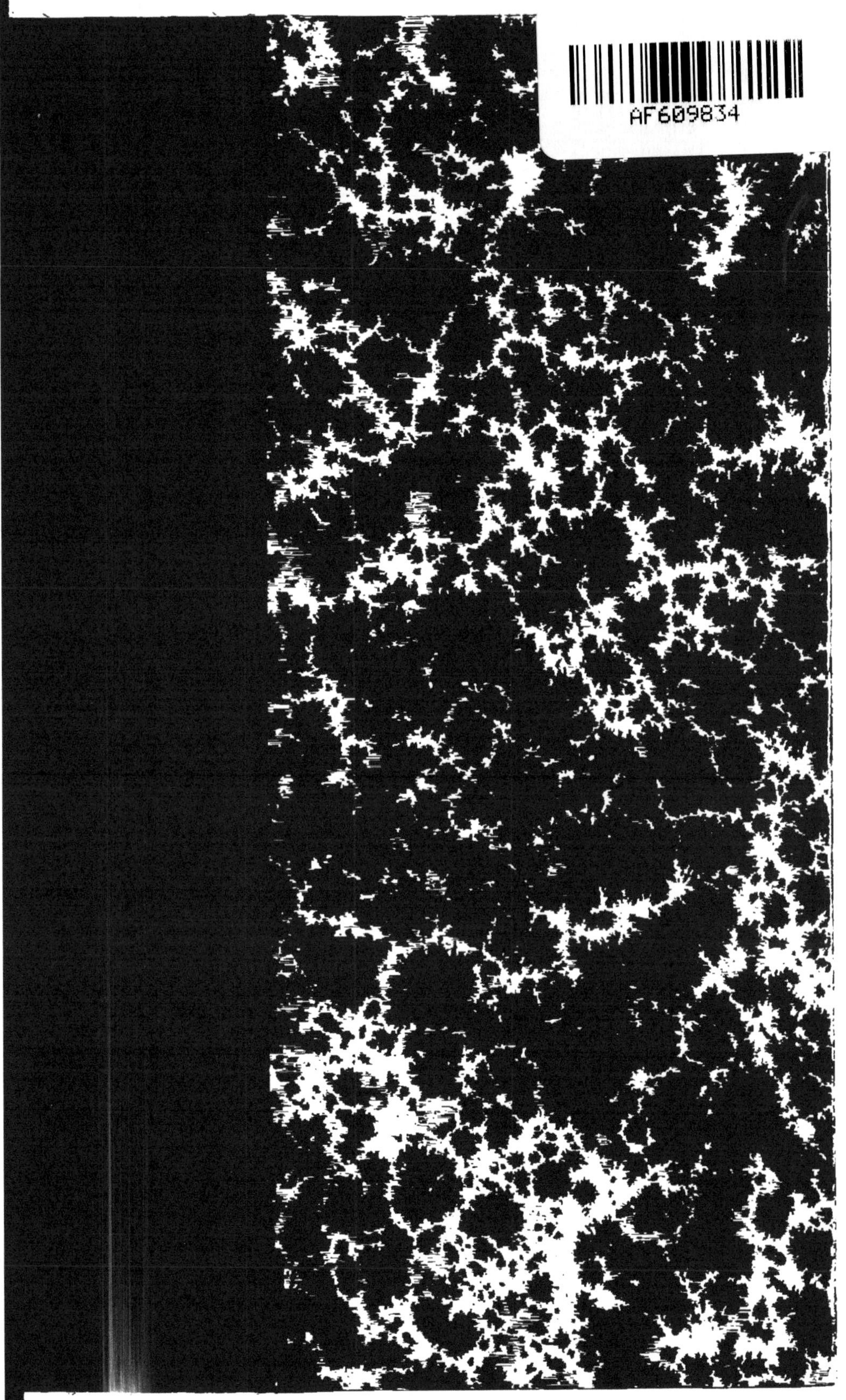

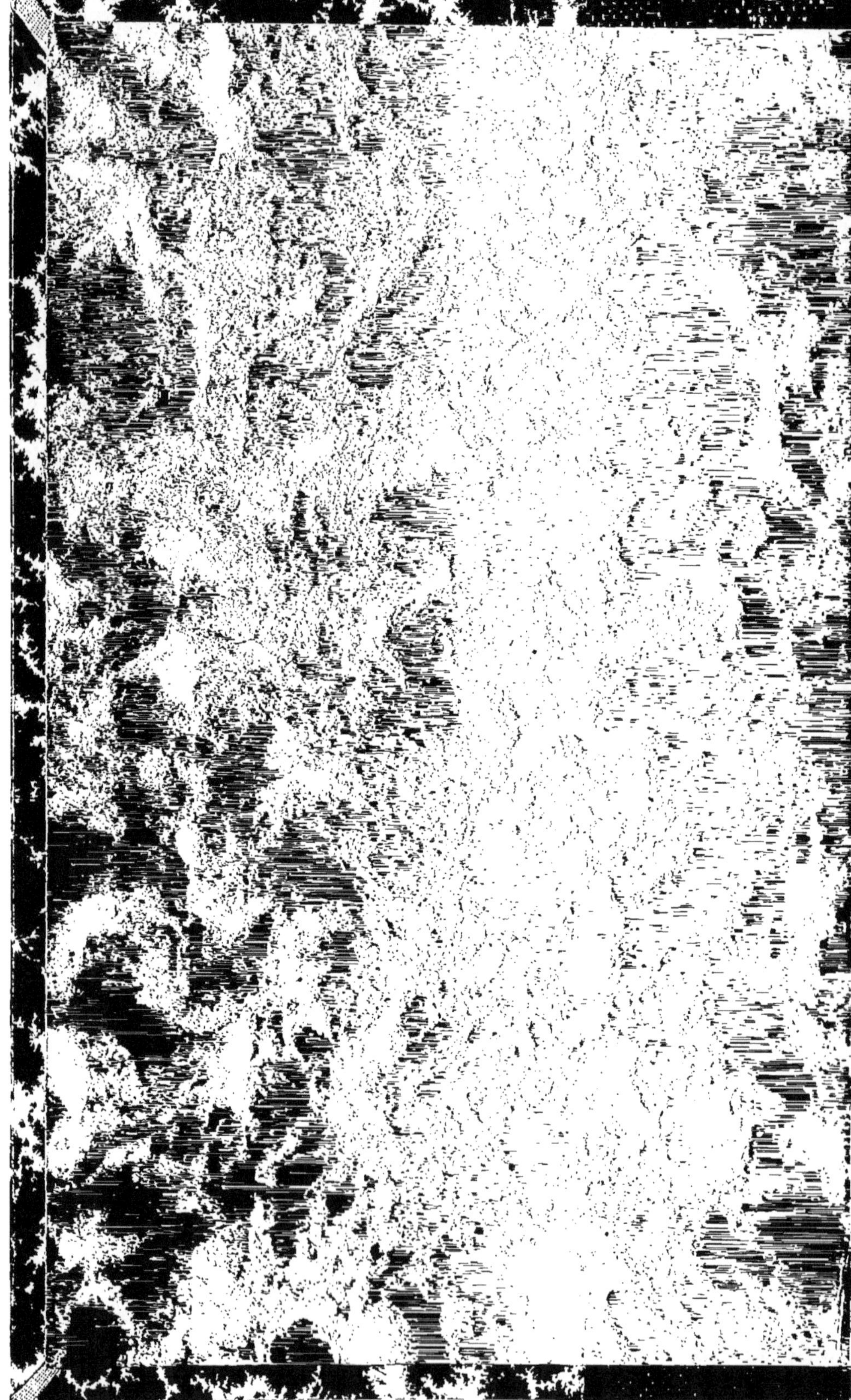

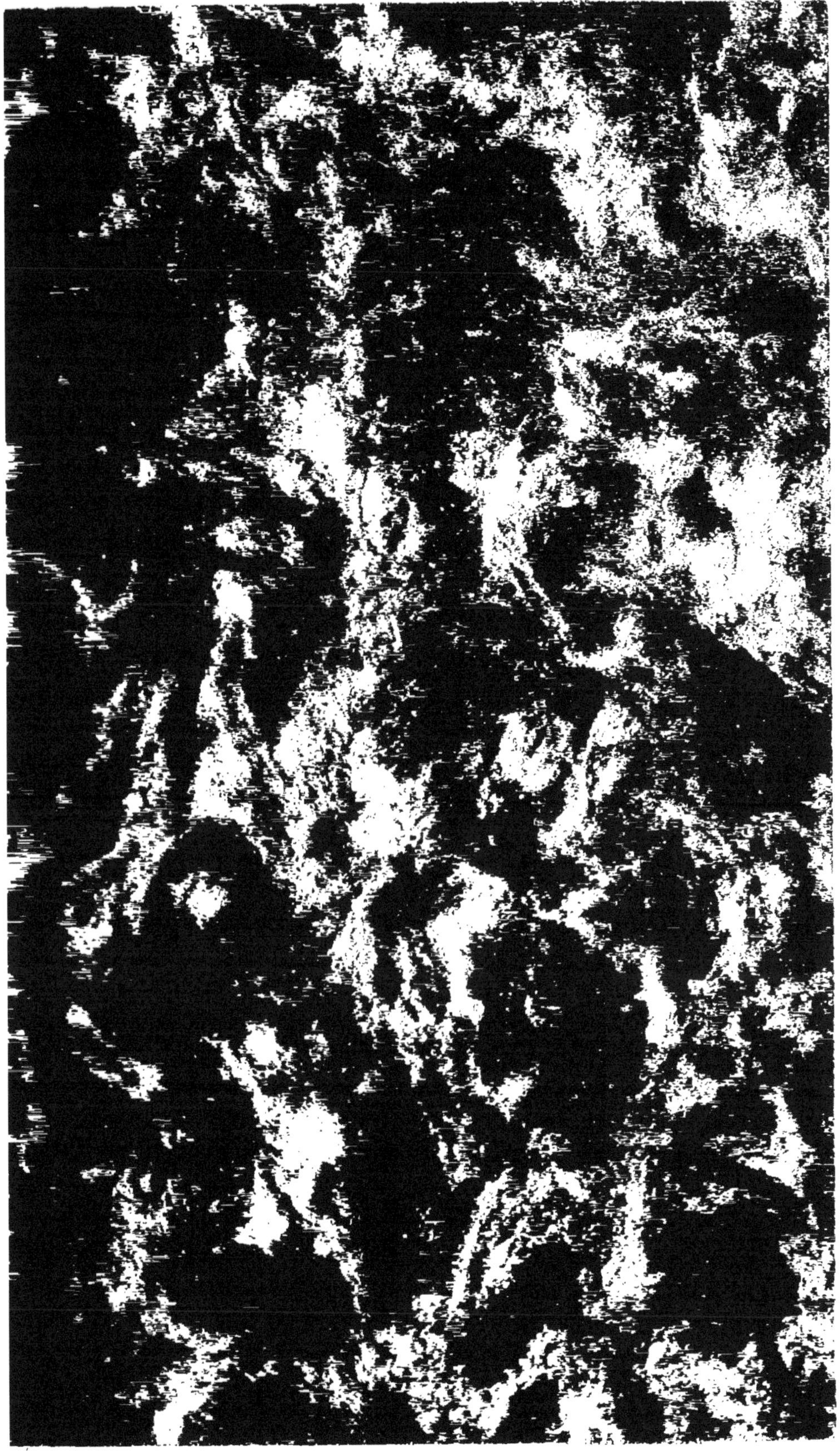

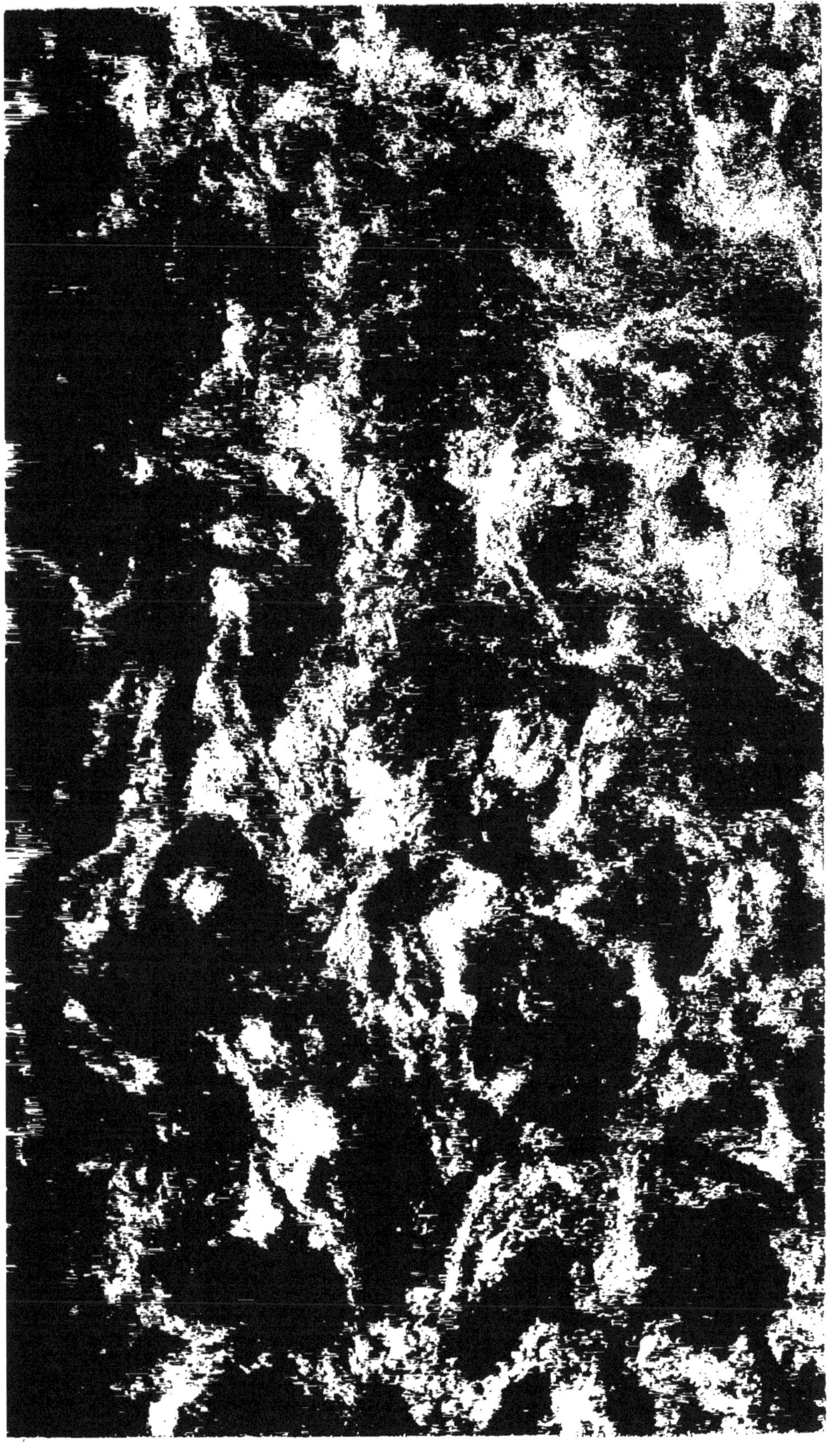

[illegible]

MANUEL PRATIQUE

D'HYGIÈNE NAVALE

Poissy. — Typ. S. Lejay et Cie.

MANUEL PRATIQUE
D'HYGIÈNE NAVALE

OU DES MOYENS

DE CONSERVER LA SANTÉ DES GENS DE MER

A L'USAGE DES OFFICIERS MARINIERS ET MARINS DES ÉQUIPAGES DE LA FLOTTE

Par le Docteur J. MAHÉ

Médecin-professeur de la marine
Professeur d'hygiène et de pathologie exotique
à l'École de médecine navale de Brest.

OUVRAGE PUBLIÉ SOUS LES AUSPICES

DU MINISTRE DE LA MARINE ET DES COLONIES

PARIS

J.-B. BAILLIÈRE ET FILS

Rue Hautefeuille, 19, près du Boulevard Saint-Germain

LONDRES — BAILLIÈRE, TINDALL AND COX | MADRID — CARLOS BAILLY-BAILLIÈRE

1874

PRÉFACE

Ce livre s'adresse à la grande famille maritime dont l'auteur fait partie. Cependant il est spécialement destiné aux officiers mariniers, quartiers-maîtres et marins. Chacun d'eux devra y prendre ce qui concerne les intérêts de sa condition particulière.

C'est une sorte de recueil pratique des règles les plus usuelles de l'hygiène navale, rédigé conformément à une dépêche ministérielle de l'année 1872, qui prescrivait aux conseils de santé des ports la rédaction d'un « Manuel d'hygiène usuelle « mis à la portée des officiers mariniers, lequel « Manuel sera destiné aux bibliothèques du bord « et des divisions. »

En m'efforçant de me bien pénétrer de l'esprit du texte même de la dépêche, j'ai pensé qu'il fallait faire un livre qui parlât aux marins comme à des hommes, sans détour, avec franchise, sans puériliser l'expression, et autant que possible, dans un langage digne de la grave question des intérêts de leur santé.

J'ai tout d'abord cherché une base solide à mon

œuvre dans une exposition simple et courte des connaissances touchant le *jeu des principaux organes* du corps humain. Je n'ai pas reculé devant cette tâche difficile, afin d'appuyer les règles et les préceptes que je devais formuler plus tard sur des raisonnements et des explications propres à entraîner la conviction du lecteur. Car, en matière d'hygiène, le plus puissant levier, le moyen le plus efficace pour agir sur l'esprit des intéressés, c'est certainement l'appel à la persuasion au moyen du raisonnement.

Après ces premières notions fondamentales, j'ai abordé l'étude des degrés et des formes de la *santé*: hérédité, tempéraments, constitution, conditions physiques de force ou de faiblesse, etc.

L'étude détaillée de l'homme de mer, *du mode de recrutement des marins de la flotte, des travaux et professions dans les différentes branches du service de la marine*, termine cette PREMIÈRE PARTIE du manuel, qui embrasse ainsi tout ce qui concerne la santé des marins sous tous ces rapports.

La DEUXIÈME PARTIE du livre s'occupe de la matière de l'hygiène navale, c'est-à-dire de l'*action des choses extérieures sur la santé de l'homme de mer*. J'ai abordé successivement ici l'*influence du navire considéré comme habitation*, *des vêtements*, etc., celle de la *mer* et des *climats*, si variés et souvent si opposés les uns auxautres.

L'étude des *aliments* (aliments solides et boissons) a fait l'objet d'un chapitre spécial.

J'ai surtout insisté à dessein, sur les effets déplorables de l'*abús des boissons fermentées ou alcooliques*, qui constituent le plus redoutable fléau pour les marins. J'ai signalé encore quelques autres excès et vices honteux et nuisibles que doit soigneusement fuir le marin qui veut demeurer digne de ce nom.

J'ai fait ressortir en faveur de l'hygiène les avantages de la conduite et de la discipline, contrairement aux effets pernicieux pour la santé de l'inconduite, de la débauche et de l'indiscipline.

Je n'ai point oublié ce que je regarde comme le perfectionnement de toute bonne hygiène, *les exercices de force et d'adresse*, *la gymnastique* devenue aujourd'hui réglementaire dans les équipages de la flotte.

L'instruction rendue aussi obligatoire parmi les marins de l'Etat, est la gymnastique de l'intelligence.

Cette hygiène de l'esprit n'est pas moins nécessaire que l'hygiène du corps, et j'ai tracé un court aperçu des avantages que les marins doivent retirer d'une instruction bien entendue et bien dirigée.

Je termine par quelques avis et conseils qui s'adressent aux marins quand ils ont quitté le service et qu'ils sont rentrés dans leurs foyers.

C'est aux officiers mariniers de se bien pénétrer d'abord de ces notions d'hygiène, d'en faire leur profit personnel ; de les répandre ensuite parmi les marins des équipages dont ils deviendront ainsi les instructeurs naturels sous le rapport des choses simples de la santé comme ils sont leurs premiers instructeurs sous le rapport des choses mêmes de la profession maritime. C'est ainsi qu'ils acquerront sur les hommes une autorité doublement solide et méritée, qui sera à la fois un honneur et une récompense. Avant tout, qu'ils n'oublient pas de prêcher d'exemple en même temps que de parole.

Déjà les marins ont entre les mains plusieurs manuels appropriés à leur instruction professionnelle. Il leur manquait un petit livre de santé. Et pourtant quels hommes en ont besoin plus qu'eux ?

On l'a répété cent fois, le matelot est un enfant véritable sous quelques côtés.

C'est un enfant courageux et sublime, il est vrai, qui donne généreusement son sang et sa vie pour le service de la patrie. Sous ce rapport nul n'est plus admirable que lui. Mais son indifférence pour tout ce qui regarde l'hygiène le rend tout a fait incrédule en matière de santé. Comme l'enfant, il est d'une imprévoyance extraordinaire qui ne s'explique que par la profonde ignorance où il est des règles qui président à la conservation de la santé.

Il prodigue ses forces et sa vigueur toujours avec une noble générosité, quelquefois en aveugle. Mais aussi il use souvent avant le temps le trésor de sa santé qu'il devrait ménager pour arriver jusqu'au terme naturel sans infirmités. Il ne se croit et il ne veut s'avouer malade que lorsque la maladie l'a déjà frappé cruellement, C'est donc contre lui-même, contre cette ignorance qui est sa plus grande ennemie, qu'il faut le prévenir et le défendre.

Or, tel est l'objet de ce manuel.

Les marins y trouveront des conseils et des préceptes pour se bien porter et devenir meilleurs. Ils verront que les règles de l'hygiène s'accordent d'ordinaire merveilleusement avec les ordonnances des réglements et les ordres du commandement, et que la double observance de l'hygiène et des obligations de la discipline tend à faire d'eux des hommes sains et vigoureux, en même temps que d'excellents marins.

Cette alliance heureuse des règles de la discipline, de la conduite et de la santé résulte des plus simples notions et de la définition même de l'hygiène. Ce mot est tiré d'un terme grec qui veut dire santé. L'hygiène est donc l'art (et c'est un art fort précieux) de conserver la santé, de l'améliorer et de prévenir la maladie. — Apprendre à éviter les choses nuisibles et à faire bon usage des choses utiles, tel est le but de l'hygiène. — Mais ce n'est pas tout, et l'on a dit, avec juste raison, que l'hygiène est une vertu. On pourrait dire encore mieux que l'hygiène est la réunion de plusieurs vertus. Car la tempérance, la continence, la modération dans les passions, etc., sont la base même des préceptes de l'hygiène.

Quant à l'hygiène navale ou hygiène des marins, « elle est la plus importante et la plus spéciale de toutes les hygiènes professionnelles, à raison du nombre considérable d'hommes auxquels elle s'adresse et de leur vie exceptionnelle » a dit un savant professeur, ancien médecin de la marine, M. Fonssagrives, que je serai heureux de prendre souvent pour guide.

Je ne puis terminer cette préface sans remercier, au nom des marins, l'administration de la marine, de la sollicitude intelligente, affectueuse et empressée dont elle fait preuve à chaque instant dans le noble but d'améliorer le bien-être et la santé des gens de mer et aussi d'élever leur niveau intellectuel et moral.

L'amiral ministre de la marine et des colonies, à la haute initiative duquel est due la publication de ce manuel, qu'il a bien voulu prendre sous son puissant patronage, a droit à la reconnaissance de tous les marins.

J. Maré.

Brest, avril 1874.

TABLE DES MATIÈRES

DEUXIÈME PARTIE

MANUEL PRATIQUE
D'HYGIÈNE NAVALE

CONSIDÉRATIONS GÉNÉRALES

Définition de la santé.

L'*hygiène*, est la science de la santé. Mais qu'est-ce que la santé? Chacun de nous s'en fait une juste idée, sans que personne puisse en donner aux autres une définition irréprochable.

On peut dire pourtant que la santé consiste dans l'exercice régulier, libre et facile de la vie au milieu des éléments ou des choses qui sans cesse agissent sur nous, qui nous entourent de toute part et qui sont comme les conditions indispensables de notre existence. Dans l'examen des choses de l'hygiène, nous trouvons donc d'abord *l'homme* qui vit et le *milieu* dans lequel il vit et qui contribue à le faire vivre.

Plan du livre.

C'est d'après cette distinction qui est au fond même du sujet de l'hygiène, que l'on a divisé cette science en deux parties, afin d'en faciliter l'étude.

Dans la PREMIÈRE PARTIE, nous étudierons l'*homme considéré en général*, et l'*homme de mer pris en particulier*.

C'est là ce que l'on a appelé le *sujet* de l'hygiène.

Dans la DEUXIÈME PARTIE nous étudierons les *choses qui sont en dehors* de l'homme de mer, mais qui le touchent de près, qui agissent sur sa santé soit en bien, soit en mal, comme par exemple, l'*air qu'il respire*, les *pays qu'il habite*, les *aliments qu'il mange*, etc.

Cette deuxième partie est appelée aussi *la matière* et *les règles* de l'hygiène. C'est, en effet, de l'action utile ou nuisible de ces *agents extérieurs* à nous sur notre propre santé, action inévitable quoique nous n'en ayons souvent pas la conscience, c'est de leurs effets bons ou mauvais pour nous, que nous tirons les règles et les motifs qui nous les font rechercher ou éviter.

Utilité de l'étude de la structure générale de l'homme.

Après ces premières explications, nous allons aborder l'étude de l'homme, que nous nous efforcerons de rendre la plus claire possible.

Quand on veut apprendre à conduire une machine à vapeur, par exemple, il est nécessaire de commencer par connaître le nom et l'usage des principales parties et la disposition des pièces les plus importantes. Or l'homme, considéré seulement ici sous le rapport de la structure du corps, est une machine merveilleuse, vivante, se mouvant d'elle-même et toute seule, après qu'elle a reçu cependant du Créateur la cause de son mouvement.

Si nous ignorions la structure et l'usage des principaux ressorts de la *machine humaine*, comment pourrions-nous comprendre l'action des choses extérieures sur telle ou telle partie de la machine, soit en bien, soit en mal ? On nous répondra peut-être que, pour suivre et observer les conseils de l'hygiène, il n'y a pas besoin de les raisonner ni de savoir les expliquer. Rien de plus vrai, sous certain rapport. Cependant il y a un certain nombre de choses importantes sur la santé que toute créature humaine doit savoir aujourd'hui. Ignorer ces choses simples, a dit un Ancien, il y a bientôt deux mille ans, c'est vivre comme un poisson dans sa coquille; c'est végéter comme un tronc d'arbre; c'est habiter son corps en sourd et en aveugle.

PREMIÈRE PARTIE

— DU SUJET DE L'HYGIÈNE —

Étude de l'homme en général.
Étude de l'homme de mer en particulier.

CHAPITRE I

STRUCTURE GÉNÉRALE DU CORPS HUMAIN. — LES ORGANES ET LES FONCTIONS.

Notre corps n'est pas fait tout d'une pièce. Une machine compliquée, une montre, par exemple, est un composé de rouages divers. De même le corps est un assemblage d'instruments variés et nombreux que l'on appelle *organes*.

Chacun de nos organes a un usage particulier qui se nomme *fonction*. L'estomac qui digère les aliments est un organe : il a pour fonction la digestion. Le cœur fait circuler le sang : autre organe dont la fonction est la circulation.

Les opérations qui se passent dans notre corps peuvent être comparées à ce qui a lieu dans une société bien ordonnée où chaque membre mène une occupation distincte. C'est encore l'image d'un atelier bien conduit où chaque ouvrier a sa tâche séparée dans la besogne commune.

Tous nos organes vivent entre eux dans une entente parfaite : ils s'aident les uns les autres pour assurer les besoins de notre existence. Ils travaillent sans cesse de concert et en silence, si bien que nous ne nous apercevons guère ni de leurs efforts ni de leur peine qui est pourtant grande.

C'est précisément cet exercice facile et silencieux de nos fonctions que nous avons appelé l'état de parfaite santé. Mais que l'un des nombreux organes de notre corps vienne à se fatiguer, qu'il soit surmené comme on dit d'un cheval épuisé par une trop longue course ; ou bien encore qu'un organe trop énergique empiète sur la besogne de son voisin plus faible, dès lors l'harmonie, l'accord parfait cesse d'exister. Dès lors aussi le malaise, la gêne, la douleur viennent troubler le calme qui faisait la santé et nous avertissent que la maladie est à la porte, et qu'elle va entrer si nous n'y prenons garde.

Or, nous savons que l'hygiène a pour but d'éviter tout ce qui pourrait déranger nos organes ou les mettre en désaccord : bien plus, elle vise à les protéger, à les fortifier et à resserrer de plus en plus les liens naturels qui les rattachent les uns aux autres.

Les organes diffèrent entr'eux non-seulement par la variété de leurs fonctions, mais aussi par la diversité de leurs formes et des positions qu'ils occupent dans le corps. Pour en mieux étudier le jeu et le mouvement, les médecins ont imité l'horloger qui examine chaque rouage de sa machine après l'avoir démontée.

Nous allons vous exposer simplement le résultat de cette étude.

Le corps se compose de trois grandes parties qui sont : la *tête*, le *tronc* et les *membres*. Le tout est recouvert d'une enveloppe résistante que nous nommons la *peau*. Celle-ci est la limite qui sépare nettement l'individu des choses extérieures. Elle est doublée en dedans de graisse et s'appuie sur les *muscles* ou les chairs. Les muscles, en effet, forment la masse principale des chairs et recouvrent les différentes parties du corps et les os auxquels ils sont attachés. Les *os* constituent la charpente solide qui supporte tout le poids du corps.

Par leur disposition, par leur arrangement, les os et les muscles forment les membres : ils déterminent encore dans l'intérieur du corps des boîtes ou cavités destinées à loger et à protéger les organes délicats qui sont nécessaires à l'entretien de la vie. Ces cavités sont au nombre de trois principales : le *crâne*, la *poitrine* et le *ventre*.

Un mot sur la configuration et les usages de chacune de ces grandes parties du corps.

DES ORGANES DU MOUVEMENT. DES OS ET DES MUSCLES.

Des os, du squelette, des jointures. — Le nombre total des os du corps humain est de 203, et leur ensemble constitue le *squelette* qui se compose du tronc, de la tête et des membres.

Le tronc comprend l'*épine du dos*, la *poitrine* et les *hanches*.

L'épine du dos est un long assemblage de petits os nommés *vertèbres*, soudés ensemble et empilés les uns sur les autres pour former une colonne solide appelée de là *colonne vertébrale*. Celle-ci est creusée d'un canal intérieur destiné à loger un gros cordon nerveux, la *moelle épinière*. La colonne vertébrale est une tige osseuse, rigide et résistante, quoique un peu flexible ; elle est la base, le point d'appui principal de tout le corps qui est comme suspendu et pivote autour d'elle. C'est le pilier de l'édifice organique.

La poitrine est une espèce de coffre à jour ou de cage osseuse. Elle est formée par la colonne vertébrale en arrière, sur les côtés par les douze paires de *côtes*, os longs et minces, flexibles, recourbés en arcs, qui s'appuient sur la colonne vertébrale en arrière, et en avant viennent se réunir sur un os plat et allongé qui s'appelle le *sternum*.

A sa partie inférieure, la colonne vertébrale prend la forme d'un gros coin qui s'enfonce entre les deux os des *hanches* auxquels il se joint par une soudure solide. Les os des hanches sont deux os larges qui se réunissent entr'eux en avant de façon à former avec le bas de la colonne vertébrale en arrière, une espèce de ceinture ou cavité osseuse située au bas du ventre, et appelé *bassin* à cause de sa ressemblance avec cet ustensile.

La tête repose sur le bout supérieur de l'épine du dos qu'elle couronne majestueusement.

La tête se compose de deux parties : la *face* et le *crâne*. La face sert à loger, dans des creux particuliers, la plupart des organes des *sens* : elle se compose de quatorze petits os dont le plus grand est celui de la *mâchoire inférieure* ayant la forme d'un fer à cheval.

Le crâne, situé au-dessus de la face, est composé de huit os plats, recourbés et engrenés solidement les uns dans les autres sur leurs bords, de façon à constituer une cavité appelée *boîte crânienne*. Cette boîte terminée en forme de voûte à son extrémité supérieure, sert à loger le *cerveau* ; elle communique avec le canal de la colonne vertébrale.

La tête repose sur la colonne vertébrale par le moyen d'une jointure lâche qui lui permet de rouler aisément comme sur un pivot fixe et d'accomplir les mouvements les plus variés.

Les membres se distinguent en supérieurs, appelés aussi *bras* et en inférieurs appelés encore *jambes*. Ils s'appuient sur le tronc.

Les membres supérieurs sont constitués par l'*épaule*, le *bras*, l'*avant-bras* et la *main*.

L'os de l'épaule nommé *omoplate* est disposé en forme d'aileron à la partie supérieure et sur le côté du tronc auquel il relie le bras par une jointure très-lâche et très-mobile. L'os du bras, nommé *humérus*, gros et long, creux en dedans, est relié à l'épaule par sa tête arrondie qui est reçue et roule dans une cavité que lui offre l'omoplate.

Les deux os de l'avant-bras, le *cubitus* et le *radius*, sont unis en haut à l'humérus et en bas aux os de la main, au moyen de jointures en forme de poulies qui permettent des mouvements fort étendus de toutes ces parties.

La main, merveille d'architecture et de mécanique organiques, est composée de vingt-sept petits os savamment et solidement combinés et joints ensemble par des rapports qui leur permettent de se mouvoir les uns sur les autres, à l'aide de surfaces lisses par lesquelles ils se touchent.

La main est terminée par les *doigts* qui sont constitués par de petits os unis par des petites charnières mobiles à l'extrémité les unes des autres. Ils forment de jolies petites colonnes brisées qui supportent les ongles et servent à plusieurs usages précieux et délicats.

Les membres inférieurs sont conformés à peu près de la même manière que les supérieurs. La *hanche* représente l'épaule ; la *cuisse* représente le bras ; la *jambe* figure l'avant-bras, et le *pied* est l'image grossière de la main.

Les os qui constituent le squelette sont donc aussi divers de forme que d'usage. Ils sont unis entre eux par des jointures qui sont mobiles ou immobiles, selon qu'elles permettent ou empêchent le mouvement. Ils sont larges, courbes, sondés par engrènement réciproque, pour former la boîte du crâne qui doit être, avant tout, très résistante et immobile pour protéger le cerveau. Les petits os qui composent l'épine du dos sont serrés vigoureusement les uns contre les autres par des rondelles de substance élastique, afin de donner une grande force en même temps qu'un peu de souplesse à cette colonne qui doit être très solide, tout en permettant de légers mouvements du tronc.

Les côtes sont agencées en forme de gril ou de tiges courbes et flexibles le long des côtés de la poitrine qui peut, de la sorte, se rétrécir ou se dilater, suivant les mouvements de la respiration.

Les os qui constituent les membres forment des colonnes brisées dont le nombre des pièces augmente à mesure qu'on s'éloigne du tronc.

Plus une jointure est mobile, moins elle est solide; plus elle est solide, moins elle a de mobilité. Cette mobilité augmente en général, dans les membres par rapport au tronc. Les surfaces de jointure des os mobiles sont recouvertes d'une substance élastique qui amortit les chocs les plus rudes. On l'appelle *cartilage*. Elle est enduite d'une humeur visqueuse appelée *synovie*, sorte de glu liquide qui est destinée à graisser les jointures et à favoriser le glissement des surfaces les unes sur les autres.

La synovie remplit l'office de l'huile qu'on met sur les joints des machines pour en faciliter le mouvement.

Les moyens d'union des os, au niveau des jointures, sont des parties fibreuses disposées en lames ou en cordons et qui portent le nom de *ligaments*. Ces cordes très résistantes et très fortes entourent la jointure, tenant par leurs deux bouts aux os dont elles assurent ainsi la réunion.

Le poids total du squelette est, en moyenne, de 5 à 6 kilogrammes. Les os se composent de divers ingrédients. Leur trame est faite d'une substance gélatineuse qui donne de la colle forte par l'ébullition. Cette trame donne aux os leur souplesse et leur élasticité.

Des substances minérales, de la chaux en majeure partie, un peu de phosphore et de charbon, forment le reste et donnent aux os leur rigidité en les rendant susceptibles de se casser ou de se fracturer.

Des muscles. — Ce sont des organes actifs chargés de faire mouvoir les os sur lesquels ils sont attachés par leurs extrémités. Ces organes de force et de mouvement sont très-nombreux, environ 400, et constituent près de la moitié de la masse totale du corps. Ce sont des substances charnues composées de fibres réunies entre elles par faisceaux et qui ont la propriété de se raccourcir et de s'allonger suivant la volonté.

La forme ou configuration des muscles est, comme celle des os, adaptée aux besoins et aux usages de chaque partie du corps. Ordinairement ils sont formés d'une partie rouge, corps du muscle, vers le milieu, et de parties blanches, fibreuses ou membraneuses aux extrémités qui se nomment les *tendons*. Ils sont fixés solidement sur les os qui, à cet effet, leur présentent des crêtes, des arrêtes, des saillies et des épines pour s'y implanter.

Les muscles de la face sont habituellement des petits pinceaux charnus très-mobiles, très-prompts à entrer en mouvement. Ce sont eux qui sont chargés de donner les principaux traits à la physionomie de chaque individu. Ils ont aussi pour mission d'exprimer et de peindre par la variété et la rapidité de leur jeu, sur la figure, les émotions et les passions qui agitent l'homme dans les diverses circonstances de la vie.

Les muscles qui servent à garnir et à limiter nos grandes cavités, par exemple, ceux de la poitrine et du ventre, prennent une forme aplatie, et sont appliqués comme de larges enveloppes charnues sur le parois de ces cavités pour protéger les organes qu'elles renferment.

Autour des orifices des *cavités naturelles*, les muscles forment des anneaux mobiles et puissants dont le resserrement ou le relâchement suffisent pour fermer ou rouvrir des communications avec l'extérieur.

Dans les membres, les muscles prennent la forme de longs fuseaux effilés à leurs deux bouts, dont l'inférieur plus allongé se termine ordinairement par un cordon blanchâtre appelé mal-à-propos un *nerf*, car ce n'est qu'un tendon. Les nombreux cordons qui entourent la jointure du poignet ne sont pas autre chose que les tendons des muscles de l'avant-bras dont les corps charnus constituent le gras du bras.

Le corps des muscles est assujetti en place par des toiles membraneuses qui le brident. Leurs tendons allongés sont souvent logés dans des gouttières osseuses, surtout autour des jointures; et ces gouttières ou gaînes sont humectées de synovie pour faciliter le glissement et le jeu des tendons.

Lorsqu'un muscle se resserre et se raccourcit, c'est-à-dire, se *contracte*, il se gonfle et se durcit: ses deux extrémités rapprochent l'une de l'autre les deux parties du squelette auxquelles il est lié. C'est ce que l'on voit et l'on sent très-bien sur les membres pendant que la contraction des muscles y déterminent un mouvement quelconque.

La puissance ou la force d'un muscle dépend en partie de son volume et en partie de la manière dont il se fixe aux os qu'il doit mouvoir. Cette puissance augmente beaucoup par l'effet de l'exercice.

Dans le corps de l'homme les muscles sont en général disposés d'une manière peu favorable à la puissance des mouvements, mais très-favorable à leur rapidité, ainsi que cela est facile à démontrer par les principes élémentaires de la mécanique.

Les os et les muscles sont donc les organes du mouvement. Les premiers constituent des leviers rigides mis en mouvement par les seconds qui sont les cordes sur lesquelles agit la force de la volonté.

Les usages des os et des muscles sont aussi variés que les diverses sortes de mouvements. Les muscles des membres servent principalement à plier ou à étendre les diverses parties du squelette et à les mouvoir pour la marche et les fonctions variées de ces membres. Quand le corps semble à l'état de repos, les muscles agissent et veillent encore pour maintenir les parties dans leur rapport naturel les unes avec les autres.

Dans la *station* debout, qui est l'une des plus naturelles à l'homme, il y a nécessité d'une action très-énergique de la part d'un grand nombre de muscles sans lesquels le tronc se ploierait en avant, les membres inférieurs fléchiraient sous le poids du corps. Pour que l'homme tienne dans cette position, il faut que la tête soit maintenue droite par les muscles de la nuque; que la colonne vertébrale soit redressée par les masses musculaires du dos, et que la cuisse, la jambe et le pied soient fortement tendus par la contraction puissante des muscles destinés à étendre ces segments les uns sur les autres. Alors le poids entier du corps repose sur le pied qui le transmet au sol et maintient ainsi la solidité du point d'appui.

Ainsi, l'arrangement et l'usage des organes du mouvement nous offrent des exemples d'une perfection dont nos machines les mieux exécutées n'approchent point; des modèles sans nombre de constructions ingénieuses dont les travaux les plus heureux de l'architecte ou du mécanicien sont à leur insu des copies imparfaites. La voûte savamment combinée du sommet du crâne laisse bien loin derrière elle le mécanisme des voûtes sorties de la main de nos plus grands ingénieurs. La face est un chef-d'œuvre inimitable de sculpture à la fois élégante et solide. Le pied et la main constituent des appareils merveilleux de résistance et de souplesse. Les colonnes les plus inébranlables sont assujetties avec moins de force et d'exactitude que les os creux qui supportent l'édifice du corps.

Le mécanisme et l'agencement des mâts des vaisseaux, les cordages et les agrès si compliqués paraîtraient une invention grossière à côté de la jointure de l'épine du dos avec les os des hanches, à côté des gaînes des tendons, de la disposition des cordes musculaires et de la rapidité des mouvements que tous ces rouages fins et forts impriment aux leviers osseux....

DES ORGANES DE LA DIGESTION. — Ces organes nourriciers méritent une grande attention de notre part. Ils se composent d'abord d'une série de parties destinées à prendre la nourriture pour la faire parvenir dans l'estomac.

La *main* sert à saisir les aliments et à les porter, à l'aide d'instruments, dans la *bouche*. Celle-ci représente comme l'antichambre d'une longue série de cavités successives dont l'ensemble forme un long canal continu, quoique inégal, depuis les lèvres jusqu'au fondement. C'est à travers cette filière nommée canal *digestif* que doivent passer les aliments pour céder leurs substances nourricières.

Les *dents*, sorte de petits os très-durs, disposées en rangées doubles sur les deux mâchoires, sont destinées à couper, à déchirer et à broyer la nourriture. Plus tard, nous nous en occuperons partilièrement.

Les mouvements des dents, ceux de la langue, le jeu des mâchoires, semblables aux deux branches de ciseaux armés de pointes, soumettent les aliments à des pressions en tous sens qui les écrasent et les divisent. C'est la *mastication* ou l'opération de mâcher.

Des glandes, espèces de petites éponges organiques cachées dans la peau des côtés de la bouche et imbibées d'une sorte d'eau nommée *salive*, en imprègnent les aliments. Ceux-ci alors deviennent une pâte molle , pétrie soigneusement dans la bouche.

Semblable au portier d'nne maison, la *langue* avec le *palais* interroge et goûte la pâte alimentaire avant que celle-ci puisse être avalée. Toute substance d'odeur ou de saveur désagréable ou suspecte, est rejetée. Seules celles qui flattent le *sens du goût* et causent un plaisir plus ou moins vif, obtiennent leur laisser-passer.

C'est ainsi que l'homme est invité à se nourrir par l'attrait de la jouissance, par la satisfaction d'un sens délicat qui le garantit en même temps contre les surprises de la fraude et du poison. Mais l'homme doit savoir qu'il ne doit pas sacrifier outre mesure aux plaisirs du goût, s'il ne veut s'exposer à tomber dans le vilain défaut de la gourmandise qui émousse la saveur naturelle des aliments.

La bouchée de pâte molle ainsi bien préparée est lancée dans le gosier ou *pharynx*, sorte d'entonnoir qui reçoit les aliments de la bouche et les cède à l'*œsophage* (porte-manger), long canal qui les conduit rapidement jusque dans l'estomac.

Le gosier ou pharynx est un lieu de passage à deux fins, car il est aussi le commencement du conduit de l'air que nous respirons. Cet air passe par le nez ou la bouche, par le pharynx, puis par le *larynx*, tuyau destiné à le pousser vers les poumons. Voilà pourquoi nous ne pouvons aisément respirer ou parler et avaler tout à la fois.

Dans le gosier, la bouchée d'aliments, pressée de toutes parts, ne peut y rester. A ce moment, la bouche est fermée : une petite toile charnue, le voile du palais avec la luette, empêche, en se relevant, tout retour de la bouchée par le nez.

De plus, une petite soupape nommée *épiglotte*, se rabat comme une trappe, sur l'ouverture du larynx qui est située en bas et en avant du pharynx. Il ne reste donc plus qu'une seule ouverture libre, celle de l'œsophage située en arrière et en bas du pharynx. C'est aussi par là que la bouchée file le plus lestement possible et tombe, tout d'un bond, dans l'estomac. C'est ce qu'on appelle *déglutition* ou action d'avaler.

Cependant, quand on parle en avalant, quand on avale trop vite, quand on est pris d'un besoin subit de respirer, la petite trappe du larynx surprise n'a pas le temps de se rabattre : des particules d'aliments en pénétrant dans les voies de l'air provoquent de la douleur et de la toux. On a avalé de travers et toute gêne ne cesse que quand on a rejeté hors du larynx tout ce qui y était entré par surprise et par fraude.

De l'estomac et des intestins. — *L'estomac* est une poche ou sorte de vessie blanche, charnue, ayant la forme d'une cornemuse ou d'un bigniou breton. Il est situé en travers du ventre, derrière la petite fossette, appelée vulgairement creux de l'estomac.

Son gros bout regarde à gauche, vers la rate, et et son petit bout est tourné à droite au-dessous du foie.

Les aliments viennent se ranger les unes à côté des autres et s'accumuler dans la cavité de l'estomac, à chaque repas, pour le remplir et le gonfler. Dans l'intervalle l'estomac est vide, sa membrane revient sur elle-même comme une vessie privée d'air.

L'estomac est un organe de première nécessité pour nous. On a voulu le comparer à un roi dans le rôle qu'il joue par rapport aux membres et aux autres organes du corps qu'il est chargé de nourrir. Sans doute l'estomac est un grand maître si l'on regarde la grandeur de la fonction qu'il remplit. Mais il n'est pas exigeant, au contraire; car s'il reçoit tout, il donne et cède tout au sang : il travaille beaucoup et ne garde presque rien pour lui. Il reste toujours cette maigre et mince poche que nous connaissons. Il prend peu de repos, et il prend encore moins d'embonpoint. Ainsi que les bons travailleurs il n'engraisse jamais.

La nature de ses fonctions offre plutôt une certaine ressemblance avec l'opération d'un cuisinier. L'estomac, en effet, fait cuire nos aliments, ainsi que l'avaient dit les anciens. En guise de fourneaux il se sert de sa cavité intérieure où les aliments sont soumis à une température élevée, à environ 40 degrés. Ici le feu est donc remplacé par la chaleur que lui apporte le sang qui vient, à grands flots, gonfler l'épaisseur de la membrane de l'estomac et fait suinter dans sa cavité des sucs liquides doués d'une grande efficacité pour hâter et opérer la cuisson des aliments. Rien ne manque à cette opération délicate: il y a du sel de cuisine (appelé chlorure de sodium) pour assaisonner les mets : il y a un levain particulier semblable à celui qui change la pâte en pain. Il y a encore mille autres ingrédients qu'il serait trop long de passer en revue.

Pendant cet acte qui s'appelle la *digestion* dans l'estomac, l'organe est tout en mouvements : il est occupé à brasser sans relâche les aliments qu'il tourne et retourne dans son intérieur pour les mettre en contact avec les sucs qui les imprégnent et les font cuire et fermenter, c'est-à-dire digérer.

C'est là un travail long et pénible, qui demande du repos et de la tranquillité. O vous, nos chers lecteurs, qui maintenant connaissez l'importance des occupations de l'infatigable estomac, ménagez-le, épargnez lui les contrariétés que vous pourriez lui occasionner en troublant son travail par votre mauvaise conduite et surtout par votre intempérance. A propos des aliments et surtout des boissons, nous vous démontrerons combien d'entre vous se rendent coupables envers leur estomac......

En fin de compte, les substances alimentaires sont dénaturées dans l'estomac. Elles sont réduites à l'état d'une pâte demi-liquide, d'un gris rougeâtre, d'une saveur aigre quoique un peu fade, et qu'on appelle *chyme* : c'est comme qui dirait le suc des aliments.

Les boissons se mêlent aux aliments dans l'estomac, mais elles n'y séjournent pas longtemps : elles passent vite dans le sang au travers des parois de l'estomac.

Pendant la digestion dans l'estomac (appelée chymification) les ouvertures des deux extrémités de cet organe sont exactement fermées par des anneaux charnus qui se resserrent fortement sur le contenu. Mais quand le chyme est bien préparé, l'ouverture située à droite et en bas se desserre pour livrer passage à la pâte liquide. Cette importante ouverture se nomme le *pylore*, mot grec qui signifie gardien de la porte ou portier.

Encore un portier par ici, nous direz-vous? Certainement oui, c'est un portier plus sévère, si c'est possible, que celui de la bouche. Il ne laisse passer à travers l'étroite filière que ce qui satisfait complètement son exigence, que ce qui lui paraît bon et convenable pour l'entretien et le renouvellement du sang. Il rejette le reste par les vomissements.

Le pylore fait communiquer la cavité de l'estomac avec le canal de l'*intestin*.

On donne ce nom à un long tube ou canal membraneux, mou, flexible, enroulé sur lui-même, en paquet, comme un serpent creux irrégulièrement replié. Par son bout inférieur il s'ouvre au dehors, au fondement.

Il est logé tout entier dans la cavité du ventre : il se partage en deux parties bien distinctes; la première, la plus longue et la plus étroite a été appellée *intestin grèle*; c'est le lieu où s'achève la digestion; la seconde plus courte et plus grosse se nomme le *gros intestin* et sert comme de réservoir aux restes inutiles de la digestion qui doivent être rejetés au dehors plus tard. La longueur totale de l'intestin mesure de sept à huit fois la principale dimension du corps chez l'homme.

La partie supérieure de l'intestin grèle remplit un rôle fort important. Elle est chargée de faire le triage en dernier lieu de l'or des aliments. Elle est, en effet, semblable au laveur des mines qui sépare, au moyen de l'eau, les métaux précieux qu'il cherche de tout ce qui leur est étranger.

Pour cela, l'intestin grêle a besoin de faire subir, lui aussi, au chyme des modifications de sa façon, qui consistent à transformer celui-ci en un liquide rosé, d'une consistance égale à celle de l'empois et que l'on nomme *chyle.*

Pour passer à cet état le chyme qui sort sans cesse de l'estomac, est pénétré, en haut de l'intestin grêle, par une liqueur appelée *bile,* produit d'une grosse glande rouge placée dans le voisinage de l'estomac.

Du foie et de la bile. — Le *foie* est situé au haut du flanc droit sous les côtes, dans le ventre, audessous de la poitrine dont il est séparé, ainsi que l'estomac, la rate et les intestins, par une large et forte toile charnue qui est tendue, à la façon d'une voûte mobile bombée du côté de la cavité de la poitrine, et nommée *diaphragme.*

Le foie est composé d'une quantité innombrable de petites cellules ou chambrettes qu'on ne peut voir qu'à l'aide du microscope, en grossissant les objets une centaine de fois. Ces cellules figurent des sortes de petits magasins où le sang vient déposer des impuretés qu'il renferme. Car au travers du foie passe un rapide torrent de sang coulant seulement dans une infinité de petits canaux, plus étroits que la centième partie d'un cheveu, et qui, de là, ont été nommés *capillaires.* Tout le sang qui provient des organes contenus dans le ventre, et qui a reçu les sucs de l'estomac et de l'intestin grèle, vient ainsi se purifier dans le foie avant de se rendre au cœur.

Le produit de cette purification du sang dans le foie est la *bile* nommée vulgairement fiel. La bile est, par rapport au sang, en quelque sorte comme le coke ou les escarbilles par rapport au charbon de terre ou houille. La bile est conservée dans une petite poche nommée *vésicule du fiel*, puis de là versée, par le moyen de canaux particuliers, dans le haut de l'intestin grèle (dans la partie appelée *duodénum*). Là elle est mélangée au chyme, au moment où celui-ci vient à tomber dans le duodénum. Une autre glande, plus petite, nommée *pancréas,* située à gauche du duodénum, y verse un liquide qui se mêle à la bile pour imprégner le chyme et le convertir en chyle. Celui-ci devient pur; il est alors semblable à du lait légèrement rose, et il est propre à passer dans le sang auquel il doit s'incorporer pour le renouveler et aller nourrir les autres organes du corps.

Nous savons déjà, par l'exemple du foie, que le sang circule ou roule sans cesse dans des millions de petits canaux capillaires situés au milieu des organes qu'il fait vivre. Eh bien, la petite peau rouge qui sert de doublure intérieure à l'intestin grèle, ressemble à l'étoffe d'un velours excessivement fin et mince, dans lequel viennent se répandre et serpenter des millions de petits capillaires sanguins. Le chyle imbibe cette légère membrane veloutée, et de là, il passe comme à travers des millions de petits pores invisibles, dans les canaux capillaires qui contiennent le sang et qui se rendent d'abord au foie, et puis au cœur.

Cependant une portion du chyle, la partie qui est principalement tirée des aliments appelés gras, tels que l'huile, le beurre et la graisse des animaux, passe dans d'autres canaux très-petits, sortes de petites veines blanches qui portent également, mais à part, la matière du chyle dans le sang. Ces derniers petits tubes capillaires ont reçu le nom de *chylifères* ou porteurs du chyle.

C'est de cette manière que la nourriture prise à l'état brut par la main, est travaillée de mille façons avant de s'ouvrir un passage qui la conduit modifiée, épurée et affinée, dans le grand courant du sang qu'elle est destinée à ravitailler.

Ce que nous venons de décrire en gros n'est encore que l'œuvre d'un seul repas ; et deux à trois fois par jour les organes de la digestion doivent accomplir la même besogne : tous les jours c'est à recommencer. Quelle somme prodigieuse de travail au bout d'une existence de moyenne durée que celle fournie par ces humbles serviteurs qui s'appellent les organes de la digestion !

Quant à la gangue digestive qui a été écartée comme étant impropre à faire partie du sang, elle partage le sort de tout ce qui est rebut. Comme ces résidus des fourneaux, cendres et escarbilles que le chauffeur jette à la mer pour en débarrasser le navire à vapeur, elle est expulsée au dehors par le gros intestin qui s'empresse de la rendre à la terre d'où elle vient et qu'elle est encore capable de féconder.

Des organes de la circulation. *Du cœur, des vaisseaux sanguins, des vaisseaux capillaires.* — Le sang coule et se meut rapidement dans un système de tubes fermés et sans issue. Il passe et repasse sans cesse par les mêmes canaux où il a déjà roulé ses ondes liquides. Il tourne incessamment dans le même cercle, qui se compose des organes de la *circulation* (du mot latin *circulus*, cercle).

C'est le *cœur* qui donne au sang l'impulsion qui le fait circuler, et c'est dans l'ensemble des canaux appelés *vaisseaux sanguins* que le sang se meut de la sorte.

Les vaisseaux ou canaux sanguins se distinguent en *artères*, qui transportent le sang au sortir du cœur aux extrémités les plus reculées du corps, et en *veines* qui sont chargées de le ramener au cœur. Les plus fins petits canaux situés entre ces deux ordres de vaisseaux se nomment, à cause de leur tenuité, *capillaires*.

Le cœur a été comparé au tronc d'un arbre qui serait complètement creux dans toutes ses parties. Les artères représenteraient les branches, et les veines, les racines. Mais, au lieu d'être éloignées les unes des autres comme les branches et les racines de l'arbre, les artères et les veines se continuent les unes avec les autres pour former, à l'aide des capillaires, un système non interrompu par lequel doit passer le sang en traversant la substance des organes.

Le cœur, tout le monde le sait, est situé dans la poitrine, entre les deux poumons. On sent et l'on voit battre sa pointe au-dessous du sein gauche entre la cinquième et la sixième côte. Sa base ou partie la plus large, car c'est un *cône* renversé, est tournée en haut. Il a à peu près le volume du poing. Il n'est autre chose qu'un muscle creux : mais sa cavité n'est pas unique, il offre quatre compartiments. Pour tout dire, le cœur de l'homme n'est pas unique non plus : il est composé de deux cœurs simples, l'un *droit*, l'autre *gauche*, qui sont adossés et fortement unis l'un avec l'autre.

Suivons un moment, par la pensée, le parcours du sang depuis le cœur aux diverses parties du corps et de celles-ci au cœur.

Prenons-le dans le cœur droit où il arrive par les gros tuyaux appelés *veines caves*, à l'état de sang *veineux*, c'est-à-dire noir et foncé comme celui de la saignée. Un autre gros tuyaux le conduit du cœur droit aux deux poumons. Ceux-ci sont comme deux grosses éponges creusées de millions de canaux capillaires qui laissent passer le sang gouttelette par gouttelette.

Durant ce passage un peu lent, le sang se purifie au contact de l'air contenu dans les poumons : il échange sa couleur noire contre une belle couleur pourpre éclatante, et revient, par d'autres tuyaux assez gros, dans la cavité du cœur gauche.

Le parcours du sang du cœur droit au gauche, à travers les poumons, se nomme la petite circulation ou *circulation pulmonaire.*

Du cœur gauche le sang rouge est lancé avec force dans un gros tuyaux appelé *aorte* qui se recourbe en forme de crosse en sortant du cœur pour aller s'adosser en avant de l'épine du dos contre laquelle elle s'appuie comme une tige, jusqu'au bas du ventre, au niveau des os des hanches.

L'aorte est la plus grosse artère du corps : on l'a appelée, à juste raison, la mère de toutes les artères qui font circuler le sang rouge nommé aussi pour cela sang *artériel.* C'est d'elle, en effet, que naissent toutes les artères qui en partent sous forme de branches, de rameaux, de ramuscules et même de capillaires.

Mais cette comparaison grossière avec le tronc d'un arbre donnant des divisions et des subdivisions est insuffisante pour nous fournir une juste idée des merveilles de la multiplication innombrable des petits artères chargées de porter les gouttelettes de sang rouge aux organes qui en ont besoin pour accomplir leur tâche perpétuelle. Le nombre des capillaires est tel que, quand la pointe de la plus fine aiguille enfoncée n'importe où dans le corps, ramène une parcelle de sang excessivement petite, cette fine pointe a blessé et déchiré des centaines de canaux invisibles à l'œil. A coup sûr ces canaux n'ont pas la centième partie de l'épaisseur d'un cheveu, et pourtant on les a appelés *capillaires* (du mot latin *capillus*, cheveu), faute d'un autre terme de comparaison. Aussi ne peut-on les apercevoir qu'à l'aide du microscope qui grossit les objets plusieurs centaines de fois.

Aux canaux capillaires artériels où le sang est encore rouge, succèdent sans interruption les capillaires veineux où déjà le même liquide devient noir ou bleuâtre. Puis les canaux grossissent en diminuant de nombre, se réunissent comme ils s'étaient divisés, et, finalement, forment de gros tuyaux veineux, qui se dessinent en cordons bleuâtres sous la peau des membres et du tronc. Les veines se rassemblent toutes pour constituer les deux grosses veines caves que nous avons dit s'aboucher dans le cœur droit d'où nous sommes partis et où nous voilà revenus avec le sang.

Pour avoir une idée de la rapidité du cours du sang, il suffit de savoir que trente secondes (une demi-minute) se sont à peine écoulées pendant ce trajet assez long et fort compliqué. Le parcours du cœur gauche au cœur droit se nomme la *grande circulation* par rapport à la *petite circulation* qui comprend le cercle étendu du cœur droit au cœur gauche, en passant par les poumons.

Mais le sang ne peut parcourir de lui-même ces chemins tortueux et difficiles. Il est sans cesse poussé en avant par une force énergique. Cette force est dans le *cœur* qui est le moteur central, l'âme de la circulation. En tant que machine motrice le cœur est comparable à une double pompe aspirante et foulante analogue à nos pompes à incendie. On peut encore assimiler, au point de vue purement mécanique, le cours du sang à travers le cœur à celui de la vapeur circulant à travers les cylindres et les tiroirs de nos machines.

Seulement le cœur ne perd ni ne rejette rien au dehors : il puise dans le sang noir ou veineux d'un côté et il se décharge dans le sang vermeil des artères de l'autre.

Chaque cavité des deux cœurs est une sorte de corps de pompe qui aspire le sang en s'élargissant, en se dilatant. Puis les parois charnues et vigoureuses des cavités se resserrent exactement, comme le poing, sur le sang emprisonné. Or, il existe dans chaque cavité des soupapes ou clapets qui se rabattent par derrière pour empêcher ce liquide de reculer. Alors il soulève d'autres petites valves placées devant lui, et il s'élance en ondées du cœur droit vers les poumons, et du cœur gauche dans l'aorte, et de là dans les artères et dans les capillaires.

Ainsi chaque mouvement d'élargissement ou de *dilatation* des poches du cœur le remplit de sang, et chaque resserrement ou *contraction* du même organe lance en avant une ondée de ce sang.

L'ondée lancée dans le système des artères vient rebondir jusque dans les canaux des extrémités des membres ; elle soulève l'enveloppe du canal artériel sous forme de bond ou de pulsation, qui n'est autre chose que le *pouls* (du mot latin pulsus). Les artères sont par rapport au cœur ce que sont les tuyaux des pompes par rapport à celles-ci. Le mécanisme du pouls est analogue à ce qui se passe dans les tuyaux des pompes simples usitées à bord des navires. On voit, à chaque coup de piston, ces tuyaux se gonfler et donner une secousse en bondissant exactement comme l'artère qui produit la secousse du pouls. Chaque coup du pouls répond à chaque pulsation du cœur, à chaque poussée du sang dans les artères.

Chaque battement du pouls suit donc de très-près chaque battement du cœur. Le cœur et le pouls battent environ *soixante-cinq à soixante-dix fois* par minute, un peu plus *d'une fois par seconde.* D'après cela on a calculé que chez un homme d'une soixantaine d'années, le cœur a frappé près de *deux milliards* de battements. Quelle prodigieuse et infatigable machine ! Et penser que chaque battement pour pousser l'une devant l'autre les ondées du sang, exige une force qui équivaut à celle qu'il faudrait pour soulever un poids d'une demi-livre au moins à la hauteur d'un mètre ! Et songer que, chaque seconde, le cœur accomplit sa lourde tâche, prenant à peine le temps de se reposer et se détendre pour recommencer, la seconde suivante, son éternel travail ! Il est le premier point imperceptible dont le mouvement à peine visible donne le premier signe de la vie, chez le *fœtus*, dans le sein de la mère. Le dernier, entre tous les organes, il agit et veille jusqu'au terme final de l'existence, et son immobilité prolongée seule consomme la mort.

Ajoutons que parfois le cœur voit troubler et déranger son jeu régulier par ceux-là mêmes qu'il nourrit de son sang, par les autres organes. Nos passions l'agitent sans cesse. Nos joies, nos plaisirs, nos folies, nos excès le font bondir et palpiter. Nos craintes, nos colères, nos tristesses et nos chagrins brisent ses ressorts. Nous aurons bien des occasions de voir par la suite que nous nous conduisons comme des imprudents et des coupables vis-à-vis de lui, et qu'il nous faudra changer de conduite si nous voulons conserver sa santé qui est la nôtre....

Du Sang.— Tout le monde connaît ce liquide merveilleux qui nourrit les organes de tout le corps y compris le cœur lui-même. Qu'est-ce donc que le sang? Les savants ont trouvé que dans un kilogramme de ce précieux liquide il y avait 790 grammes d'eau pure, qu'il y avait de l'albumine, c'est-à-dire un liquide semblable au blanc d'œuf, et cette albumine forme la base de la structure et de la constitution de tous nos organes. Il y a aussi des *sels* très nombreux: du vrai sel de cuisine (*chlorure de sodium*) que le Maître cuisinier, l'estomac, y a envoyé avec bien d'autres choses. Il y a de la chaux et du phosphore pour nourrir les os qui en sont surtout composés. Il y a du phosphore aussi et encore pour nourrir le cerveau. Il y a du fer et du soufre, du fer semblable à celui des baïonnettes et qui donne ici la vie à l'homme au lieu de la lui ôter. Nous savons que le fer du sang, se trouve dans la couleur rouge, semblable à de la rouille vermeille.

Enfin nous ne devrons étonner personne si nous ajoutons que tous les *corps simples*, toutes les substances premières de la nature qui existent soit dans le terre, soit dans l'air, soit dans l'eau, se retrou vent toutes également dans le sang qui circule dans nos artères et dans nos veines. La raison en est bien simple ; c'est que l'homme est, en abrégé, l'image de la création entière. On le croyait depuis longtemps, et cela est parfaitement prouvé aujourd'hui, ne serait-ce que par le sang.

Reprenant notre calcul commencé sur un kilogramme de sang, nous disons qu'il y a 790 grammes d'eau, 80 grammes d'albumine et de sels ; et enfin 130 grammes d'une matière qui est solide. C'est cette partie qui fait le *caillot* dans le sang de la saignée. C'est la partie rouge à proprement parler. Elle a l'air d'une sorte de gelée rouge sans forme distincte, à la simple vue. Mais si on en regarde une mince parcelle à travers un microscope, on la trouve composée d'une incalculable quantité de petits cropuscules tous ronds, sorte de petits disques ou de petites boules un peu aplaties et d'un beau rouge. Ce sont les globules de notre sang. Ici aucune comparaison ne pourrait nous donner une idée du nombre qu'en renferme un kilogramme.

La plus fine gouttelette qui puisse se suspendre

à la pointe de la plus fine aiguille n'en contient pas moins d'un million ! Nous sommes loin d'avoir raconté toutes les merveilles du globule du sang : qu'il vous suffise de savoir pour le moment que le globule rouge est l'âme du sang.

Ces milliards de milliards de globules de sang ne connaissent pas le repos ; sans cesse ils roulent et circulent avec l'eau du sang, dans le cœur, dans les artères, dans tout le grand système des canaux fermés de la circulation. Dans les grandes artères leur vitesse est de plus d'un quart de mètre par seconde. C'est presque la moitié de la vitesse du pas ordinaire de l'homme. Dans les petits canaux capillaires, les globules passant plus lentement, presque un par un, à la file les uns des autres ; car nous avons vu que ces passages sont si étroits qu'ils n'ont pas, à beaucoup près, la centième partie d'un millimètre de dimension. Enfin ils circulent dans les veines, mais deviennent noirs de rouges qu'ils étaient dans les artères.

En 25 à 30 secondes ils ont terminé un trajet complet, un cercle entier ; et ils reviennent au cœur droit et de là aux poumons pour y chercher de l'air, pour y échanger leur vilaine couleur noire contre une belle coloration vermeille : en un mot pour y *respirer*.

Des organes de la respiration. *Des poumons. et de la respiration.* — Nous savons déjà que les deux poumons situés de chaque côté de l'intérieur de la poitrine représentent comme deux grosses éponges allongées. Une série de tuyaux continus y apporte l'air du dehors. La bouche et le nez, le pharynx, le larynx, puis la *trachée* et les *bronches* constituent ce système de canaux qui vont en se rétrécissant de la bouche aux poumons, dans la substance desquels ils se divisent et se ramifient à l'infini.

La poitrine, dont les parois sont composées de côtes flexibles, de larges plans de muscles et de matière élastique appelée cartilages, forme une sorte de boîte susceptible de se gonfler et de se resserrer tour à tour.

L'air du dehors y est attiré et en est rejeté par le mécanisme du soufflet, avec cette légère différence que, dans la poitrine, le même conduit sert de canal d'entrée et de sortie tout à la fois. Le jeu de la poitrine est simple : d'abord, la cavité s'agrandit en se dilatant, les poumons se gonflent de l'air qui s'y précipite, c'est l'*inspiration*. Puis la cavité se rétrécit en diminuant sa capacité, les côtes reviennent sur elles-mêmes; la cloison du diaphragme s'arrondit en voûte du côté des poumons qui s'affaissent en se vidant d'air, c'est l'*expiration*.

C'est pendant le retour des ondes aériennes du poumon vers la bouche que le phénomène de la *voix* se produit dans le larynx, par un mécanisme anologue à celui qui donne le son du violon et de la flûte.

Les poumons et la poitrine exécutent ce double mouvement d'expiration et d'inspiration, environ dix-huit fois par minute. Ce jeu est continué sans interruption depuis la naissance jusqu'à la mort. Le nouveau-né commence la vie par une inspiration : le vieillard à la fin d'une longue carrière, et trop souvent l'homme jeune encore, mais succombant à la maladie, quittent l'existence par une expiration. Ainsi le terme *expirer* pour dire mourir n'est point une vaine image ; il est rigoureusement et cruellement exact.

Les deux poumons, ainsi que des éponges très-fines, sont creusés d'une quantité innombrable de petites chambrettes vides semblables à des petites vessies ou *vésicules*, ou encore à des *alvéoles* de ruche, quoique infiniment plus petites. L'air vient baigner et remplir ces vésicules à chaque inspiration. Des millions de vaisseaux capillaires qui font passer le sang noir du cœur droit au cœur gauche viennent ramper dans l'épaisseur des minces cloisons de ces alvéoles. Dans les chambrettres il y a donc rencontre ou entrevue du sang et de l'air qui ne sont séparés l'un de l'autre que par un rien, par une petite toile veloutée si mince que l'air la traverse facilement pour entrer dans le sang.

De l'air respirable.

Nous connaissons le sang : mais qu'est-ce que l'*air ?*

Vous avez peut-être entendu parler, car les savants en parlent souvent, d'un gaz appelé *oxygène*, le mot gaz vient de la langue anglaise et veut dire l'air. En effet, l'air qui nous entoure et que nous respirons est un mélange de deux gaz : l'oxygène y est pour 21 parties sur 100 : les 79 autres portions sont du gaz azote. L'oxygène est le *premier et le plus important* des gaz que nous connaissons. Il compose les huit neuvièmes de l'eau de la masse totale des mers, l'autre neuvième étant donné par le gaz *hydrogène* qui est le plus léger de tous les gaz connus. Car les gaz ont un poids, si minime qu'il soit. Un litre d'air pèse 1 gramme 29 centigrammes ; un litre d'oxygène pèse 1 gramme 42 centigramme et 1 litre d'azote, 1 gramme 25 centigrammes.

La terre, les pierres, etc., renferment beaucoup d'oxygène, il y en aussi dans le bois qui sert à construire les navires. Mais le bois est, en majeure partie, composé d'un autre corps nommé *carbone*, c'est-à-dire *charbon*, et qui se trouve aussi dans le corps humain en grande abondance.

Revenons à l'oxygène. Eh bien, dans l'entrevue de l'air avec le sang, dans les petites chambrettes des poumons, c'est du gaz oxygène que le sang emprunte à l'air qui d'ailleurs le lui prête volontiers. Chacun de ces petits globules que nous savons aussi nombreux dans le sang que les étoiles au ciel, se charge d'un peu d'oxygène en passant dans les poumons. C'est à partir de ce moment que de noir qu'il était, le globule devient rouge ; il est revivifié, car la vie et la santé de ce petit être, c'est d'avoir sa couleur *rouge vermeille.* Ensuite les petits globules s'en vont au cœur gauche, puis de là ils filent, comme autant de millions de millions de petits pourvoyeurs, porter leur petite charge ou provision de gaz vivifiant, l'oxygène, aux organes pour lesquels nous savons que le sang travaille toujours et sans cesse. Les organes sont donc de grands paresseux qui ne feraient rien tout seuls : il leur faut d'abord du sang, et de plus du sang chargé d'oxygène. Nous allons voir pourquoi.

Quand l'oxygèue est devenu libre comme il l'est dans le globule du sang, il lui manque quelque chose. Il fait tous ses efforts pour se rencontrer et s'unir, se marier avec d'autres corps, principalement avec l'hydrogène pour faire de l'eau, et avec le charbon, que nous nommerons maintenant carbone, pour faire un autre gaz appelé *acide carbonique.* L'acide carbonique est donc le produit de l'union de l'oxygène avec le carbone. Ceci va nous faire toucher du doigt la plus grande partie des mystères de la vie.

Des combustions et de la chaleur chez l'homme.

Quand l'oxygène se marie, se *combine* avec l'hydrogène et le carbone, il se fait de la *chaleur*. Le feu de nos cheminées n'est pas autre chose que la chaleur très élevée qui se dégage de l'union de l'oxygène de l'air avec le carbone du bois à brûler qui en contient beaucoup. De même du feu des fourneaux de nos grandes machines à vapeur, dans lesquels l'oxygène de l'air brûle le carbone que contient la houille.

De même des bougies et de tout ce qui est flambeau: ici encore l'oxygène de l'air brûle le carbone et l'hydrogène de la bougie, ou s'unit avec ces deux corps, en donnant de la chaleur, ce qui est la même chose. Ce fait de l'union de l'oxygène avec le carbone et l'hydrogène est donc un fait qui se rencontre à chaque instant en dehors de nous: il s'appelle *combustion*, c'est-à-dire l'action de brûler. Il se passe également en nous, et le corps humain est le foyer d'une vaste combustion! En effet chaque organe est un petit magasin de carbone et d'hydrogène, que lui envoie le sang. Où le sang les a-t-il pris? Aux aliments qui sont riches en ces deux corps. Les farines, les huiles, les graisses des animaux ou des végétaux, le sucre, etc., sont d'immenses provisions de carbone et d'hydrogène. L'estomac les passe au sang qui les passe aux organes.

Alors vous le voyez, rien de plus simple. L'oxygène des globules du sang arrivant aux organes se marie avec leur carbone et leur hydrogène, il les brûle, et fait un peu d'eau et beaucoup d'acide carbonique. Celui-ci est aussi une sorte de gaz qui ne demeure pas dans les organes; il revient avec le song noir ou veineux, devenu noir depuis qu'il a échangé son pur oxygène contre du gaz acide carbonique qui est un poison. Mais le sang veineux rapporte au cœur droit, et enfin aux poumons le sang noirci par le gaz acide carbonique et celui-ci, quitte les globules du sang pour s'en aller au-dehors avec l'air qui a déjà servi à la respiration et qui est rejeté par l'expiration.

Ainsi porter de l'oxygène libre et pur aux organes et à toutes les plus petites parties du corps, et en rapporter de l'acide carbonique, produit impur, voilà la tâche admirable, merveilleuse qu'accomplit durant toute la vie le globule du sang. Nous avions bien raison de dire, au commencement, que ce petit être si imperceptible mais si vivace, était comme l'âme du sang.

La chaleur qui résulte de cette continuelle combustion intérieure des organes est considérable. C'est pour cela que le sang de l'homme est *chaud*; sa température est d'environ 40 degrés centigrades, c'est-à-dire qu'elle est moindre de 10 degrés seulement, que la moitié de la température de l'eau bouillante. La température moyenne de tout le corps est d'environ 37 degrés et demi.

Le corps humain est donc comparable, sous certain rapport, avec un poêle qui se maintiendrait à une température égale de 37 à 38 degrés en hiver comme en été, et cela invariablement tant qu'il est en état de santé. Car il est prouvé aujourd'hui que la maladie, surtout la *fièvre*, augmente la combustion et par conséquent élève la chaleur du corps de 2, 3 et même 4 degrés. La mort arrive si l'élévation atteint une augmentation de 5 degrés au-dessus de la température ordinaire de la santé.

Ainsi donc, il est bien entendu que le corps humain vit et s'entretient par la combustion, comme la lampe et la bougie. Celui-là brûle ses aliments avec l'oxygène de l'air, celles-ci brûlent leur huile ou leur suif purifié avec le même oxygène de l'air, elles respirent comme l'homme et l'homme brûle comme elles, à la flamme près, que la chaleur du corps n'est pas assez forte pour produire.

Ainsi, quand on dit que le *flambeau* de la vie s'allume ou s'éteint on se sert d'une comparaison à peu près rigoureusement exacte.

Maintenant nous comprenons mieux encore la tâche du sang dans le secours qu'il prête aux organes : il leur porte à la fois des aliments, de l'oxygène et, par le fait, de la chaleur. Tous les organes, même les plus minimes se nourrissent donc du sang : ils sont *sanguinaires*, c'est-à-dire qu'ils se repaissent du sang dans lequel ils sont comme plongés, de même que les animaux aquatiques vivent dans l'eau. Exemples : l'estomac veut des sucs du sang et de la chaleur du sang pour cuire et préparer nos aliments. Le cerveau a besoin de sang et de beaucoup de sang pour exercer notre volonté et nos idées. Nos muscles, ces masses de chair qui composent en partie les membres et même le tronc, nos muscles ont besoin de sang pour produire les mille mouvements nécessaires à l'exercice de la vie, tels que la marche, le travail des bras, etc. Il y a plus, pour produire ces mouvements, les muscles ont besoin d'une très grande quantité de chaleur que leur fournit encore le sang.

L'homme qui travaille beaucoup est donc celui qui brûle beaucoup. C'est pour cela que, plus tard, vous saurez que l'alimentation doit être en proportion du travail de chacun. Car travailler c'est brûler, c'est dépenser la nourriture qu'on reçoit. Voilà la raison pour laquelle les grands travailleurs ne sont jamais gras. Mais en revanche s'ils sont suffisamment nourris, ils auront de bons et beaux muscles comme on en voit avec plaisir sur les hommes bien portants d'un équipage qui est actif et laborieux. Au contraire, celui qui se livre à la paresse, et ne dépense pas en travail les aliments qu'il engloutit, celui-là ne brûle que peu de carbone et d'hydrogène. Aussi ces substances s'accumulent dans son corps, et s'emmagasinent sous la peau et autour des organes, sous la forme de graisse semblable à celle dont on fait les bougies stéariques. Il est bon d'avoir quelque petite réserve de graisse pour le cas d'une disette, pour pouvoir soutenir la faim pendant quelque temps. Mais il ne faut pas aller jusqu'à ce degré d'obésité qui déforme le corps et nuit à la santé.

Des aliments de nutrition et de réparation

Les aliments, *farines*, *huiles*, *graisses*, *sucres*, etc., qui fournissent au corps sa provision de carbone et d'ydrogène, sont aussi appelés aliments de combustion. Ils sont à peu près au corps ce que la houille est à la machine à vapeur. Ce sont les aliments qui réchauffent le corps et sont la cause principale des nombreux mouvements dont il a besoin pour mener la vie.

Mais tout ce que nous mangeons n'est pas brûlé pour faire du mouvement et de la chaleur. Il faut encore des aliments capables de réparer nos organes qui s'usent petit-à-petit à faire leur métier continuellement. Ces organes, avons-nous-dit, sont formés surtout d'*albumine* ou blanc d'œuf. Eh bien, c'est en grande partie de ces substances d'albumine, que sont composés les aliments que nous tirons de la chair des animaux dont les organes ressemblent beaucoup aux nôtres, étant faits des mêmes ingrédients.

Ces derniers aliments sont aussi appelés aliments de *nutrition* et de *réparation*, parce qu'ils sont destinés plus particulièrement à nourrir nos organes, à les réparer et à les entretenir en bon état pour que ceux-ci puissent s'acquitter de leurs fonctions.

Les deux sortes d'aliments sont presque toujours mêlés et unis dans la même substance. Exemple: le pain qui contient beaucoup de farine et un peu d'albumine; autre exemple, la viande qui contient beaucoup d'albumine et pas mal de graisse. Voilà pourquoi la viande des animaux est, sous un petit volume, un aliment fort nourrissant.

Nous verrons comment il faut user des aliments

quand nous nous occuperons de tracer les règles de tout ce qui ce qui concerne la nourriture et les boissons chez l'homme de mer.

DES ORGANES DU SYSTÈME NERVEUX. *Des nerfs, de la moelle épinière, du cerveau. De leurs fonctions.*— Jusqu'à ce moment nous avons constaté et admiré la beauté et la régularité du jeu des organes qui fonctionnent avec un merveilleux ensemble. Il est temps de chercher à nous rendre compte de cette harmonie dont nous trouverons la cause, précisément dans l'étude des organes nerveux ou du *système nerveux*. Celui-ci est le grand régulateur de toute la machine organique. Il a donc pour fonctions de régir chacun des organes en particulier et de faire concourrir tous leurs actes privés vers un accord parfait d'où résulte l'exercice régulier de la vie et de la santé.

Tout le monde parle volontiers de ses nerfs sans y rien connaître. Voici leur disposition et leur action principales.

Le système nerveux se compose de parties dites centrales, qui sont le *cerveau* et la *moelle épinière*, et de parties plus extérieures qui sont les *nerfs* proprement dits.

Le cerveau ou cervelle est cette grosse masse blanche et grise qui est logée dans la boîte du crâne, et qui occupe ainsi le siége le plus noble et le plus élevé de la machine humaine comme pour en mieux surveiller et dominer tout l'ensemble. Le cerveau se continue par en bas et par le derrière du crâne avec la moelle épinière, ce gros cordon blanc que nous avons dit être contenu dans le canal de l'épine du dos qui lui donne son nom.

Les nerfs sont au nombre de quarante-trois paires, dont douze sortent de la partie inférieure du cerveau par les petits trous des os de la base du crâne, et dont les trente-et-une dernières nées de la moelle épinière s'échappent du canal vertébral par autant de pertuis situés sur les côtés de la colonne osseuse du même nom. Les premiers nerfs sont appelés *crâniens* et les seconds, nerfs *spinaux*. Les nerfs sont des petits cordons pleins, composés d'un fil situé au milieu qui est la partie essentielle et d'enveloppes extérieures destinées à préserver le fil central. La structure des nerfs est une merveille de délicatesse et de solidité : elle est bien supérieure à celle des câbles sous-marins destinés aux télégraphes électriques.

A l'exemple des petits canaux du sang, les nerfs se divisent en petites cordelettes, en petits fils cent fois plus fins que les plus minces fils de soie, et ce sont ces petits filets qui vont pénétrer au milieu de tout le corps. Exemple: Il y a sur la peau de la pulpe des doigs une grande quantité de rangées ou lignes recourbées que chacun peut voir à l'œil nu : mais ces lignes sont composées d'une réunion de petits points en saillie que l'on ne peut apercevoir qu'en les grossissant des centaines de fois avec le microscope. Ces petits points saillants s'appellent *papilles.* Eh bien, un espace ayant une ligne de chaque côté contient cent de ces papilles qui chacune reçoivent un filet nerveux, qui lui même est cent fois plus petit que la petite papille! Et ce sont ces millions de filets qui, étant situés au milieu des papilles, quand un objet quelconque vient à toucher celles-ci, jouent le rôle de petits messagers nerveux qui vont porter à la moelle et au cerveau la nouvelle qu'un objet est venu toucher notre main.

Ces diligents petits serviteurs du cerveau sont toujours en éveil. Ce sont eux qui lui envoient des renseignements sur les choses que nous touchons avec la pulpe des doigts, et en général, avec la peau. Ils nous avertissent si un objet est dur ou mou, s'il est chaud ou froid, s'il est rond ou carré, *grand ou petit;* en un mot, ils nous rendent des services dont nous ne pourrions nous passer.

Ils nous renseignent sur les qualités des objets, par le toucher. Ils président au *sens du toucher* qui siége principalement dans les doigts, aux mains et généralement sur toute la surface du corps, à la peau. On pourrait encore comparer le sens du toucher à une vigie attentive qui est chargée de signaler au cerveau les événements les plus divers qui peuvent se passer dans le vaste domaine de la peau.

La langue, nous le savons déjà, est une pareille sentinelle destinée à nous fournir rapidement des renseignements sur la saveur des aliments, par un mécanisme analogue à celui du toucher. La langue est, pour cela, l'organe du *goût*.

Il est un autre merveilleux instrument, l'*œil*, qui n'est autre chose qu'un miroir admirable au fond duquel vient se peindre l'*image* lumineuse des objets situés devant nous. Cette image après s'être fixée sur une fort mince petite toile neveuse *(la rétine)* est transportée ensuite, par un nerf, au cerveau qui reçoit l'impresion et voit alors les objets eux-mêmes.

Au fond de notre oreille existe une petite caisse remplie d'air, semblable à un petit tambour, et ce petit tambour reçoit, par le moyen de l'air du dehors, les petits ébranlements des objets et des corps dits *sonores*. Puis des nerfs, toujours des petits nerfs, transmettent ces ébranlements au cerveau qui entend les sons ou les bruits. C'est le sens de l'*ouie*.

Enfin il existe au haut et en dedans du nez une délicate petite toile nerveuse où des petits filets nerveux viennent sentir ou *flairer les odeurs* qui passent par le nez, pour de là les conduire encore et toujours au cerveau, lequel, comme vous le savez, reçoit et accumule toutes nos principales *sensations*...

En résumé *cinq sens*, celui du toucher, de la *vue*, de l'*ouïe*, du *goût* et de l'*odorat ;* voilà certainement cinq messagers précieux pour le cerveau, puisqu'ils lui donnent à peu près toutes les nouvelles qu'il sait sur les objets qui lui sont extérieurs, c'est-à-dire en dehors de notre corps.

Nous ne vous ferons pas plus longtemps admirer la délicatesse et la finesse de structure de ces organes des sens, qui laissent bien loin derrière eux les machines les plus parfaites que le génie de l'homme a pu inventer.

Tous les petits nerfs qui servent, comme autant de millions de petits fils télégraphiques, à transmettre au cerveau et à la moelle les nouvelles qu'envoyent les sens, sont tout naturellement appelés nerfs *sensitifs*. Ils transmettent les nouvelles des sens aux *centres nerveux*, c'est-à-dire au cerveau et à la moelle : ou bien encore, ils transmettent les nouvelles du *dehors* au *dedans*. C'est pour cela qu'on les appelle encore : conducteurs *centripètes*.

Il existe un autre genre de nerfs qui sont semblables aux premiers par la forme, mais qui ont des fonctions différentes. Ces derniers servent à renvoyer au sens, à tous les organes du corps et principalement aux muscles des membres, les ordres que leur commandent d'exécuter le cerveau et la moelle, et cela ordinairement suivant la nature des nouvelles qui leur sont parvenues par les nerfs sensitifs. Ce sont ces mêmes nerfs porteurs d'ordres qui vont exciter l'estomac à travailler et à digérer les aliments pour nourrir le sang et avec lui tout le corps, eux-mêmes y compris. Ce sont eux qui vont aiguillonner les masses des muscles pour les forcer à travailler et à se raidir dans les efforts et les exercices de chaque jour. En un mot, tout ce qui est mouvement dans notre corps s'exécute par leur intermédiaire. C'est pour cela qu'on les nomme *nerfs moteurs* ou de *mouvement*, ou bien encore conducteurs *centrifuges*, parce qu'ils servent à conduire les ordres et les commandements des centres nerveux aux organes qui en sont éloignés.

A propos de mouvement, permettez-nous de faire ici une petite halte pour nous rendre compte des mouvements de notre belle et puissante machine.

Tout est mouvement dans le corps humain. Les vigoureuses masses de vos muscles des membres et du tronc se meuvent pendant le jour pour accomplir les travaux et les rudes exercices de votre métier de *marin* : et c'est la volonté de votre cerveau, qui commande ici les mouvements. Ce sont des mouvements *volontaires*, parce que vous êtes libres de les faire, quand et comme vous voulez. Cela est si vrai que, quand votre volonté n'est plus là pour veiller, quand vous dormez, par exemple, alors vos membres sont étendus à côté de vous et leurs muscles puisent dans le même repos du sommeil la réparation des fatigues de la journée. Quelquefois pourtant ils viennent à bouger : ils font de petits soubresauts sans que vous leur donniez aucun ordre. Voilà un autre genre de mouvements qu'on appelle *involontaires* ou encore mouvements *organiques*, ou de la *vie organique*. Pourquoi organiques? C'est parce que nos principaux organes, ceux qui sont les plus indispensables à l'exercice de la vie, sont *animés* de mouvements indépendants de notre volonté, indépendants du cerveau, ce qui est tout un.

Ainsi l'estomac fait sa digestion, une fois qu'il a les aliments par exemple, malgré notre volonté. De même du foie et de tous les organes de notre ventre. Ainsi les soufflets des poumons envoient de l'oxygène aux globules du sang et les débarrassent du produit nuisible de l'acide carbonique, durant le sommeil aussi bien que pendant la veille. S'ils cessaient quelques instants de souffler, le flambeau de la vie s'éteindrait en nous.

La pompe du cœur, nuit et jour, aspire le sang noir qui vient des organes par les veines : nuit et jour, cette infatigable machine le refoule devenu rouge dans les poumons, par les artères jusqu'aux plus petits recoins des mêmes organes. Et ainsi de suite de beaucoup d'autres organes qu'il serait trop long de vous nommer.

Quel est donc le maître suprême qui veille sans jamais dormir sur le maintien de la vie? On ne sait pas au juste où il est, ni qui il est. Mais voici ce que de savants médecins ont découvert. Le cœur, les poumons, l'estomac, etc., reçoivent de nombreux filets nerveux qui leur viennent, par deux cordons nerveux de moyenne grosseur, principalement de la partie supérieure de la moelle située au-dessous du cerveau. Que sur les animaux et avec des expériences faites dans le but louable de mieux connaître les mystères de la vie chez l'homme, que sur les animaux l'on coupe ces cordes nerveuses, et l'animal meurt à l'instant. Les soufflets des poumons et la pompe du cœur ne font plus un seul mouvement : tout est fini sans aucun espoir de retour à l'existence. On a fait une expérience plus étonnante encore. Si chez un animal, par exemple chez un chien, l'on enfonce derrière les os de la tête, à travers la peau de la nuque, un petit canif aigu et tranchant : si l'opération est faite avec habileté, la pointe du canif pénétrera, entre les os qui forment le canal de la moelle, et atteindra celle-ci en la tranchant, dans une étendue seulement de deux à trois lignes, pas plus. L'animal plein de vie quelques secondes auparavant tombe roide mort, et mort à jamais. C'est que la petite lame a coupé ce qu'on appelle le *nœud vital*, c'est-à-dire le nœud ou centre duquel naissent et sortent les nerfs qui vont au cœur, mais surtout aux poumons. En effet, le cœur donne encore quelques battements, mais le soufflet des poumons reste à jamais immobile. Notre chien a donc péri par la mort des poumons, qui a entraîné la mort du cœur, puis la mort de tous les organes.

C'est ainsi que nous autres hommes, nous perdons souvent la vie par la faute de quelqu'un de nos organes, que cet organe soit frappé par l'extrême vieillesse, plus souvent encore par la maladie ou, enfin, par quelqu'autre accident. Car nos organes, comme nous le répèterons sans cesse, contribuent tous à la vie commune : ils ont une grande responsabilité les uns vis-à-vis des autres : la faiblesse, la maladie ou la perte de l'un entraînent celle des autres. Nous vous dirons plus tard combien de fois, et cela souvent à votre insu, vous tourmentez et vous ruinez l'un ou plusieurs de vos organes, et par conséquent combien de périls vous faites courir à votre santé.

D'autres fois encore vous courez à votre perte sans vous en douter, mais d'une autre manière. Voici comment. Le cerveau, avons-nous dit (et l'on pourrait ajouter le haut de la moelle), commande en chef à toute la machine de notre corps : il donne des ordres au cœur comme au reste des organes. Le cœur envoie des flots de sang au cerveau, par deux grosses artères situées de chaque côté du cou (on les appelle *carotides*), pour le nourrir et l'exciter. Le cerveau renvoie au cœur des ordres d'autant plus prompts et plus nombreux qu'il est plus excité lui-même.

Mais le cerveau est souvent excité par d'autres causes. Rien, nous vous le garantissons, n'excite plus le cerveau que les *passions*. Que le cerveau vienne à être agité par les passions, il en renverra comme le contre-coup sur le cœur. Les émotions douces et modérées augmentent l'énergie de l'action du cœur : la joie et l'amour, quand ils sont vifs, font palpiter le cœur. Au contraire, la douleur ralentit cette action : le cœur est brisé par la douleur. Ce sont donc là des mots aussi justes dans la bouche des médecins que dans celle des poètes. Mais si la joie ou la douleur, la colère, la peur, ont été trop fortes ou trop soudaines, le contre-coup trop violent du cerveau sur le cœur arrête net celui-ci : il y a *syncope*, c'est-à-dire arrêt du cœur. Dans ce cas, le syncope peut persister : nous savons que c'est la mort définitive. La passion trop violente et trop subite a fait ici l'effet de la pointe de canif qui tranche le nœud vital.

Mais supposez seulement, ce qui est le cas le plus fréquent, que votre cœur n'ait reçu qu'une forte secousse durant l'assaut du cerveau par vos passions, il n'en résultera pas moins que la circulation du sang en sera toute dérangée, et que la plupart de vos organes, y compris le cerveau, en seront profondément et pour long temps troublés et malades.

Ceci achèvera de vous convaincre que l'intérêt de la santé, aussi bien que celui de la morale, exige que vous maitrisiez vos passions.

Comme vous le voyez maintenant, nous sommes parvenus à acquérir la connaissance et presque la raison de bien de choses qui se passent en vous et dont vous ne vous doutiez guère.

Nous vous avons parlé de l'action du cerveau sur le cœur et de celle du cœur sur le cerveau. L'action du sang sur les nerfs et des nerfs sur le sang, voilà le mystère de la vie, mystère d'hier, d'aujourd'hui et de demain.

Mais le cerveau a bien d'autres fonctions plus nobles et plus sublimes. Il est le siége de la *pensée*, l'instrument de l'*intelligence*. Malgré cela, il n'est qu'un instrument, pas autre chose. Vous voyez que nous sommes forcés de nous arrêter ici dans nos essais d'explication. Car nous ne pouvons plus rien comprendre à l'œuvre mystérieuse du Créateur, qui a placé dans le cerveau l'*âme immatérielle*.

Le bilan du corps humain.

Encore un mot et nous aurons fini. Nous avons vu comment le corps reçoit les aliments par l'estomac et la digestion. Nous savons aussi qu'il reçoit de l'oxygène par les poumons, et le calcul des savants a démontré que cette quantité d'oxygène ne pèse pas moins de 900 grammes pour la durée d'un jour de 24 heures. Nous savons comment l'oxygène et les aliments, y compris les boissons, circulent dans le sang et dans les organes; comment l'oxygène, le carbone ou charbon et l'hydrogène des aliments s'unissent, dans la combustion, pour faire de la chaleur et du mouvement qui sont nécessaires au corps; comment, enfin, d'autres aliments sont plus particulièrement mis à la place des matériaux usés des organes qui sont ainsi sans cesse réparés à mesure qu'ils s'usent. Que deviennent donc les vieux débris des matériaux usés, et les cendres de cette continuelle combustion? Ils sortent du corps qu'il ne pourraient plus qu'empoisonner, et voici comment.

Par les poumons sortent de l'acide carbonique

et de l'eau à l'état de vapeur, dans l'haleine de l'expiration. Le poids de ces deux substances est d'environ 1,300 grammes pour un jour de 24 heures. La peau fait sortir du corps une moyenne de 700 grammes par 24 heures, d'eau réduite aussi à l'état de vapeur.

Enfin, de chaque côté du ventre, à l'intérieur, dans la région des flancs, et derrière le paquet des intestins, se trouvent deux éponges ou glandes, un peu moins grosses que le poing. Ces deux éponges, qui sont les reins, remplissent l'emploi de deux filtres destinés à laisser échapper, en les triant, de l'eau et des matériaux usés qui viennent des organes. Cette eau et les matériaux de déblais qui s'en vont par les *urines* équivalent à environ un poids de 1,500 grammes par 24 heures.

Nous arrivons ainsi à un total de 1,300 grammes par les poumons, plus 700 grammes par la peau, plus 1,500 grammes par l'urine : ce qui fait 3 kilogrammes 500 grammes pour le poids des matériaux rejetés au dehors par 24 heures. Vous remarquerez que nous avons pris les chiffres les plus élevés pour un homme adulte dans la force de l'âge et soumis à un travail des plus fatigants. Car, chez la moyenne des hommes adultes, ce poids ne dépasse guère 2 kilogrammes 500 à 3 kilagrammes, soit de 5 à 6 livres. Ces poids de matières rejetées du corps constituent ce qu'on appelle la *dépense*, par opposition à la *recette* que le corps fait par l'estomac et les poumons. Ceux-ci, avons-nous dit, reçoivent environ

900 grammes d'oxygène. En prenant le poids de 3 kilogrammes comme moyenne de la *dépense*, il reste donc à fournir par l'estomac un chiffre moyen de 2 kilogrammes 100 grammes. C'est précisément ce poids que nous donnent les aliments et les boissons que nous prenons aux repas ou en dehors. Comme vous l'avez déjà prévu, les chiffres que nous présentons sont un peu mobiles; car il y a toujours quelques petites différences entre les personnes, et même chez la même personne si l'on prend des jours différents. Mais ce qu'il faut bien retenir, c'est que, au bout d'un certain temps, il y a toujours égalité entre les matériaux entrés et ceux qui sont sortis. Alors il y a, comme on dit, *équilibre*. Une maison bien tenue et surtout une maison de commerce doit souvent comparer le chiffre de ses dépenses avec celui de ses recettes. : c'est ce qu'en terme de métier on appelle faire la balance ou, ce qui est la même chose, dresser son bilan. Et voilà comment nous avons dressé le bilan du corps humain. D'ailleurs, celui-ci fait son bilan de lui-même et s'équilibre dans l'état de santé. L'enfant augmente sa recette par rapport à sa dépense ; le vieillard au contraire diminue sa recette par rapport à la dépense : l'un augmente de poids, l'autre en diminue. L'homme fait ou l'*adulte* demeure en équilibre.

Vous verrez par la suite que la santé a le plus grand intérêt à ce que le bilan du corps soit convenablement réglé et qu'elle ne s'accomode que d'un *budget* bien équilibré, comme disent les grands financiers de l'État. C'est, en effet, la condition indispensable de l'existence et de la bonne harmonie qui doit régner dans l'individu comme dans l'État, dans notre corps comme dans notre société.

Ainsi le corps humain est sans cesse occupé à travailler pour se refaire. Il passe tout son temps à faire traverser ses organes par un véritable torrent de matériaux qu'il emprunte à la terre, aux plantes et surtout aux animaux. Ainsi qu'un tisserand qui ferait et déferait continuellement sa toile sur le métier, ou encore comme un architecte qui, sans changer la forme de sa maison, en changerait sans cesse les pierres et les matériaux ; de même notre corps est construit de matières toujours jeunes, toujours neuves, jusqu'à ce que la vieillesse ou la maladie viennent faire tomber en ruines ce splendide palais de la vie !

CHAPITRE II

DE LA SANTÉ

Des formes et des degrés de la santé. — Vous savez ce que nous entendons par la santé considérée d'une manière générale. Mais l'étude de l'hygiène a besoin de renseignements plus précis pour s'appliquer à chacun de nous en particulier. En effet, il existe autant de degrés, autant de formes de la santé que d'individus : il n'est pas deux personnes et par conséquent deux santés qui se ressemblent, comme vous le savez très-bien par vous-mêmes. Préciser et définir pour chacun de nous la forme et le degré de sa santé, voilà le but idéal ou parfait que poursuit l'étude de l'hygiène.

Nous allons considérer ici la santé ou mieux les santés sous leurs faces les plus importantes. L'esquisse précédente que nous avons faite de l'*organisation* de l'homme vous facilitera beaucoup l'intelligence de ce que nous allons vous dire : de même que la connaissance de la santé vous rendra facile l'étude du reste de l'hygiène...

Les principales différences de la santé parmi nous viennent de ce que depuis longtemps on appelle les qualités natives ou *héréditaires*, *tempérament* et *constitution*.

De l'hérédité. — L'homme ou plutôt l'enfant, en sortant du ventre de sa mère, n'apporte, dit-on, rien en naissant. Cela manque de justesse; car il vient au monde avec un lot plus ou moins considérable de santé, le premier et le plus inestimable de otus nos biens sur la terre. De deux choses l'une, ou bien l'enfant naît avec des qualités qui lui sont propres, qui diffèrent complètement des qualités de ses procréateurs ou parents : dans ce cas, il apporte avec lui des qualités qu'on appelle *innées*, ce qui signifie qualités de naissance. Ou bien il reçoit avec la vie les qualités des auteurs de ses jours, de ses parents : alors il hérite de leurs qualités physiques et morales, comme plus tard la loi sociale veut qu'il hérite de leurs biens. Cet héritage, en médecine, se nomme *hérédité*. Ainsi l'homme est loin de naître selon le caprice du hasard : il apporte avec lui des dons qu'il a reçus du Créateur de toutes choses directement, ou bien indirectement, de ses parents. Assez souvent, du reste, il reçoit un mélange des uns et des autres. Cependant les qualités héréditaires sont celles qui, le plus ordinairement, agissent sur sa santé.

L'hérédité est *physique* et *morale*. Sous le côté physique ou matériel, l'homme hérite de la conformation intérieure et de la structure du corps et des organes : il hérite de la ressemble intérieure et extérieure du corps. L'enfant se reconnaît aux traits des parents, c'est chose proverbiale. Il hérite des degrés de leur santé, des dispositions à contracter leurs maladies. Au moral, c'est-à-dire du côté immatériel, l'enfant hérite des goûts, des tournures d'esprit, des habitudes et des mœurs de ses parents ; plus rarement peut-être de leur intelligence, quoique cela soit encore assez fréquent. Or, tout ce bagage héréditaire ne contribue-t-il pas à composer la santé ?

Quelquefois même la puissance de l'hérédité est telle que l'héritage nous vient de plus loin : par exemple, de nos grands parents, ou bien encore d'une voie collatérale, des oncle et tante. Dans le premier cas, l'hérédité a sauté par-dessus une génération, les parents directs, pour retomber sur la génération suivante, les petits-enfants. On appelle cela l'*atavisme*, du mot latin *atavus* qui signifie ancêtre : hérédité des ancêtres. L'hérédité est donc une loi qui est inscrite, non-seulement dans les codes de notre société, mais dans les entrailles (dans les organes) mêmes du corps humain. C'est souvent une dure loi, car les dispositions à la maladie, les défaillances de santé semblent plus particulièrement promptes et faciles à être transmises des parents aux enfants. C'est la tache du péché originel, par rapport à la santé.

Vous saisissez sans peine la conséquence pratique qui découle d'une pareille loi.

C'est d'abord de corriger, autant que vous le pouvez, les défauts de votre santé, ainsi que les vices de vos mœurs, pour n'être pas exposés plus tard au malheur de les transmettre aux enfants que vous pourrez engendrer. C'est de faire tous vos efforts pour perfectionner votre corps et votre esprit, votre santé et votre âme, afin d'avoir des enfants forts et vigoureux au physique comme au moral. Mais il ne s'agit pas seulement de vous. Dans le choix que vous ferez de la femme qui doit être votre compagne et la mère de vos enfants, apportez aussi tous vos soins à fuir les défauts et à rechercher les qualités dont nous venons de parler. Toute recherche de qualités ou de conditions qui n'a pas pour objet l'intérêt de la santé et de la convenance des mœurs doit être bannie du mariage.

Tout le monde en convient : très-peu de gens en profitent; beaucoup s'en repentent, mais trop tard.

Des tempéraments. — Tout le monde parle volontiers de son tempérament et même de celui des autres. Mais combien seraient embarrassés s'il leur fallait s'expliquer là dessus raisonnablement.

Le tempérament est une certaine manière d'être, un trait particulier, une sorte de cachet de la santé de chacun de nous. Et puisque vous pouvez nous comprendre maintenant, nous ajouterons que le tempérament résulte ordinairement de l'exagération d'action et d'énergie de l'un ou de plusieurs de nos organes sur les autres.

Le tempérament est encore, le plus souvent, un des produits des deux facteurs de la procréation qui s'appellent les parents.

On a coutume de distinguer quatre sortes de tempéraments bien particuliers : le tempérament *nerveux*, le *sanguin*, le *lymphatique* et le *bilieux*. Deux mots sur chacun avant de parler des règles d'hygiène qui leur conviennent...

Le tempérament nerveux est cette forme de la santé qui est caractérisée par la supériorité ou prédominance des organes nerveux et surtout du cerveau. Chez les individus du tempérament nerveux, le système des fils nerveux qui conduisent les sensations du dehors au-dedans, est toujours en branle. Ils sont doués d'une sensibilité extraordinaire : ils sont agités sans cesse par les sensations les plus variées.

Leurs idées sont mobiles et changeantes : ils ont une grande activité du côté du cerveau et de l'intelligence, qui semblent assujétir, jusqu'à un certain point, les organes et les fonctions de la vie organique, cœur, estomac, etc. Or, nous savons que nos organes doivent former une société, une association, une fédération où doit régner l'entente complète et absolue. Le défaut d'harmonie entre les membres de cette association amènerait le trouble, la maladie et la mort. Aussi voyez les gens très-nerveux. Ils ont un corps maigre, élancé ou petit, des muscles faibles et grèles, une complexion mince et sèche, la figure pâle, des cheveux et le teint noirs ou bruns : leur sang est assez riche, mais ils en ont très-peu. Ils souffrent de la lenteur et de la difficulté des digestions, de l'échauffement du corps et des intestins, d'une grande legéreté de sommeil, de mille maux réels ou imaginaires. Leur existence est un mélange tissé de soubresauts d'énergie, de défaillances et d'affaissements. Ainsi qu'un frêle arbrisseau mal affermi dans le sol qui le nourrit mal, ils tremblent au moindre souffle de leurs émotions et de leurs passions. Leur caractère s'abandonne sans résistance tantôt à la gaîté bruyante et folle, tantôt à la tristesse et au chagrin : leur santé flotte sans cesse incertaine et imparfaite entre les extrêmes, sans jamais pouvoir garder l'équilibre nécessaire.

C'est l'hérédité ordinairement, quelquefois ce sont les émotions nerveuses très-violentes et subies dans la plus tendre enfance, qui contribuent le plus à développer le tempérament nerveux. L'anémie et la faiblesse aidées de la chaleur extrême des pays chauds tendent aussi quelquesfois à faire dominer le côté nerveux chez l'homme de mer.

Les sujets nerveux son fréquemment exposés aux nombreuses maladies appelées maux de nerfs, au délire, à la folie, etc.

Le portrait que nous vous dessinons du tempérament nerveux ne se rencontre jamais au grand complet chez un seul homme : chacun n'en possède ordinairement que quelques traits. Ce sont les pays du midi et les régions brûlées par le soleil des tropiques qui produisent le plus de gens nerveux.

Ceux d'entre nos lecteurs qui se reconnaîtront à quelques lignes de ce portrait, devront, s'ils veulent se *bien* porter, être sobres de choses excitantes, et de boissons fermentées. Ils devront éviter les excès du chaud et du froid qu'ils supportent mal : ils devront résister à la fougue des passions qui les ravageraient promptement, et s'abstenir, dans une juste mesure, des plaisirs de l'amour qui ruinent complétement leur frêle constitution. Les bains frais, les bains de mer, le calme du cerveau, la marche, les jeux, les armes, tous les exercices aussi actifs que possible, voilà les règles de leur hygiène.

Le tempérament sanguin se caractérise par le développement et l'énergie considérables des organes de la respiration et de la circulation. Il ya ici une très-grande quantité et une très-grande richesse de sang : le cœur est volumineux et bat fort : les artères sont grosses. De larges poumons fonctionnent dans une large poitrine qui s'enfle et se resserre avec ampleur et facilité. La figure est vermeille et bien épanouie : la peau ferme et rosée : la physionomie est ouverte et animée. La taille est avantageuse, les formes sont d'une belle régularité. La faim et la soif sont modérées. Le caractère est facile et heureux. La vie semble déborder de santé et de vigueur. Les muscles sont magnifiques : quelquefois même ils tendent à dominer le reste des organes : on a alors le complexion des athlètes ou des hercules, ces héros de la force musculaire. D'ordinaire les sujets sanguins ont une bonne constitution.

Ce tempérament est un don de naissance ou d'hérédité, mais qui a été développé par une bonne hygiène, une bonne alimentation et une bonne éducation. Les sujets sanguins sont loin d'être exempts de troubles de la santé. Ils sont exposés aux inflammations, aux hémorrhagies, aux coups de soleil, aux fièvres ardentes et aux épidémies de fièvres des pays chauds, à la dyssenterie, etc. Ils doivent pratiquer la plus grande sobriété ; se nourrir principalement de végétaux et de fruits acides, de légumes. Ils doivent fuir les liqueurs fermentées qui leur sont d'antant plus funestes qu'ils y sont d'ordinaire enclins. Le printemps et la chaleur exagèrent les inconvénients de ce tempérament, et les pays chauds l'exposent aux congestions fâcheuses par la trop grande abondance du sang. Rare du reste dans ces pays, il est plus habituel aux pays tempérés et à ceux du Nord. Boire de l'eau pure, manger peu, faire de l'exercice modéré en plein air, voilà le régime hygiénique qui convient le mieux aux tempéraments sanguins.

Le tempérament lymphatique est à peu près tout l'opposé du sanguin. Lymphatique veut dire aquatique ou aqueux, car il vient du mot latin *lympha* qui signifie eau claire. Il existe dans le corps tout un ensemble de petites veines blanches qui servent, les unes à porter au sang certains sucs de la digestion, (nous en avons parlé) ; les autres ramènent au sang et dans les veines les petites parcelles et l'eau qui avaient traversé en dehors des très-minces enveloppes des petits canaux capillaires du sang. Ces petites veines blanches traversent de temps à autre de petites glandes qui son dures et rondes comme des châtaignes, ou mieux comme des petits œufs qui seraient très-durcis. Ce sont les *glandes lymphatiques.*

C'est le développement trop considérable de ces glandes, situées aux aînes, au cou surtout, qui constitue, en partie du moins, le tempérament lymphatique. Le sang des individus lymphatiques est pauvre en globules rouges, ces petits porteurs d'oxygène aux organes. Ceux-ci doivent donc souffrir de la privation d'oxygène qui, vous le savez, est une des sources de la chaleur et du mouvement du corps. En revanche, l'eau du sang en excès amollit et affaiblit les organes des sujets lymphatiques. Aussi voyez plutôt comme ils sont souffreteux et faibles.

La poitrine est souvent étroite ; le cœur bat faiblement, le cerveau est peu actif, les muscles aussi : l'esprit est mou, le corps est paresseux. Les formes sont arrondies, il y a de la graisse et de la bouffissure dans les membres qui n'ont de la vigueur que l'apparence. Les extrémités des membres et des os sont grosses ; la face est volumineuse, les traits et les lèvres grossièrement saillants. Les cheveux sont d'un blond fade, les chairs, molles, les yeux bleus, et souvent malades. L'individu lymphatique digère lentement, il est comme engourdi et paresseux naturellement.

Quelquefois il y a excès de disposition lymphatique; les glandes du cou et des aisselles sont grosses et se prennent de suppuration. Ce sont les humeurs froides, autrement dit la *scrofule*, appelées autrefois écrouelles, qui laissent des traces indestructibles, des cicatrices saillantes situées au cou, au-dessous et derrière les mâchoires. Mais cet état maladif, quand il est fortement prononcé, entraîne l'exemption du service dans la marine, comme étant une infirmité repoussante et incurable.

Une nourriture mauvaise et insuffisante, des logements humides et froids, et surtout l'hérédité provenant du sang vicié des parents, voilà les causes qui produisent le tempérament lymphatique. Ce tempérament est une vraie pâture à la maladie. Les plaies et blessures des individus lymphatiques sont de mauvaise nature et guérissent difficilement. Ils sont sujets au maux des yeux, *aux gourmes* quand ils sont jeunes, aux dartres, aux abcès froids dans les os, aux engelures pendant les hivers, aux maux de nez, à la phtisie des poumons, (maladie des poitrinaires). S'ils ont le malheur de contracter la vérole, ils sont rongés par cette maladie et leur corps tombe en véritables lambeaux. Les maladies des pays chauds ne les épargnent pas davantage. Leur corps se fond, pour ainsi dire, sous les climats très chauds.

Ces tempéraments si disgrâciés de la nature doivent scrupuleusement s'abstenir de toute espèce d'excès qui leur sont si funestes. Ils ont besoin d'aliments secs et bien nourrissants; les fruits et légumes, le laitage ne leur conviennent point, ils s'accordent mieux de viandes rôties. Tous les exercices du corps, mais surtout la course au grand air respiré à pleins poumons, la natation, les bains de mer, l'exposition aux pleins rayons du soleil, sont autant de choses salutaires qui retremperont leurs organes débiles.

Enfin on admet une dernière forme de la santé, qui est le *tempérament bilieux.* Celui-ci est moins net que les autres. Les personnes de ce tempérament ont le foie volumineux ; elles font beaucoup de bile : leurs organes de la digestion sont très développés. Elles ont un appétit vorace, et mangent beaucoup. Elles sont maigres, sèches, ont le teint et la peau jaunes, les cheveux bruns ou noirs très développés. L'activité de leur cerveau et de leurs organes nerveux est soudaine et violente ; les gens bilieux sont d'un caractère emporté, audacieux, fougueux. Ils sont remplis d'ardeur, mais adonnés à la colère, à la vengeance, et sont capables d'actions sublimes ou d'atrocités. Les pays du midi sont ceux qui voient naître en plus grande proportion ces hommes qui pèchent par excès de vigueur et de passions, ils sont sujets aux maladies du foie, aux délires, aux maladies nerveuses et sont quelquefois dévorés par leurs passions, surtout par l'ambition.

Les aliments végétaux, légumes, fruits doux et sucrés, etc., le laitage, les bains frais, mais surtout les exercices les plus durs et les plus fatigants, ceux qui brisent le plus fortement le corps et les muscles, conviendront pour dompter ces natures par trop énergiques.

DE LA CONSTITUTION.— *De la force et de la faiblesse. — De la vigueur et de l'énergie. — De la taille de l'homme. — La constitution* comprend le résumé de ce que nous venons de dire sur les variétés de la santé. Notre constitution est la physionomie ou le portrait même de notre santé. Il y a une constitution faible, une constitution moyenne et une constitution forte et vigoureuse. Le développement mesuré et l'énergie égale des organes et des fonctions de notre corps, ou mieux encore leurs justes proportions, leur harmonie comme on dit, voilà les conditions d'une bonne constitution ou ce qui est la même chose, d'une bonne santé.

Gardez-vous bien de confondre la force de la constitution avec la force musculaire dont nous parlerons plus loin, avec le tempérament sanguin, etc. La vigueur de la constitution ou de la santé, c'est la faculté précieuse de résister aux causes des maladies innombrables qui nous assiègent. Or celui-là sera robuste, dont les fonctions s'exécutent avec aisance, facilité et énergie; dont les chairs sont fermes, l'embonpoint médiocre, la coloration de la peau et du visage légèrement animée, les membres bien developpés et les cavités du ventre et de la poitrine larges, contenant des organes volumineux et sains. Voilà l'homme robuste. C'est avec impunité qu'il pourra braver les veilles et les rudes travaux du corps.

Le sujet dont la constitution est affaiblie se reconnaît au visage pâle, à la peau décolorée et flétrie, aux chairs flasques et molles, aux membres maigres et grêles; il a peu d'appétit, il souffre de mauvaises digestions, de la paresse des intestins. L'exercice le plus léger achève de briser ses forces, et il est exposé à toutes les chances de maladie.

Mais, comme pour les tempéraments, ces deux constitutions sont les deux points extrêmes entre lesquels il y a place pour une foule de constitutions de degrés divers. Et c'est à ces constitutions mixtes ou mitigées par la vigueur et la faiblesse que nous avons affaire le plus ordinairement dans toute grande réunion d'hommes, dans un équipage, par exemple.

Voici, du reste, quelques préceptes que chacun de nos lecteurs pourra mettre à profit pour évaluer à peu près le degré de santé, de force musculaire, de vigueur et d'énergie qu'il possède, ou encore pour estimer les mêmes qualités chez les autres.

Le développement de la poitrine est, avons-nous dit, une marque de constitution vigoureuse. La mesure de cette partie présente donc de l'intérêt. On a fait beaucoup d'essais pour tâcher de fixer la moyenne des dimensions que doit avoir une poitrine bien conformée. C'est ainsi qu'on est arrivé à admettre qu'en France, la taille moyenne étant supposée de 1 mètre 66 centimètres, la mesure de la circonférence de la poitrine, mesure prise au milieu à peu près, est représentée par 89 centimètres et dépasse, par conséquent, de 6 centimètres la demi-hauteur de la stature. Mais ce ne sont là, croyez-le bien, que des estimations approximatives et qui ne pourraient pas s'appliquer toujours à tel ou tel individu. Et de plus, il faut, pour une bonne constitution, que les muscles de la poitrine soient bien dessinés, qu'il n'y ait pas d'irrégularité marquée par des creux et des bosses, que les côtes ne soient pas trop saillantes, mais surtout il ne faut pas que les os de derrière les épaules soient décharnés et saillants à la manière des ailes des oiseaux, car cette dernière marque indique la faiblesse et et une disposition à la phthisie des poumons.

On a tenté plus que cela. En fin de compte, ce qu'il faudrait connaître ici, c'est le volume des poumons, ces soufflets respiratoires : c'est la quantité d'air qu'ils aspirent à chaque mouvement de gonflement, et celle qu'ils rejettent à chaque expiration ou resserrement. Cela s'appelle connaître la *capacité* des poumons, comme on connaît la capacité d'un vase. Eh bien, pour cela, on a imaginé des appareils à peu près semblables aux manomètres de M. Bourdon qui servent à mesurer la force de pression ou de tension de la vapeur dans les machines. On fait souffler un homme dans ces appareils au moyen d'un tuyau de caoutchouc muni d'une embouchure, et l'on peut ainsi mesurer la puissance ou la force d'inspiration et d'expiration de chaque individu soumis à cette épreuve. On a donc ainsi la mesure de la quantité d'air qui est introduite dans les poumons, et de celle qui est rejetée au dehors par la respiration. On a appelé ces instruments des *spiromètres* ou *pnéomètres*, mots grecs et latins qui veulent dire : mesures de la respiration.

En faisant des milliers d'expériences, un savant a trouvé que la capacité respiratoire moyenne (celle qui représente le chiffre moyen tiré du calcul des extrêmes les plus forts et les plus faibles) était la plus élevée entre l'âge de 25 à 35 ans, époque de la vie où elle était représentée par 36 à 37 décilitres (plus d'un tiers de litre). Il va sans dire que cette capacité est moindre chez l'enfant, chez le vieillard et chez la femme. Elle atteint son maximum (point le plus élevé) entre 20 et 40 ans. Elle annonce, plus elle est grande, une bonne constitution et de la force musculaire. Et vous le comprenez sans explication, puisque vous savez que plus il passe d'air dans les poumons plus aussi le sang lui emprunte d'oxygène pour le porter aux organes et surtout aux muscles pour y faire de la chaleur et du mouvement qui sont les deux éléments du travail et de la force musculaire. Comme vous l'avez déjà vu, tout s'enchaîne dans les magnifiques opérations du corps humain; et si vous avez à peu près bien compris ce que nous avons dit dans le chapitre I, vous pourrez admirer à la fois la simplicité et la grandeur des principes qui servent de base aux préceptes de l'hygiène.

Les spiromètres seront donc utiles, entre des mains expérimentées, pour apprécier et jauger, pour ainsi dire, la capacité pulmonaire de chaque homme, capacité qu'on a en outre appelée capacité vitale, afin de mieux encore marquer son importance.

En poursuivant le problème de la force de constitution, on a été amené à chercher aussi un moyen d'évaluer la force musculaire ou force corporelle, appelée encore force physique des individus. Pour cela on a eu recours à d'autres instruments appelés *dynamomètres*, mot grec qui signifie : mesure de la force. Ce sont des ressorts recourbés en ellipse, bien trempés et faisant mouvoir, par un mécanisme particulier, das aiguilles qui tournent sur un petit cadran divisé en lignes égales. Plus le ressort est fortement comprimé par la force des muscles qui s'efforcent de l'écraser, et plus les aiguilles font une grande déviation. Tel est, par exemple, le dynamomètre qui sert à mesurer la force de flexion de la main ou la puissance de pression de cette main serrant le ressort de tous ses efforts. On obtient ainsi ce qu'on nomme la force manuelle ou force des mains, en serrant l'instrument dans le sens de sa largeur.

Pour mesurer la force des reins ou force *rénale*, ou la force qu'on déploie pour soulever des poids ou des fardeaux, l'on attache l'une des extrémités du ressort, au moyen d'une corde ou d'un mouchoir, à un objet quelconque qu'on place sous les pieds et qui représente la résistance (ou le poids à soulever), puis on tire de toutes ses forces avec les mains sur l'autre bout du ressort.

Si l'on veut connaître la mesure de la force des poignets, appelée aussi *force de traction* (force déployée dans l'action de tirer sur les manœuvres à bord des navires), il faut attacher un des bouts du ressort à un objet situé en face de soi ou au-dessus et tirer sur l'autre extrémité de toute la force des mains et des bras. Enfin on peut varier de plusieurs façons l'application de l'instrument et obtenir ainsi la force des diverses parties des membres et du corps. Ainsi tel homme se fait remarquer par la force du poignet, tel autre par celle des reins; celui-ci est fort des mâchoires, celui-là des jarrets; tandis que les autres parties sont plus faibles relativement.

Vous avez déjà saisi, sans aucun doute, tout l'intérêt que peut nous offrir l'application de semblables moyens à la mesure de la force générale ou partielle de chacun des hommes d'un équipage. Quand il s'agit de distribuer les emplois sur les navires, il est très-important, en effet, de tenir compte de l'inégalité de la force musculaire de chacun. Toutes choses étant égales d'ailleurs, les hommes doués d'une grande force de pression (force des mains), sont les plus propres à servir dans les hunes et dans la mâture, à faire de robustes gabiers qui ont besoin d'une grande force de *préhension*, pour prendre, saisir, pincer et serrer la toile des voiles tendues ou agitées par le vent. La force des bras est nécessaire au chauffeur et au canotier pour manier la pelle ou l'aviron. La force des bras et des poignets sert bien le matelot de pont pour tirer sur les manœuvres. Les caliers ont besoin de la force des bras et des reins.

Enfin, parmi tous les hommes de l'équipage d'un vaisseau, ceux qui ont le plus grand besoin d'une force musculaire générale, ceux qui doivent aussi présenter une belle et large poitrine pour faire du sang et des muscles, ce sont les canonniers. Un médecin de la marine a calculé que le plus grand effort qu'un canonnier doit produire pour exécuter une manœuvre ne dépasse pas celui qu'il ferait pour élever à un mètre de hauteur un poids de 28 kilogrammes. La moyenne des efforts, dans l'exercice du canon, est estimée à 21 kilogrammes.

Voici encore quelques autres résultats. La force des reins diminue plutôt avec l'âge que la force des mains. La force des reins d'un matelot de 50 ans, est à peu près égale à celle d'un novice de 16 ans. La force des reins devient triple de 15 à 40 ans, puis elle décroît à partir de 40 ans. La force des mains augmente en proportion de celle des reins, mais elle persiste plus longtemps. La force de *support* (pour porter des fardeaux, etc.), suit aussi la même marche. La charge qu'on peut supporter est toujours plus grande que le poids du corps : l'homme formé porte le double du poids de son corps. La force générale musculaire croît jusqu'à 40 ans, ordinairement.

Voilà des règles générales et qui ne s'appliquent, bien entendu, qu'à l'homme bien constitué et bien portant, comme celui qu'accepte l'Etat dans le service de la marine.

Complétons ces connaissances par quelques mots sur *la taille et le poids du corps.*

La moyenne de la taille, en France, s'abaisse en allant du nord au midi. Pour ce qui regarde le personnel des inscrits maritimes, c'est la région de Normandie et des côtes de la Manche qui donne la taille la plus élevée. Puis viennent la région du

Bordelais, des côtes du midi de la France, et en dernière ligne, la région Bretonne. La taille s'abaisse surtout dans les contrées montagneuses, dans les pays à marais. Mais il y a aussi une question de race qui agit puissamment sur les proportions de la taille.

La moyenne de la taille humaine, prise sur tous les peuples, varierait entre les deux tailles extrêmes de un mètre quarante-six centimètres pour les plus petites, et un mètre soixante-dix-neuf pour les plus élevées.

En France, la moyenne de un mètre soixante-six centimètres est celle de l'homme de 30 à 50 ans.

L'augmentation de la taille, chez un individu bien constitué, entraîne toujours une augmentation dans la capacité respiratoire ou vitale des poumons. C'est donc encore là un bon élément de force. Mais il ne faut pas pousser les choses à l'extrême, car les tailles très-élevées n'ont, d'ordinaire, de la force et de la vigueur que les apparences et l'extérieur. Au contraire, les petites tailles, bien conformées, bien prises, bien proportionnées, valent mieux que ces tailles élancées, grêles, à courte poitrine et à membres allongés. Les constitutions de petite et de moyenne taille, mais fermes et carrées, trapues offrent presque toujours, quand elles sont bien ma niées, d'admirables ressources.

Le poids moyen de l'homme, chez nous, varie entre 47 et 50 kilogrammes. Après la taille, c'est le poids du corps qui augmente ou diminue le plus la capacité respiratoire. Mais encore une fois, entendons-nous. Il faut mettre de côté ces gros hommes obèses et chargés de graisse, marque honteuse de leur gourmandise, et fardeau imposé à leur paresse, car chez eux la capacité respiratoire est justement d'autant plus petite qu'ils sont plus gros. Cela devait être, vous le savez, puisqu'ils amassent et entassent les sucs de leurs aliments comme des avares poussifs, au lieu de les brûler pour faire des forces musculaires comme les bons et généreux travailleurs.

Tels sont les principaux éléments des constitutions ou des santés individuelles. Quelle peut-être, nous direz-vous, la cause de tant de différences entre les hommes qui composent la grande famille de l'humanité? L'hérédité, toujours l'hérédité, au moins pour la part la plus grande. Voyez l'enfant encore dans les langes, à peine sorti du sein de sa mère. Sera-t-il fort et vigoureux ou bien scrofuleux et mal formé? Sera-t-il un génie extraordinaire ou bien un idiot? Nul ne le sait encore : mais il y a gros à parier qu'il ressemblera à l'un ou à l'autre de ses parents, peut-être tiendra-t-il de tous deux. Il aura, un jour, des traits extérieurs qui les rappelleront, des organes intérieurs à peu près semblables à ceux des auteurs de ses jours. Souvent il sera fort ou faible comme eux.

La constitution des enfants est donc ou l'honneur ou le deuil des parents, le plus souvent. Plus sévère, disons moins indulgente que la société, la loi providentielle qui préside à la procréation de l'enfant, fait peser sur celui-ci la responsabilité des défauts de santé et des désobéissances à l'hygiène de ses parents ou quelquefois même de ses ancêtres.

Naître de parents sains et vigoureux est donc le sort le plus heureux ici-bas : l'énergie de la constitution est le plus fort bouclier contre la maladie. Mais cependant le genre de vie, les habitudes peuvent, sinon changer complétement, du moins modifier beaucoup en bien ou en mal les dispositions premières de l'homme. L'habitude est une seconde nature, dit le proverbe. En effet, l'habitude est un exemple frappant de ce que l'éducation physique et morale de chacun de nous peut ajouter ou ôter à sa constitution première.

Nous verrons, dans la suite, les moyens que l'on possède pour améliorer la constitution de l'homme de mer, et le cuirasser même quelquefois contre les causes de la maladie.

Malgré la valeur bien confirmée des inappréciables avantages de la taille, de la force musculaire et de la vigueur des organes, nous n'avons pas encore le dernier mot sur la question de la constitution. Nous n'avons pas oublié la puissance des organes nerveux, le rôle du cerveau qui est le commandant suprême de nos actions. C'est cette puissance, mystérieuse encore pour nous, qui souvent donne tout-à-coup une force que l'on n'aurait pas soupçonnée par l'apparence.

C'est elle qui fait battre le cœur si fortement aux

nobles sentiments : elle qui triple l'énergie et la vigueur dans les moments suprêmes : elle « *qui dans un faible corps allume un grand courage* ». Tous les jours ne sommes-nous pas témoins émerveillés de ces actions sublimes accomplies par des hommes à qui la naissance semble avoir refusé une forte constitution, mais que des qualités morales et intellectuelles innées et acquises tout à la fois signalent à l'admiration et à la reconnaissance de leurs concitoyens? Trois fois heureux sont les hommes privélégiés qui possèdent à la fois les dons du corps et de l'esprit !

Mais, sans sortir de notre sujet, ne savez-vous pas que la force physique n'est rien, surtout dans les travaux du bord, si elle n'est accompagnée d'une qualité pour la faire valoir, de l'adresse? Que de forces, en effet, sont diminuées, gaspillées, perdues par défaut d'adresse, par manque de justesse dans l'esprit ou par manque d'ordre et de réflexion !

Les maîtres qui ont l'honneur de commander en sous-ordre les hommes à bord des navires de guerre savent, mieux que personne, que c'est souvent par là que pèchent bien des équipages. C'est à eux qu'il appartient d'y porter remède dans la mesure de leurs attributions. Car ceci est aussi de l'hygiène et de la bonne hygiène. L'étude et les exercices de la gymnastique que l'on s'efforce aujourd'hui d'appliquer parmi les marins, permettent de répandre les avantages si précieux de l'habileté et de l'adresse dans les équipages. C'est pourquoi nous nous occuperons plus loin de la gymnastique comme étant une application de l'hygiène.

CHAPITRE III.

DE L'HOMME DE MER.

Du recrutement des gens de mer. — L'homme qui est appelé au service des navires de la flotte, doit être, avant tout, un homme valide, un sujet de choix. Il est dans toute la force de l'âge et dans la vigueur florissante de la santé. Les conditions d'âge sont déterminées par le règlement : il n'a pas moins de 18 ans, ni plus de 50 ans. Quant à sa validité et à sa bonne constitution, elles ont été établies par la visite des médecins.

Le département de la marine emploie pour le service de la flotte un nombre d'hommes qui constitue ce qu'on appelle l'*effectif*, c'est-à-dire le nombre réel de marins qui sont incorporés dans le service de la marine et qui s'y trouvent présents dans le même temps. Cet effectif est susceptible de varier suivant les besoins de service. D'un autre côté, il faut le renouveler souvent, c'est-à-dire qu'il faut appeler au service des hommes nouveaux pour remplacer ceux qui ont fait leur temps de service et qui sont congédiés. Cette opération du renouvellement des marins se nomme *recrutement*.

Le recrutement de la marine puise à trois sources différentes qui sont : l'engagement volontaire, le recrutement militaire proprement dit et le recrutement par les marins de l'inscription maritime.

Le nombre des engagés volontaires dans la marine est variable et subordonné aux besoins du service de la flotte. Pour contracter un engagement dans la marine, l'homme doit, auparavant, passer une visite de santé qui établit qu'il est sain, robuste, qu'il a été vacciné avec succès, et qu'il est exempt de toute infirmité pouvant le rendre impropre au service de la marine. Il ne devra pas être âgé de plus de 24 ans, s'il n'a pas encore servi l'Etat.

Le recrutement d'origine militaire proprement dite, fournit à la marine des jeunes soldats qui sont incorporés comme *apprentis-marins* tout d'abord, quand ils arrivent dans les divisions des équipages de la flotte. Un certain nombre d'hommes provenant de ce contingent sont réservés pour les compagnies de mécaniciens. Ces derniers doivent être choisis, autant que psssible, parmi les ouvriers forgerons, chaudronniers, ajusteurs et les autres jeunes soldats qui font preuve, après leur incorporation, d'une habileté professionnelle et d'une aptitude particulière pour le métier de mécaniciens de la flotte. C'est également au recrutement que la marine demande aujourd'hui les ouvriers charpentiers, voiliers et calfats qu'elle trouvait autrefois dans les chantiers du commerce et dans les arsenaux de l'Etat. Toutefois, l'inscription compte encore beaucoup de matelots adonnés aux travaux du charpentage, de la voilerie et du calfatage et qui viennent compléter l'effectif dont la marine a besoin dans ces professions.

Enfin les hommes appelés surnuméraires, c'est-à-dire les magasiniers et commis-aux-vivres, les distributeurs, coqs, les boulangers, domestiques, etc. complétent le personnel naviguant de la flotte.

Du reste, le contingent, c'est-à-dire le nombre d'hommes que chaque classe du recrutement doit fournir au service de la marine, varie chaque année suivant les besoins de ce service.

L'inscription maritime est la source principale du recrutement de l'armée navale et, comme on l'a dit avec juste raison, elle est la pépinière de la marine même. C'est elle qui compose dans la plus grande proportion le personnel des marins, et qui en alimente et en assure le renouvellement régulier.

Nous n'insisterons pas, du reste, ici pour démontrer l'infériorité des deux premières sources de recrutement vis-à-vis des hommes de l'inscription, sous le rapport de la valeur professionnelle du moins pendant la première période du service. Car, en héritage ou par *hérédité*, l'enfant du marin reçoit de ses parents avec le sang les dispositions intérieures qui, de bonne heure, le rendront apte au métier de la mer. L'éducation ou la manière dont-il est élevé complète le reste. Tout jeune encore, il court sur les grèves, en face et tout près de cette mer qui, plus tard, sera son domaine. Quand il a grandi, c'est, sur la mer encore, qu'il va exercer ses forces et achever son développement. Son *enfance* est bercée dans les bateaux de pêche : on l'éleve dans l'idée d'en faire un marin. De bonne heure il partage les occupations et les travaux de son père qui est marin. Dans cette rudesse d'éducation il puise très-vite le goût et l'habitude des choses de la mer. De bonne heure il accoutume sa jeune constitution aux intempéries de la mer, aux dangers de sa profession future, aux privations, aux tempêtes et aux chances de toutes sortes. Voilà le vrai milieu, voilà les dures conditions qui sont propres à tremper ces vigoureuses existences de marins qui sont toujours à la hauteur des circonstances de leur profession si exceptionnelle. « *Il est propre à tout et se débrouille*, » dit le proverbe maritime, en parlant du vrai marin.

Des qualités physiques et morales des gens de mer, suivant leur provenance originelle.

Nous n'essayerons point de tracer ici des portraits de fantaisie, plus ou moins flattés, plus ou moins vrais et ressemblants, des marins qui composent la grande classe de l'inscription maritime. Une expérience longue et plusieurs fois séculaire les a fait suffisamment connaître et a fait apprécier leurs qualités solides et brillantes tout à la fois. Cependant il existe sur ce sujet quelques renseignements qui sont vrais, et qui, pour cette raison, peuvent servir à mieux faire connaître la valeur de certains équipages avant même de les avoir éprouvés à l'œuvre, et cela d'après la provenance des marins qui les composent. On pourra en même temps faire tourner ces renseignements à l'avantage de l'hygiène et à l'amélioration de la santé des hommes de mer. Pour ces motifs nous allons dire, en quelques mots, aux marins inscrits, ce qu'ils sont, quels pays ils habitent et quelles sont les principales différences ou ressemblances de mœurs, de coutumes et de caractères, qui distinguent ou réunissent les nombreux membres de cette grande et belle famille maritime.

On appelle *littoral* l'étendue des côtes maritimes de la France. Le littoral des côtes françaises est divisé administrativement en cinq *arrondissements* dont le chef-lieu est un de nos grands ports militaires, qui sont : *Cherbourg*, *Brest*, *Lorient*, *Rochefort* et *Toulon*. Chaque arrondissement comprend, au point de vue de l'inscription maritime, un ou plusieurs sous arrondissements, subdivisés eux-mêmes en *quartiers* et *sous-quartiers* d'inscription et en *syndicats*.

Des officiers-généraux de la marine dirigent les arrondissements maritimes avec le titre de *Préfets maritimes*. Sous leur haute autorité, les sous-arrondissements, les quartiers et sous-quartiers sont administrés par des fonctionnaires du *Commissariat* de la marine.

Toute cette étendue de côtes est peuplée en grande partie par les marins de l'inscription maritime dont le personnel peut être divisé en cinq grands groupes qui formaient surtout autrefois comme autant de races d'hommes habitant des provinces différentes. Ce sont les Normands au Nord de la France, sur la Manche; les Bretons au Nord-Ouest, sur la Manche et l'Océan; les Saintongeais, les Bordelais et les Basques à l'Ouest et au Sud-Ouest, sur le golfe de Gascogne; enfin les Provençaux sur les côtes de la Méditerranée, au Sud de la France.

La France possède un développement très-considerable de côtes maritimes. Ce développement mesure près de 1,100 kilomètres au Nord, sur la mer du Nord et sur la Manche: 1,000 kilomètres à l'Ouest, sur l'Océan Atlantique; et 740 kilomètres au Sud, sur la Méditerranée. Total : plus de 2,800 kilomètres, ou environ 700 lieues de côtes maritimes.

Vous savez que les côtes de notre belle patrie sont fort loin de suivre une ligne droite le long des terres qu'elles entourent en les séparant d'avec les flots de la mer.

Ces côtes sont entrecoupées par des centaines de *baies* petites et grandes qui embellissent les rivages dans lesquels elles sont creusées à la manière de ces élégantes découpures que l'on remarque sur la bordure des riches dentelles. Ce n'est pas tout : ces inégalités précieuses, *sinuosités* comme on les appelle en hydrographie, servent à former des anses, des rades au fond desquelles sont abrités contre les vents et la lame du large des mouillages pour les navires, des ports de refuge et d'armement. Quelquefois même ces baies, œuvre de la nature bienveillante, forment de vastes bassins remplis d'eau de la mer, où croissent, se multiplient et prospèrent les coquillages, où le poisson attiré par le tiédeur des eaux qui y dorment en repos, et par le voisinage des terres et les bas-fonds, vient, à certaines époques, se faire prendre et comme se jeter de lui-même dans les filets des pêcheurs.

Voilà donc le vaste et riche domaine dont l'inscription maritime assure et garantit la jouissance à peu prés exclusive aux gens de mer.

Nous venons de décrire la grande ceinture de côtes marines qui s'enroule si tortueusement autour des terres de la France. C'est précisément en se servant de cette comparaison de certaines régions de côtes avec une ceinture, que l'on dit et que nous dirons : ceinture on *zône* (d'un mot grec qui veut dire ceinture) normande ou bretonne pour désigner la côte de Normandie on de Bretagne, et ainsi des autres côtes françaises.

1° La ceinture ou zône normande s'étend depuis le *quartier* de Dunkerque, au nord, près de la Belgique, sur la mer du nord, jusqu'à celui de Cancale, près de Saint Mâlo. Elle comprend les riches quartiers de Dunkerque, de Calais, de Boulogne, de Saint-Valery, de Dieppe, de Fécamp, du Hâvre, de Rouen, de Caen, de Cherbourg et de Granville.

2° La zône bretonne commence à Cancale, sur la

Manche, passe par Brest à la limite de la Manche et de l'Océan, et va finir au-dessous de Nantes. On y rencontre les nombreux quartiers de Cancale, de Saint-Mâlo, de Dinan, de Saint-Brieuc, de Paimpol, de Morlaix, de Brest, de Douarnenez, de Quimper, de Concarneau, de Lorient, d'Auray, de Vannes, de Belle-Isle et de Nantes.

3° La zône saintongeaise ou de la Saintonge, s'étend de l'île de Noirmoutiers sur l'Océan, jusqu'à l'embouchûre de la Gironde. On y compte les quartiers de Noirmoutiers, des Sables-d'Olonne, de l'île d'Yeu, de la Rochelle, de l'île de Ré, de l'île d'Oleron, de Rochefort, de Saintes, de Marennes et de Royan qui est situé à l'embouchure de la rivière de Bordeaux, sur la rive droite.

4° La zône bordelaise qui commence à Pauillac, sur la rive gauche, finit à Dax, dans les Landes, comprend les quartiers de Pauillac, de Blaye, de Libourne sur la Dordogne, de Bordeaux et de Langon sur la Garonne, et de la Teste, près de la riche baie d'Arcachon.

La zône maritime basque, de peu d'étendue, peut être réunie à celle du Bordelais, dont elle fait pour ainsi dire partie. Elle compte les quartiers de Dax, de Bayonne, et de Saint-Jean-de-Lutz, sur la frontière de l'Espagne.

Les trois petites zônes saintongeaise, bordelaise et basque ne font, en réalité, qu'une grande zône située au fond du golfe de Gascogne, dont elle constitue la bordure aux rares mouillages, et qui, de plus, est semée d'écueils pour les navires.

5° La grande zône méridionale ou provençale, commence à Port-Vendres, sur la Méditerranée, près de la côte Est de l'Espagne, et finit à Villefranche, près de la côte d'Italie. Elle embrasse les quartiers de Port-Vendres, de Narbonne, d'Agde, d'Arles, de Martigues, de Marseille, de la Ciotat, de la Seyne, de Toulon, d'Antibes, de Nice, de Menton, de Villefranche et de Bastia en Corse au milieu des eaux de la Méditerranée.

Voici quelques-uns des grands traits qui caractérisent les principaux groupes de marins des diverses zônes maritimes.

Les marins normands semblent avoir reçu en héritage de leurs ancêtres l'instinct des voyages sur mer, des conquêtes et des aventures hardies d'où l'on peut toujours retirer du profit. « Le matelot du littoral de la Manche, dit M. le professeur Fonssagrives, est d'une constitution vigoureuse, d'une taille élevée; il est industrieux et intelligent, il a pris dans la navigation des mers du nord, dans le cabotage de la Manche, dans la pratique des grandes pêches (Terre-Neuve et l'Islande), l'habitude de ne compter ni avec les dangers, ni avec les difficultés de sa profession. Ce sont, en un mot, des matelots excellents auxquels peut tout au plus reprocher une certaine impatience du joug disciplinaire et un défaut de solidité en face des épreuves de la navigation, lorsque celles-ci se prolongent trop. » Ils seraient propres particulièrement aux campagnes des mers du nord à Terre-Neuve, en Islande et jusques dans les mers glaciales. Nous sommes porté à croire que les matelots normands possèdent encore ces heureuses qualités: mais il en est une qui semble, de nos jours, gravement compromise, c'est la demi-sobriété qui a fait place, sur bien des points de la côte de la Manche, aux habitudes excessives des boissons fermentées.

«Les matelots Bretons, à côté des défauts qui les mettent sous quelques rapports, au-dessous des normands, ont aussi des qualités de solidité que ceux-ci ne possèdent pas au même point. Les riverains de la Manche ne perdent guères leurs côtes de vue sans apercevoir celles d'Angleterre; quand le pêcheur de l'Armorique (ancien nom de la Bretagne) s'élève au large, il sait qu'il n'a pas d'autre terre à voir que celle de son port; et chacune de ses sorties a une apparence de grande navigation qui le familiarise avec l'idée de navigations lointaines. La vie âpre et rude qu'il mène chez lui, lui laisse ignorer ce que c'est que le bien-être, il se soumet aux privations comme à une nécessité familière; nul n'est plus patient que lui pour supporter les intempéries de la mer, les rigueurs d'un éloignement prolongé, les ennuis de traversées interminables, nul ne se plie avec plus de docilité aux exigences de la subordination et de la discipline. Moins hardi que le matelot normand, moins ardent et moins brillant que le provençal, il prend sur tous les deux, lorsque le mauvais temps se prolonge, une supériorité de résistance qui ne se dément pas. Si à ces qualités d'homme de mer, on joint cette patience résignée et douce qui est au fond du caractère breton, ce respect pour l'autorité, on sera tenté de dire avec l'amiral Grivel : « Je ne sais si je m'abuse, mais il me semble que rien n'est au-dessus de cette race opiniâtre et courageuse qui borde les côtes de la vieille Armorique ; s'il exista jamais des hommes particulièrement organisés pour braver tous les événements de tempête ou de combat, pour lutter avec avantage contre les privations et les fatigues de toute espèce que la mer impose, ces hommes, à coup sûr, se trouvent parmi les bretons. »

« Pourquoi faut-il, ajoute M. Fonssagrives, que comme ombre à ce tableau, nous ayons à signaler dans les matelots bretons cette incurie corporelle, cette malpropreté proverbiale et ces habitudes d'ivrognerie contre lesquelles l'hygiène et la religion protestent jusqu'ici sans succès ? »

« Si jamais matelots ont porté fortement l'empreinte de leur race, ce sont certainement les Provençaux : leur caractère, leurs mœurs, leurs aptitudes navales, contrastent de la manière la plus frappante avec ceux des Bretons, et quoique cet esprit d'opposition soit exagéré par l'esprit de localité, il est néanmoins accusé d'une manière formelle. A la taciturnité des matelots bretons, à leur indifférence pour tout ce qui n'est pas leur pays ou leurs usages, à leurs habitudes disciplinées, à leur solidité à la mer, à leur malpropreté, à leur intempérance, il faut opposer la pétulance bruyante des Provençaux ; leur imagination vive et exaltée, leur impatience de la discipline, leurs qualités brillantes dans les navigations faciles, où ils retrouvent le ciel de leur pays, leur tendance au découragement, leur propreté extrême, leur sobriété. Ce sont, en réalité, deux races d'hommes différentes : le même héroïsme et le même courage au moment d'un combat apprennent seuls qu'ils appartiennent à une nationalité commune. »

Nous pensons qu'il faut aux Provençaux joindre les matelots provenant du département des Alpes-Maritimes, annexé depuis 1859, car leur proximité de voisinage et de race doit sans doute les en rapprocher.

« Les matelots Saintongeois sont bien inférieurs aux Bretons et aux Gascons entre lesquels leur position géographique les place : ils ont de l'intelligence, mais peu d'activité. La marine est un métier pour eux, ce n'est pas une vocation ; leur sobriété et leurs habitudes régulières ne compensent point enfin l'exiguité de leur taille et la faiblesse de leur constitution, qui porte presque toujours l'empreinte des pays marécageux au milieu desquels ils vivent. »

Nous pensons que ce portrait, tout en renfermant beaucoup de vrai, est pourtant trop sévère.

« Le Bordelais est le Provençal de l'Ouest : sobre, actif, industrieux, doué au plus haut point de l'esprit d'entreprise qui caractérise les fins matelots, il a la verve, la gaîté des marins du Midi et les qualités maritimes excellentes de ceux du Nord. On ne peut lui reprocher qu'un esprit d'indépendance qui va quelquefois jusqu'à l'insubordination. Mais un capitaine qui sait prendre un équipage bordelais et qui le mène plutôt par l'émulation et par l'amour-propre que par la rigueur, peut faire des merveilles avec lui.

» Quant aux Basques, cette race vigoureuse de montagnards est admirablement propre au métier de la mer ; la petitesse de leur taille est rachetée par une vigueur remarquable qu'ils doivent à des habitudes nationales de gymnastique ; leur santé est bonne, leur énergie indomptable. Ils ont un remarquable esprit d'émigration et nul ne l'emporte sur eux pour l'audace, la résolution et l'intelligence. Il est presque sans exemple qu'un matelot basque dans un équipage se résigne aux travaux terre à terre du pont et ne conquière pas sa place dans une hune. » (Fonssagrives, *Hygiène navale.*)

Telle est la variété du personnel qui est destiné à composer l'armée de mer. Cette diversité même est un grand bien, car elle répond à un besoin important, celui de la diversité des professions ou des emplois à bord des navires, comme nous le verrons bientôt.

Qu'il soit engagé volontaire, jeune soldat du recrutement ou inscrit maritime, voici l'homme entrant dans le service de la marine. Il va aussitôt cesser d'être à lui, de s'appartenir ; il n'est plus qu'un *numéro*, dont il porte le chiffre et auquel il doit répondre. De plus, cet homme numéroté devient porteur de l'uniforme de la marine.

Voyons donc quelle est l'hygiène qu'il conviendra de lui appliquer dans le cours de cette nouvelle période de son existence.

De l'hygiène des marins pendant la première période, dans les casernes des divisions, sur les bâtiments d'instruction, dans les écoles spéciales d'application.

Tout d'abord, il faut nous rappeler qu'il vient d'être incorporé dans l'une des divisions des équipages de la flotte, dans l'un des cinq ports de guerre qui sont : Cherbourg, Brest, Lorient, Rochefort et Toulon. Là il est logé à la caserne des équipages, à la cayenne, comme on disait autrefois. Pendant son séjour plus ou moins long dans les casernes, on va l'habiller, l'exercer, l'instruire dans les choses du métier de marin, l'*amariner*, comme on dit en marine; c'est-à-dire l'accomoder à sa nouvelle position de marin. En quoi cela consiste-t-il et comment y parvenir sans altérer la santé du nouveau venu?

Quand on veut *naturaliser*, en France, par exemple, une plante ou bien *acclimater* un animal que l'on a tirés des pays étrangers, on se guide pour arriver à cette fin sur un ensemble de pratiques et de règles qui paraissent propres à accomoder la plante ou l'animal aux nouvelles conditions de leur existence.

La réunion de ces précautions et leur application intelligente s'appelle *acclimatation*, c'est-à-dire accommodation ou arrangement avec le nouveau climat. Le vocabulaire de la marine possède un mot heureux pour traduire et exprimer exactement le même fait, quand il s'agit des marins nouveaux, c'est le mot amariner. Amariner un homme ou un ensemble d'hommes, c'est les habituer à la mer: c'est les accomoder à la profession maritime. C'est les instruire dans toutes les connaissances qui regardent ce métier : c'est les accoutumer à exécuter tous les travaux et les exercices de l'homme de mer. C'est les façonner et les plier à la discipline, à l'obéissance : c'est pétrir, en quelque sorte, ces hommes jeunes encore, pour en faire des marins parfaits. Voilà une tâche délicate et difficile, d'une part pour l'homme nouvellement incorporé, et de l'autre pour ceux qui sont chargés de ces soins.

Pour nous, notre rôle est plus simple, puisque nous n'avons à nous occuper ici que de ce qui regarde le côté de la santé ou la part de l'hygiène en cette matière.

Le marin de l'inscription, arrivant à l'une des compagnies de dépôt d'une division des équipages, sait déjà, la plupart du temps, son métier : au moins il a navigué déjà et il est propre aux exercices de ce métier. Il s'agit ordinairement de le perfectionner surtout.

Cependant il faut le discipliner; il faut lui

apprendre les choses du service de la marine militaire, il faut enfin l'adapter à l'emploi spécial auquel on le destine quand on l'embarquera. Ordinairement, l'acclimatement maritime s'opère petit à petit chez le marin inscrit, sans grand ébranlement dans sa constitution; de sorte que sa santé ne souffre pas trop de son régime nouveau et de son changement d'existence.

Ceci ne s'applique guère qu'aux inscrits maritimes qui ont fait le long-cours ou le grand et le petit cabotage. Ceux qui n'ont fait que la petite pêche cotière laissent plus à désirer sous le rapport des connaissances qui sont exigées du marin de la flotte.

Quant à la catégorie des engagés volontaires et des apprentis-marins du recrutement qui n'ont jamais navigué, il y a nécessité de leur faire une ins-instruction maritime complète. Il s'agit donc ici d'un homme à peu près complètement ignorant des choses qui concernent le métier de marin de l'Etat.

Ainsi, que d'un bloc de marbre sans forme, l'habile et savant artiste fait sortir une statue vivante, de même de cet homme lourd et gauche, il s'agit de former un bon matelot fusilier ou canonnier, un adroit gabier ou un habile chauffeur et mécanicien.

Et d'abord la vie de caserne commence par être un péril ou du moins une gêne pour sa santé. Tout est changé pour ce pauvre soldat de recrutement, pour cet ignorant pêcheur, qui a été brusquement enlevé à ses occupations habituelles et transplanté tout à coup dans un milieu inconnu de lui auparavant. Le regret de la vie qu'il vient de quitter, quelquefois le dégoût, dans les premiers moments de sa situation nouvelle, l'incertitude et l'inquiétude de l'avenir, toutes ces émotions viennent souvent l'assaillir et troubler son moral mal affermi. Or, nous savons bien, nous autres médecins, combien est puissante l'influence ou l'action de l'esprit et du moral sur le corps et sur la santé ; et nous ne manquons jamais d'en tenir un grand compte. Les conditions matérielles de la santé sont également changées ici. Exercice, travail, régime, vêtements, nourriture, repos et sommeil, tout est changé ou à peu près.

De ces changements profonds dans la position physique et morale de l'homme résultent souvent des malaises, des indispositions, des pertes d'appétit, des dérangements d'estomac et d'intestins, des coliques, des dyssenteries, de l'abattement, de la tristesse, des chagrins et la maladie ou mal du pays. En un mot, la santé de ce nouveau venu n'est plus dans son assiette ordinaire.

En conséquence, les officiers mariniers et les instructeurs qui sont chargés de diriger ses premiers pas et de commencer son instruction maritime, devront bien se pénétrer de cet état particulier de faiblesse de santé qui ne dure ordinairement que quelque jours; ils devront aussi en tenir compte. Ils devront se montrer doux et bienveillants pour le jeune apprenti marin pendant toute cette période qui est consacrée à l'instruire et à l'amariner graduellement et petit à petit.

De son côté l'apprenti devra s'armer de tout son courage; il devra faire tous ses efforts et montrer toute sa bonne volonté, pour s'habituer aux conditions de son métier. Le pouvoir de la volonté ferme et bien décidée est incalculable ; elle maîtrise et fait taire la douleur, elle brise ou fait surmonter tous les obstacles. Il faut bien que le jeune marin sache cela. Il faut qu'il sache aussi que la crainte et la peur mal fondées sont un état de faiblesse indolente qui nous livre sans défense aux attaques victorieuses de l'ennemi. Il faut qu'il sache qu'il serait coupable de se laisser aller à des regrets funestes et qui ne sont pas dignes de lui ; qui, en tous cas, ne peuvent que le rendre malade et ne lui serviront de rien.

Il faut qu'il sache secouer la puissance de l'habitude qui a été jusqu'ici sa seule nourrice. Il faut surtout qu'il se rappelle que, par son âge et par sa position, il est devenu homme et qu'il doit montrer du caractère. Il doit penser qu'il vient accomplir un devoir sacré auquel personne n'a le droit de se soustraire, le devoir commun à tous aujourd'hui de payer sa dette de service à l'État et à la Patrie. Qu'il soit bien averti du bonheur qu'il éprouvera à rentrer plus tard dans ses foyers, après un service bien accompli, avec l'approbation de ses chefs et l'estime de ses camarades et de ses concitoyens ;

tandis qu'en servant mal il n'emporterait que le mépris réservé à ceux qui n'ont pas su faire crânement et courageusement leur métier. Il s'habituera de bonne heure à observer les règles de la discipline et s'efforcera de se faire remarquer par son zèle et son dévouement s'il veut mériter la bienveillance de ses chefs.

Nous lui recommandons particulièrement la docilité aux conseils et aux pratiques de l'hygiène, s'il veut conserver sa santé, son bien le plus précieux.

C'est en agissant ainsi et en se conformant à ces avis, qu'il évitera les punitions et méritera les récompenses, et qu'il arrivera à la fin de son service parfaitement sain de corps et d'esprit.

La caserne, même avec les bâtiments désarmés mais ayant leur mâture, qui sont destinés aux exercices de matelotage dans chaque division, ne suffit pas pour exercer et dresser complètement les apprentis marins aux exigences du métier.

Aussi, les embarque-t-on pour la plupart sur un bâtiment d'instruction, mouillé en rade de Brest, qui est, en ce moment, le vaisseau la Bretagne. Sur les navires-écoles, on a pour but de les rompre à la pratique des manœuvres navales. On les exerce à monter dans la mâture, à nager ou ramer dans les canots, à faire le service du pont ou de l'intérieur du navire dans les batteries; en un mot on leur fait faire un apprentissage aussi complet que possible.

Cette seconde période du commencement de la

vie de marin est encore un temps d'épreuves assez pénible pour les débutants. Ce sont d'abord les émotions inséparables des premiers exercices de la mâture, la peur et la crainte de l'inconnu, qui fatiguent beaucoup le jeune apprenti-marin. Les maîtres ou les instructeurs chargés des soins de son instruction navale devront essayer de le familiariser petit à petit avec les travaux de ce genre. Il faudra, autant que possible, proportionner la tâche qu'on lui impose au degré de ces forces. Développer chez lui l'adresse par les exercices suivis de la gymnastique pour suppléer à la dépense de la force musculaire, lui faire voir que l'habitude secondée par la volonté de bien faire et la persévérance inébranlable, sont des armes puissantes qui le feront triompher de tous les obstacles, l'encourager par tous les moyens, mais surtout par la douceur et l'intérêt vrai qu'on lui porte, le stimuler par l'exemple de ses camarades qui font bien, voilà autant de ressources que les officiers mariniers devront utiliser pour façonner le jeune soldat au métier de marin, sans faire peser l'apprentissage trop lourdement sur cette jeune constitution et sur cette santé débile qui, durant ce temps, seront soumises à une rude épreuve.

Ceci étant dit et bien convenu, nous revenons aux mesures d'hygiène pure et simple qui doivent entourer et guider le nouveau venu dans les casernes des équipages de la flotte.

De la vaccination et de la revaccination.

D'abord et dès son entrée à la caserne, il passera la visite du médecin qui s'assurera de l'état de sa santé et de sa validité, de sa propreté corporelle, et qui vérifiera si l'arrivant est exempt de maladies et de parasites ou vermine susceptibles d'être communiqués aux autres hommes. La question de la vaccine attirera tout d'abord l'attention du médecin. Si l'homme n'a pas été vacciné, on le soumettra le plus tôt possible à la *vaccination*. On a prescrit également la *revaccination* dans les casernes, à bord des navires et pendant les campagnes même, s'il y a lieu. Les résultats de cette opération sont inscrits sur le livret du marin afin qu'il sache bien toute l'importance qu'on y attache.

La vaccination et la revaccination sont donc aujourd'hui parfaitement réglementaires dans le service de la marine, et les hommes doivent s'y soumettre pour obéir au règlement. Mais cela ne suffit pas. Nous voulons les convaincre sur ce sujet et leur prouver clairement que cette opération est sans danger aucun, et de plus qu'elle leur procure un immense bienfait.

Une affreuse maladie tuait presque tous ceux qu'elle frappait avant la découverte du vaccin par un médecin anglais, l'immortel Jenner. Elle tue encore de nos jours ceux qui ont commis la sottise de ne se pas faire vacciner. C'est une horrible peste : elle donne une fièvre violente, le délire, la perte de la raison et de la connaissance; elle couvre le corps tout entier de boutons qui se remplissent de pus et font du malheureux malade une vaste plaie dégoûtante; quelquefois ses chairs tombent par lambeaux et il meurt ainsi dans un affreux supplice. S'il en réchappe, n'ayant pas été vacciné, ce qui est une exception fort rare, ce n'est qu'au prix de cruelles souffrances, d'une longue maladie; il en sort défiguré à jamais et méconnaissable avec une peau et une figure criblées et crevassées de cicatrices indélébiles, qui le font ressembler à une véritable écumoire.

Cette maladie se nommé la *variole* pour les médecins, et *petite-vérole*, *vérette*, *picote*, etc., dans le public.

Elle est excessivement *contagieuse*, ce qui veut dire qu'elle se communique avec une désolante facilité de l'homme malade à l'homme bien portant qui a des rapports avec le malade. Elle ne ravage que trop souvent les casernes des marins où elle est apportée en nature et en germe par les jeunes soldats de recrutement et par les hommes venant d'un pays où règne la petite-vérole. Que de victimes n'a-t-elle pas faites dans les divisions des équipages de la flotte! Il y a quelques années, une épidémie terrible de petite-vérole a ravagé la Bretagne et le littoral maritime qu'elle a, en partie, dépeuplé en certains endroits.

Qu'est ce que la vaccination? une petite opération qui est faite, à la division par exemple, par le médecin et qui consiste à insérer dans la peau du bras, avec une aiguille ou une lancette, un peu de vaccin ou de liquide préservateur, et cela au moyen de 3 ou 4 petites piqûres insignifiantes et dont un enfant même ne se plaindrait pas. Ces piqûres rougissent au bout de quelques jours, se gonflent et deviennent un petit bouton qui disparaît à son tour. Tout est rentré dans l'ordre au bout de 12 à 15 jours au plus tard et le vacciné est préservé de l'horrible variole pour un temps.

Combien de temps durera cette préservation? On ne peut pas encore le dire avec certitude; mais on regarde comme nécessaire de se faire revacciner tous les dix ans. C'est au moins le cas des hommes qui arrivent à la division et qui, pour la plupart, n'ont pas été vaccinés depuis leur enfance, dont quelques-uns même n'ont pas été du tout vaccinés.

Voilà la vraie vérité sur la vaccine et la vaccination.

On a dit que la vaccine ne préservait pas toujours de la petite-vérole. Cela est vrai dans deux circonstances. D'abord quand la vaccination a été mal faite ou qu'elle n'a pas réussi, ce qui arrive assez souvent, puis quand on est demeuré trop longtemps, plus de cinq à dix ans, sans se faire revacciner, ce qui est aujourd'hui reconnu indispensable. Dans ces deux circonstances ce n'est pas la faute du vaccin, mais celle du moyen préservatif qui a été mal employé.

On a dit encore que, dans les temps d'épidémie de petite-vérole, ou quand celle-ci frappe des populations entières sur une vaste étendue de pays, les personnes vaccinées avaient assez souvent contracté la maladie comme les autres. Le fait est encore vrai quelquefois : mais on a parfaitement remarqué qu'alors la maladie frappait beaucoup moins fortement les individus vaccinés que ceux qui ne l'avaient pas été du tout. Il est bien rare, en effet, que les premiers meurent tandis que la mort est la règle pour les derniers en cas de petite-vérole épidémique. D'un autre côté, il est aussi de remarque que les personnes non vaccinées sont la pâture de la petite-vérole qu'elles entretiennent, et font durer l'épidémie en la rendant plus meurtrière. Et c'est ainsi, et comme par leur faute, par le fait de leur coupable négligence ou de celle de leurs parents, que ces mêmes personnes font courir des dangers sérieux et même le risque de la vie aux autres personnes qui se trouvent avec elles. C'est ce qui a souvent lieu dans les casernes des divisions. Le marin qui ne serait pas vacciné et qui refuserait de se laisser vacciner, de même que celui qui s'opposerait à la revaccination, serait donc deux fois coupable, et envers sa santé et envers celle de ses semblables qu'il entraîne dans sa propre faute.

Certaines personnes qui manquent d'instruction ou qui ne raisonnent pas juste, ont prétendu que la vaccine préservait de la petite-vérole, il est vrai, car le fait leur tire les yeux; mais que le germe de la maladie refoulé dans le corps, et non détruit, engendrait plus tard d'autres maladies aussi pernicieuses, telles que la fièvre typhoïde, par exemple. Elles ont ainsi accusé la vaccine d'être un remède dangereux et incomplet : incomplet, puisqu'il ne préservait pas toujours d'autres maladies parentes de la petite-vérole; dangereux, parce que ces maladies présentaient une grande mortalité. Il est bien vrai que la fièvre typhoïde est fréquente chez les jeunes gens qui ont eté vaccinés et n'ont pas eu la petite-vérole; il est très-vrai que cette fièvre typhoïde est souvent mortelle. Mais qu'est-ce que cela prouve? Cela prouve simplement que ces jeunes gens n'auraient pas eu la fièvre typhoïde s'ils n'avaient pas échappé à la mort que leur réservait la petite-vérole presque à coup sûr sans la vaccine. En d'autres termes, ceux que la vaccine sauve de la petite-vérole peuvent avoir plus tard la fièvre typhoïde; mais, s'ils ont cette dernière maladie, c'est donc qu'ils vivent : morts de la petite-vérole, ils eussent échappé à la fièvre typhoïde; mais ce n'est pas une raison pour regretter de s'être fait vacciner.

Nous aurions honte d'insister davantage sur les bienfaits de la vaccination et de la revaccination et sur l'aveuglement de ceux qui ne s'y prêteraient pas et ne seraient pas les premiers à demander de se faire vacciner ou revacciner.

Voilà donc le jeune marin exempt pour un temps

de maladies ou de dispositions fâcheuses qui peuvent compromettre sa santé ainsi que celle de ses camarades. Cela ne suffit pas. Il faut le maintenir dans ces bonnes dispositions. C'est pour cela qu'il sera soumis à des visites régulières faites par le médecin de la division qui pourra ainsi s'assurer de l'état de la santé des équipages. Le médecin major de la caserne est spécialement chargé des soins à donner aux marins qui sont malades, ou de les diriger sur les hôpitaux quand leur état le demande. Il veille de toute façon sur la santé des hommes : il s'occupe de signaler ce qui est utile pour la salubrité et la tenue hygiénique des logements, le bon état de leur nourriture, et en général pour tout ce qui regarde les intérêts de la santé des marins qui sont confiés à ses soins. De plus, à certaines époques de l'année, il est chargé de leur faire des leçons en commun sur la manière de prendre soin de ces intérêts de la santé : il leur parle, de vive voix, des règles les plus importantes de l'hygiène de leur position actuelle et de leurs conditions futures quand ils seront embarqués. Nous leur recommandons vivement de bien écouter et de bien retenir ces conseils et ces intructions que le médecin donne aux équipages dans le but louable de les garantir des accidents et des maladies de leur nouvelle profession. Mais nous les supplions encore plus de les faire fructifier en les mettant en pratique.

L'une des principales et des premières préoccupations du jeune marin, à la caserne, doit être la propreté de son corps et de ses vêtements. C'est par là qu'il devra commencer son apprentissage dans l'art de soigner sa santé. Nous lui prouverons plus tard, que la propreté corporelle est le fondement de toutes les mesures qui regardent la santé; il suffit, pour le moment, qu'il soit bien pénétré de cette grande vérité et qu'il la pratique religieusement.

Nous lui donnerons, plus loin, les détails sur ce important sujet: mais dès aujourd'hui il devra profiter de l'eau qu'il a à sa disposition, dans les casernes, pour se tenir le corps dans un état de propreté irréprochable, pour laver son linge, et pour prendre des habitudes d'ordre et de soins de sa personne, habitudes précieuses qui lui seront si nécessaires pendant tout le cours de sa vie de marin.

Dans les intervalles de repos que lui laisseront les exercices, il ne devra rien négliger pour perfectionner sa force et son adresse qui sont aussi des conditions excellentes de la santé. Ainsi, indépendamment des exercices de l'escrime et de la gymnastique, qui sont réglementaires et obligatoires, il devra prendre part aux jeux d'adresse et aux distractions de toute sorte ayant pour but de développer la souplesse et la vigueur du corps.

Des salles de *récréation* sont installées, à cet effet, dans chaque division pour les hommes qui s'y trouvent en service. Des jeux de toutes sortes, bruyants ou paisibles, sont mis à leur disposition soit dans les salles mêmes de récréation, soit dans les cours désignées pour ces distractions.

De la natation. — Il est principalement un exercice que tout marin devrait cultiver avec passion, nous voulons parler de la *natation* ou de l'art de nager. Il est évident, en effet, que le premier soin, la première obligation sont et doivent être d'apprendre à nager, si on ne le sait déjà, quand on est destiné à passer une partie de son existence sur l'eau. Jeunes lecteurs, songez donc que le gouffre de la mer est là toujours à côté et devant vous, toujours béant et toujours prêt à vous engloutir, si vous ne savez pas nager et si, par conséquent, vous ne pouvez pas y échapper ! N'est-il pas incompréhensible et honteux à la fois de penser que les deux tiers peut-être des marins de l'inscription ne savent pas nager ou très-peu, et sont incapables de se sauver s'ils tombent à l'eau? Allez-donc, après cela, vous étonner d'entendre parler, à chaque instant, de marins qui se sont noyés près des côtes, sur les rades, même dans les ports, tout près des embarcations qui auraient pu les retirer de l'eau s'ils avaient su s'y maintenir pendant quelques minutes ! Comptez donc les centaines de marins qui perdent ainsi la vie rien que sur les côtes de France ou dans les pêches au large, et vous serez effrayés. A qui la faute? aux seuls marins qui ont négligé d'apprendre à nager.

En voilà assez pour pousser les jeunes marins des divisions à profiter de toutes les occasions qui leur sont fournies d'apprendre à nager le mieux et le plus vite possible. Un autre avantage de savoir nager, c'est celui que l'on retire d'un exercice qui est profitable à la santé et qui, en même temps, contribue puissamment à entretenir la propreté du corps. Tout est donc ici bénéfice pour le nageur. Il y a, du reste, des maîtres *nageurs* dans toutes les divisions, et l'exercice de la natation est réglementaire et très-recommandé.

Des sorties hors de la caserne, hors du quartier. — Nous arrivons à un autre genre de distractions qui agissent aussi sur la santé soit en bien, soit en mal : nous voulons parler des sorties hors de la caserne, hors du *quartier*, comme disent les marins, des promenades en ville, et des plaisirs que le jeune marin peut s'y procurer. La manière de passer le temps hors de la caserne, peut avoir la plus grande influence sur les individus et même les équipages entiers. Le médecin chargé de vous instruire des dangers que peut y courir votre santé, vous fournira tous les détails nécessaires ou utiles pour vous en préserver. Les périls qui sont sous vos pas, dans ces sorties en ville, sont de deux sortes : premièrement, la recherche et l'abus des boissons alcooliques qui produisent l'ivresse et l'ivrognerie; deuxièmement, la recherche et l'usage des rapports avec les femmes prostituées, qui engendrent des maladies terribles, capables de détruire votre santé et même votre existence.

Si vous voulez, dès à présent, être complétement éclairés sur le nombre et la gravité de ces maux, vous pourez lire les chapitres VI et VII de ce livre. Nous sommes convaincu que vous serez promtement édifiés. Un dernier mot là-dessus. Il faut, dès à présent, que vous soyez bien avertis, une fois pour toutes, qu'il n'y a pas de moyens connus d'échapper aux conséquences fatales de vos actions, et que vous ne pouvez éviter les deux grands fléaux que nous vous avons nommés, que d'une seule manière: par la force de la volonté, et en vous abstenant rigoureusement de toute faiblesse à ce sujet.

Fuyez donc, fuyez et le cabaret et la maison de prostitution, si vous ne voulez y laisser à la fois et votre bourse et votre santé! Allez plutôt faire de l'exercice et des promenades, en dehors de la ville; allez apprendre à nager; allez respirer l'air pur des champs du voisinage et rentrez à la caserne sains et saufs, à l'heure fixée, pour vous faire remarquer par votre bonne conduite et vous préserver aussi des punitions qui frappent justement toute désobéissance à la discipline. La docilité, la soumision à la discipline, ne vous sont pas moins nécessaires, en effet, que la bonne volonté pour vous instruire et l'observance des règles de l'hygiène pour conserver votre santé.

C'est ainsi que vous deviendrez de vrais marins. On a dit que l'humble fils du paysan, habitué à se courber sous le vêtement du laboureur, se redressait fièrement sous le casque brillant du cavalier. Vous aussi, redressez-vous et soyez bien fiers d'être *marins* : car c'est la manière la plus noble de payer votre dette à la patrie !

La vie de la caserne et les exercices à bord des navires du port ou de la rade ont façonné le jeune marin : il est propre à être embarqué. Mais nous savons que les fonctions ou les emplois sont nombreux et divers sur les navires. Nous allons donc, maintenant passer rapidement en revue ces principaux emplois et ces métiers spéciaux. Cela nous permettra de comprendre comment on peut, ainsi, partager les hommes d'un équipage entre les professions pour lesquelles ils ont le plus d'aptitude et de dispositions, et ranger, de cette façon, chacun à la place qui lui convient le mieux. Du même coup le service du navire et les intérêts de l'hygiène seront satisfaits et ne s'en trouveront que mieux.

Le titre de *matelot*, au commencement du siècle, résumait en lui tout ce que doit et peut savoir le simple marin. Il était réservé pour distinguer les hommes qu'une longue expérience et une grande habilité ont consommés dans le métier de la mer. « Les matelots doivent savoir, dit un vocabulaire de ce temps, mâter et démâter un vaisseau, préparer ses haubans, ses étais, toutes ses manœuvres; estroper ses poulies; les gréer, les mettre à leur place; enverguer, desenverguer les voiles; les orienter prendre des ris, les carguer, les serrer, arrimer la cale; ramer ou nager dans les canots; servir les canons dans un combat, gouverner, sonder, et en fin, être propres à toutes les parties du service de la mer. »

Mais que de changements depuis 70 ans, depuis cette époque! Si le mot générique de matelot a conservé sa signification avec son auréole de gloire et son prestige qui même ont peut-être augmenté, les besoins du service des navires de la flotte se sont accrus et multipliés : ces besoins se sont aussi et surtout modifiés comme les navires eux-mêmes. Et c'est ainsi que l'on s'est vu obligé d'établir plusieurs catégories ou classes de matelots, suivant les besoins des professions nouvelles.

Deux services ont principalement grandi et pris de l'importance à côté du service général de l'ancien matelot. Ce sont les services qui regardent le maniement et l'usage du fusil et du canon dans la marine, et surtout celui des hommes de *la machine,* de cet instrument moderne qui sert de moteur aux colosses bardés de fer dont les lourdes masses ont remplacé *les châteaux ailés qui volaient sur les eaux.*

DES DIVERSES PROFESSIONS DES GENS DE MER.

Ainsi, en prenant pour exemple un navire modèle, un vaisseau, nous verrons que d'après leurs emplois divers, les hommes de l'équipage peuvent se diviser en : *timoniers*, *gabiers*, matelots de *pont matelots-canonniers*, *marins-fusiliers*, *caliers*, *soutiers*, *forgerons*, *armuriers*, *charpentiers*, *calfats*, *voiliers*, *chauffeurs et mécaniciens* ou gens de la machine;

puis les *magasiniers*, *surnuméraires*, les agents des vivres ou *cambusiers, distributeurs*, *tonneliers*, *boulangers*, *coqs*, *maîtres d'hôtel*, *domestiques et cuisiniers*.

Envisagées par rapport à l'hygiène, toutes ces professions peuvent se réduire à trois grandes classes :

1° Professions qui s'exercent à l'air libre;

2° Professions qui s'exercent surtout dans l'intérieur du navire;

3° Professions qui exposent à l'action des feux.

I. *Des professions qui s'exercent à l'air libre.*

Dans cette classe nous pouvons comprendre les gabiers, les hommes de pont, les canotiers, les timoniers, les mousses, et divers.

Le *gabier* est un matelot de choix, par excellence, parmi les bons marins d'un équipage. C'est le type du matelot, à tel point que bon matelot et bon gabier signifient la même chose. Le service de la mâture n'a plus de secret pour lui. C'est dire quel savoir et quelle merveilleuse activité il y déploie.

Svelte, bien taillé, agile, adroit, prompt et rapide comme l'éclair, il s'élance avec joie dans son domaine aérien, d'où il plane sur tout le reste de l'équipage. Il est l'oiseau actif et industrieux de cette forêt navale qui se nomme la mâture. C'est là qu'il brave les coups de vent, la tempête, les injures du ciel et de la mer : c'est là qu'il montre le courage le plus beau et la supériorité de l'homme sur la force aveugle des éléments conjurés contre lui. Qui n'a pas vu les gabiers voltiger dans la mâture parmi les agrés, saisir, ramasser, serrer, pincer les voiles, garder un admirable équilibre au milieu des mouvements désordonnés du navire, ne peut avoir qu'une faible idée de la trempe merveilleuse de ces hommes, de la force et de l'adresse qu'ils déploient.

Le gabier se remarque encore parmi les hommes de l'équipage par son élégance, sa souplesse, sa désinvolture, sa propreté proverbiale : il a tout un air de distinction sur les matelots de pont.

Les muscles qui s'exercent principalement chez le gabier, sont ceux des extrémités, des mains pour manier et pincer la toile, des pieds, pour se retenir et se cramponner pour ainsi dire aux diverses parties de la mâture. Les muscles des reins et du ventre travaillent aussi beaucoup dans les mouvements de flexion du tronc, si fréquents dans le métier de gabier. Enfin tous les muscles qui participent au travail de *l'effort* sont plus ou moins mis en jeu dans ce noble et difficile emploi. Il est facile de comprendre combien cette existence en plein vent et nourrie de rudes travaux, doit contribuer à développer et à assurer la vigueur des bonnes constitutions, comme aussi elle peut vite user l'étoffe mince des constitutions insuffisantes à supporter ce régime fait de travail et de fatigue.

Les principales maladies ou infirmités auxquelles est exposé plus particulièrement le gabier, sont :

les accidents qui résultent de l'effort, *les hernies*, les palpitations du cœur, les essoufflement, l'asthme, les maladies du cœur, les écorchures des pieds et des mains, les engelures, les fendillements de la peau qui devient calleuse de bonne heure, surtout aux mains. On croit avoir remarqué que, moins que les autres hommes de l'équipage, ils sont sujets aux maladies épidémiques, comme la fièvre jaune et les fièvres des pays chauds.

Quelles règles d'hygiène voulez-vous tracer à des hommes dont le métier exige cette incessante activité? C'est cette activité même, d'ailleurs, qui est leur meilleure préservatif contre les maladies. S'il fallait à la constitution la plus robuste, braver la centième partie des intempéries que supportent les gabiers, elle succomberait à la tâche en restant immobile et inactive.

Le froid et l'humidité, en effet, ruinent sourdement, mais à coup sûr, l'homme qui les subit forcément ou imprudemment, et cela d'une façon passive, c'est-à-dire sans réagir contre eux par le travail et l'exercice. Voilà juste ce qui est le meilleur bouclier du gabier : le mouvement et l'exercice qui l'échauffent et le cuirassent contre les envahissements du froid et de l'humidité. Mais à côté de cet exercice salutaire des travaux de la mâture dans les parties aériennes du navire, un danger l'attend en bas, danger perfide d'autant plus qu'il est moins vu et moins senti de la plupart de ces hommes vigoureux et courageux ; c'est le fait de rester sur le pont avec des vêtements qui ont été mouillés et trempés en haut. Nous savons bien que les officiers animés de la plus grande bienveillance envers les hommes qu'ils commandent, ne manquent pas d'ordonner aux hommes de changer de vêtements, dans ces circonstances. Mais le matelot est incrédule, et il ne prévoit pas les suites fâcheuses pour sa santé, d'une petite sensation de fraîcheur qu'il éprouve: il n'exécute pas toujours la consigne, il *carotte*, et ne croit pas beaucoup mal faire. Et bien, c'est aux maîtres qu'il appartient, ici, de veiller rigoureusement à ce que leurs hommes exécutent, à la lettre, les ordres donnés. C'est aux hommes aussi à exécuter point par point les ordres qu'ils reçoivent sur ce sujet. Nous savons bien que cela nécessitera des soins de lavage et de séchage; mais c'est à ce prix seulement que les hommes échappent à une foule de maladies : les *rhumes*, les *fluxions* de poitrine, les *rhumatismes*, la *phthisie* des poumons et tous ces maux affligeants que cause le froid humide supporté pendant longtemps.

Ces mesures d'hygiène, d'ailleurs, qui sont des règles établies à bord, ne se bornent pas aux gabiers; elles s'appliquent aux canotiers, aux matelots de pont, aux timonniers et à tout le personnel qui est soumis aux intempéries du dehors.

Les canotiers devront être l'objet d'une attention particulière sous ce rapport. Nul plus qu'eux, en effet, n'a besoin de prendre des vêtements secs et chauds, à la place des vêtements mouillés par les embruns, l'eau de la mer ou l'eau du ciel, souvent par les deux au même temps, outre les sueurs qui imprègnent si souvent la chemise et le gilet de coton qu'ils devront porter continuellement quand ils sont dans les embarcations. On donne aux canotiers des vêtements spéciaux pour les préserver contre les intempéries du dehors. On leur délivre des vêtements de fatigue pour mettre par-dessus, et souvent aussi des vêtements cirés dits *sud-ouest*,

La force musculaire que développent surtout les canotiers, c'est celle que nous avons nommée force de traction, des poignets, des bras et des reins. Aussi, le vrai canotier se reconnait-il aux muscles puissants des bras (biceps) et de la poitrine (pectoraux), qu'on voit se gonfler et se durcir à chaque coup d'aviron. Un autre danger attend le canotier, à terre : danger de plus d'un genre : danger de contracter les maladies de la localité en allant courir ça et là sans aucune nécessité, danger d'une trop forte exposition au soleil : mais par dessus tout, danger de l'entraînement aux excès des boissons alcooliques et à d'autres excès. C'est au patron de l'embarcation, en l'absence des officiers, de surveiller ses hommes, et de les prémunir contre tous ces dangers. L'hygiène ici est secondée par le règlement, et il est deux fois coupable, le patron qui manque au règlement : il désobéit à la fois à la discipline et à l'hygiène.

Rien de bien particulier pour ce qui concerne l'hygiène des hommes de pont ou matelots de manœuvres : ils participent du reste un peu du gabier et surtout du canotier, et ce que nous avons dit précédemment s'applique à eux. Leur principale force est une force de traction, c'est à dire, prodruite par les mouvements qu'ils font pour tirer ou haler sur les manœuvres.

Le service des timoniers est des plus salubres : leurs occupations sont d'ordinaire douces et même assez intelligentes. Le service de messagers qu'ils font auprès des officiers et des maîtres ne peut être consideré que comme une gymnastique ou un exercice salutaire. Cependant d'autres occupations de leur métier sont plus pénibles. C'est le timonier sondeur qui, amarré dans les embarcations suspendues le long du bord, lance le plomb de sonde à la mer : il est chargé du service des pavillons, ce qui l'oblige à dirigér la vue en l'air souvent pendant longtemps. Ce sont aussi les timoniers à qui revient le soin des lampes, de l'éclairage, etc. Le métier de sondeur les expose aux injures du temps, au froid, à la pluie, aux rayons trop vifs du soleil, à la fatigue et autres accidents. Le maniement des pavillons leur fatigue la vue, leur cause quelquefois des *coups de soleil*, des maux de tête et d'yeux. S'il leur faut de l'adresse et une grande attention pour manier le plomb de sonde, il leur en faut encore davantage pour faire le service précis et rapide des signaux.

Dans les pays chauds, ils doivent se munir de larges coiffures et, au besoin, de conserves en verre coloré pour se garantir contre la trop grande intensité de la chaleur et de la lumière du soleil.

Le service des lampes demande aussi des soins particuliers, tels que le nettoyage et l'allumage qui les exposent aux blessures, aux brûlures, etc,

Quant aux *mousses*, leur âge et leur constitution non encore formée doivent faire écarter de leurs occupations habituelles les exercices ou les travaux qui seraient au-dessus de leurs forces. La même gymnastique que font les timoniers auxquels ils sont d'ordinaire adjoints, leur est très-profitable. Mais c'est dans la mâture, en compagnie des gabiers et dans les canots avec les nageurs, qu'ils doivent commencer et continuer leur instruction maritime. C'est là qu'ils doivent développer leurs jeunes muscles, afin de produire des mouvements pour travailler aux manœuvres, de l'adresse pour devenir forts dans le métier, et de la chaleur pour réagir contre les injures du temps. Sans doute les ménagements les plus judicieux seront apportés à la santé des mousses : les fatigues seront proportionnées aux forces. Mais la fatigue moderée ne doit pas être bannie du régime de la vie du mousse : elle lui est plus que salutaire. Elle lui est nécessaire au moins pour deux raisons : d'abord, pour habituer ses jeunes organes à exercer leurs fonctions, pour les aguerrir, pour les endurcir contre les inconvénients du métier : mais encore pour lui soutirer par le travail (qui est, nous le savons, un grand moyen de dépense), cette sorte de réserve de force malsaine que donne l'oisiveté, et dont il serait porté à abuser dans le vice honteux des plaisirs solitaires.

Quant à son instruction morale et intellectuelle, nous aurons à y revenir plus tard, en traitant ce sujet d'une façon complète pour l'équipage tout entier.

II *De quelques professions qui s'exercent dans l'intérieur du navire.*

A cette classe d'hommes appartiennent les *caliers*, les *magasiniers*, les *agents des vivres*, les *distributeurs*, les *cuisiniers*, *domestiques*, etc. La profession des soutiers les rapporche des gens de la machine.

Calier. Le calier a surtout besoin de force des reins et de force des bras en même temps que de force du tronc dans l'effort, pour exercer son emploi. Ses travaux en général, le rendent fort et vigoureux : mais les milieux peu salubres, la cale et dépendances qu'il habite, l'air impur qu'il respire et surtout le manque de lumière du soleil qui est un besoin pour la santé, contribuent à le rendre maladif, et impriment sur tous ses trais la pâleur, la bouffissure et comme la souffrance de l'homme qui n'a pas une santé complète. Il convient, pour remédier à ces graves inconvénients, de le forcer à sortir, à certains moments, de son antre obscur et humide, pour aller sur le pont, respirer un peu de cet air vivifiant qui le ranimera, et se baigner dans cette bienfaisante lumière du ciel qu'il semble haïr, mais dont il a pourtant le plus grand besoin pour reconquérir du ton et des couleurs. Le magasinier avec ses aides, logé dans le magasin obscur éclairé par la lumière artificielle pendant le jour, les agents des vivres qui sont logés dans l'espace étroit de la cambuse, autre réduit obscur et mal aéré, malsain par l'humidité et les odeurs de toute sorte, par l'air pesant et vicié qu'on y respire, tout ce personnel devra suivre les mêmes règles d'hygiène que les caliers. Car plus que ceux-ci encore, il a un impérieux besoin de la lumière du ciel et de l'air pur du pont.

Parmi les hommes rangés dans la classe des professions de l'intérieur des navires, figurent les *matelots canonniers*.

La place et l'importance de l'artillerie dans la marine de guerre, les modifications que le matériel du service subit incessamment, n'ont pas peu contribué à rendre difficiles aujourd'hui le choix et l'instruction des matelots canonniers.

Une école théorique et pratique est établie, à bord d'un bâtiment armé, pour l'instruction des apprentis cannoniers. Ceux-ci se recrutent parmi les marins de l'inscription maritime et parmi les hommes du recrutement ayant au mons six mois d'embarquement.

Ils embarquent sur le vaisseau-école où, après un séjour de huit mois, quand ils ont satisfait à l'examen, il leur est délivré, suivant leur degré de capacité, un brevet de matelot canonnier de 1re, de 2e ou de 3e classe.

De nos jours, les canonniers de la marine doivent manier des masses énormes dont la manœuvre demande une grande somme de force, de l'adresse et de la rapidité. Pour apprécier les conditions avantageuses de ce genre de travail, on pourrait peut-être ici faire usage des expériences résultant d'une sage application du spiromètre et du dynamomètre.

Quoi qu'il en soit, dans l'effort continuel que déploie le matelot canonnier, c'est la poitrine qui est la base ou le point d'appui des muscles qui entrent en jeu. C'est sur elle que s'appuient les membres, c'est de son volume et de sa fixité que dépendent, à un moment donné, la force, la précision et la vitesse de l'effet produit. De là, résulte une dépense considérable pour le canonnier; de là, un affaissement marqué après la manœuvre du canon. Mais aussi, par compensation, l'habileté acquise par l'exercice augmente à mesure que l'instruction se perfectionne et vient en aide à l'apprenti canonnier.

On peut même souvent voir des hommes d'appaparence peu vigoureuse, développer une force musculaire rapidement croissante à mesure qu'ils apprennent à la ménager, à la dépenser convenablement, et avec une mesure proportionnée au travail et à l'effet à obtenir. Ils deviennent ainsi forts sans s'en apercevoir. Ils font bientôt avec plaisir et facilité des manœuvres qui, au début, leur occasionnaient de la fatigue et de l'appréhension, par cela même qu'ils ont acquis de la souplesse et de l'adresse.

Le problème à résoudre consiste donc, pour l'instruction du canonnier, à discipliner et à économiser la force des individus, à obtenir l'ensemble et l'accord dans le travail et les mouvements, afin de leur faire utiliser la plus grande partie des efforts auxquels ils sont nécessairement soumis durant leur apprentissage.

Or, ce n'est pas l'officier qui dirige les exercices qui seul pourra surveiller, sous ce rapport, chaque homme en particulier. Ici, comme dans la plupart des cas, il commande la manœuvre en grand et ne peut s'occuper de tous les détails.

C'est donc aux maîtres de la spécialité et aux instructeurs que revienent la charge et le devoir d'instruire les hommes à ménager leurs forces dans les exercices. Nous insistons longtemps sur ce sujet parce que, dans les travaux de ce genre, la force des hommes d'un équipage, c'est leur santé, c'est leur vie. Or, les maîtres tiennent véritablement entre leurs mains ces choses si précieuses pour le matelot canonnier. Sans cela, toute la sollicitude de l'État et des officiers serait insuffisante : les aliments de la ration de chaque jour ne pourraient pas non plus combler ces pertes qui seraient hors de proportion avec la recette ou réparation au moyen de la nourriture réglementaire. Ce n'est pas tout. Les poumons et la fonction de la respiration seraient vite fatigués et surmenés : la phthisie des poumons serait au bout. Déjà cette activité extraordinaire des poumons, dans l'exercice du canonnage, cause un grand nombre de fluxions de poitrine, surtout dans les pays froids. Il faut veiller ici à ce que les hommes ne conservent pas longtemps des vêtements qui seraient trempés de sueurs; en tout cas, ils doivent toujours être munis du tricot de coton porté à même sur la peau. Quelquefois celle-ci est ramollie et écorchée par les sueurs et le frottement du pantalon. Il faut adresser alors les hommes au plus vite au médecin qui avisera pour cet accident qu'il convient de soigner, car c'est ainsi, probablement du moins, que les canonniers sont sujets aux abcès des genoux, aux inflammations et aux suppurations, à l'érysipèle des membres, toutes maladies que favorise aussi la malpropreté de la peau.

Les canonniers se rappelleront que le règlement leur enjoint de porter un suspensoir pendant les exercices à feu, afin de préserver les parties des fluxions et des inflammations que produisent l'ébranlement et les détonations de la grosse artillerie.

Enfin les canonniers sont encore exposés aux accidents résultant du bruit et des vibrations de la détonnation des grosses pièces dans les ouvertures des batteries où l'air est assez étroitement emprisonné. Il en resulte des étourdissements d'oreilles, des inflammations, des suppurations et quelquefois une surdité ou perte de l'ouïe, plus ou moins complète. Pour rémédier, dans la mesure du possible, à ces accidents, il convient de se tamponner les oreilles avec du coton pour amortir le choc des détonnations. Une grande propreté devra aussi être exigée de la part des hommes qui, d'ailleurs, auront à s'adresser au médecin du bâtiment, dès qu'ils éprouveront quelque douleur de ce côté.

Marin-fusilier. La profession du marin-fusilier est un-peu mixte, c'est-à-dire qu'elle se partage entre les occupations dans la mâture, sur le pont et dans les canots.

Les apprentis fusiliers sont choisis parmi les marins du recrutement, ceux provenant de l'engagement volontaire et les inscrits maritimes. Ce sont des hommes d'élite sous plusieurs rapports. On commence, après leur admission dans les divisions, par leur donner une instruction générale sur le métier de marin. A cet effet ils sont embarqués sur le bâtiment d'instruction établi en rade de Brest jusqu'au moment où ils sont incorporés dans un bataillon, dit *bataillon des apprentis fusiliers*, qui est caserné à la division de l'équipage de la flotte, à Lorient. Pendant un séjour de six mois (du 1er mars au 1er septembre) au bataillon d'instruction, ils reçoivent l'instruction théorique et pratique des apprentis fusiliers. Ils demeurent, pendant tout le temps de ce séjour, soumis à un régime composé d'exercices constants et multipliés sur le maniement du fusil : là ils font une rapide et complète instruction militaire. Après avoir reçu des brevets de marins fusiliers, ils sont versés dans les divers services de la flotte, sur les navires de l'escadre, dans les stations lointaines, sur tous les bâtiments de guerre; quelquefois même ils ont servi à terre, aux colonies, par exemple, en Cochinchine ou dans certains postes. Ils font nécessairement et les premiers partie des compagnies de débarquement, vont en expédition de guerre ou de surveillance et d'exploration, etc.

Nous voyons tout d'abord que ces hommes constituent un personnel fort remarquable, tant à cause de l'instruction à la fois navale et militaire qu'ils possèdent, que par la discipline parfaite qui les distingue et par la variété et la bonté des services qu'ils rendent à la marine.

Dans la période des exercices militaires passée à Lorient, l'hygiène des marins fusiliers ne diffère guère de celle qui doit régler la vie des marins ordinaires dans les casernes. Ils mènent seulement une vie plus active, ils travaillent et fatiguent davantage, et, en conséquence, ils paraissent avoir besoin d'un peu plus de repos et d'une nourriture plus substantielle. Nous leurs renouvellerons ici toutes les recommandations concernant la tenue, la propreté personnelle, le lavage du linge et des vêtements, ainsi que la conduite à tenir dans le cours de leurs promenades et de leurs sorties en dehors de la caserne. Plus que les marins des divisions encore ils doivent ménager toutes leurs forces pour les besoins d'un travail et d'exercices pénibles, au lieu de les dépenser d'une manière coupable dans des abus et des excès funestes à leur santé.

Quand ils sont embarqués sur les navires, les marins-fusiliers sont principalement chargés du service des gardes, des postes de surveillance, et de ce qui touche plus particulièrement au maniement du fusil.

Mais ils deviennent en même temps servants de pièces; ils travaillent aussi aux exercices de la mâture, prennent part au canotage, aux manœuvres de pont, etc. Leur hygiène ici est donc à peu près celle des professions qui s'exercent à l'air libre, en même temps qu'elle participe de l'hygiène spéciale des canotiers et surtout des canonniers.

Quand le marin fusilier sert à terre, dans les compagnies de débarquement, en expédition, en campagne, dans des postes divers et sous des climats variés et contraires, il doit observer une hygiène plus sévère et qui soit en rapport avec les conditions diverses auxquelles il se trouve soumis. Il devra s'appliquer dans ces circonstances l'hygiène du soldat en campagne. Il se préservera des maladies régnantes dans la localité en ne subissant que selon les besoins du service, les causes habituelles de ces maladies. Il se gardera de s'exposer, quand il n'y a pas force majeure, aux trop grandes ardeurs du soleil, ou aux rigueurs du froid. Il fuira l'humidité et la fraîcheur dangereuse des nuits des pays chauds. Il se couvrira de vêtements chauds, de flanelle ou de laine aux approches de la nuit et dans les saisons pluvieuses.

Il évitera de se coucher, la nuit, sur la terre humide, s'il se trouve en expédition. Il s'abstiendra de boire des eaux bourbeuses, malsaines et corrompues qui lui causeraient des fièvres et de la dysenterie. Il se gardera de manger des fruits non mûrs ou qu'il ne connaît pas, car il peut avoir affaire à des poisons dangereux, qui sont si communs dans les pays chauds. Il ne boira jamais pendant qu'il a trop chaud et le corps tout en sueurs: il faut attendre un peu avant d'étancher la soif, et boire une petite quantité d'eau qui calme bien la soif sans affaiblir. Dans les pays chauds, il ajoûtera toujours un peu de jus de citron aux boissons aqueuses qu'il consommera durant les expéditions.

La marche est ordinairement pénible dans ces contrées: et le matelot fusilier qui est destiné à y faire un service à pied, devra soigner sa chaussure. C'est une chose fort importante pour la santé, car une bonne chaussure rend facile et rapide un voyage qui est long et fort pénible avec une chaussure qui blesse les pieds. De plus les écorchures des pieds et des jambes s'enveniment fréquemment, dans les pays chauds, et deviennent des ulcères et des plaies puantes qui sont longues à guérir et mettent même le membre et la vie du blessé en danger.

Dans les conditions du service à terre, dans les

stations lointaines, dans les pays chauds, dans les relâches, etc. les deux plus grands écueils du marin fusilier, sont encore et toujours l'abus des boissons alcooliques et les maladies résultant des rapports malsains avec les femmes. Ces deux grands ennemis du marin se trouvent presque partout sur le globe dont ils ont fait le tour comme les navigateurs, et il faut bien le dire avec eux et par eux.

Enfin pour avoir une connaissance plus complète des choses de l'hygiène qui est particulière aux pays chauds et aux divers climats, nous renvoyons le marin fusilier au chapitre III de la seconde partie de ce livre, intitulé: *De l'action des choses extérieures* sur la santé des marins. Ce chapitre a été écrit tout exprès pour guider tous les marins dans les soins d'hygiène qu'ils devront observer dans les pays lointains, pendant les campagnes, dans les relâches et dans la plupart des circonstances de la navigation.

III. — *Professions à température élevée.*

Nous mentionnerons comme appartenant à cette classe le maître Coq et ses aides, les cuisiniers, les boulangers, les forgerons, et nous arriverons ensuite à l'hygiène particulière d'un groupe d'hommes qui va faire l'objet d'un chapitre à part composé exprès pour les gens de la machine, soutiers, chauffeurs et mécaniciens.

Le coq et le boulanger du navire, outre les inconvénients résultant de leur exposition à la chaleur, sont sujets à certains accidents. Le premier est exposé aux brûlures souvent dangereuses et quelquefois mortelles : il est souvent aussi éprouvé par les accidents dus à l'empoisonnement par le plomb. On lui reproche, non sans raison, de négliger la propreté de la peau, qui est habituellement inondée de sueurs et sale. Il a donc besoin de beaucoup de soins de sa personne pour entretenir sa santé : il devra suivre, à cet effet, l'hygiène des chauffeurs que nous développerons plus loin et qui lui est si bien applicable,

Le boulanger, ordinairement situé près de la machine, souffre de l'excès de chaleur plus que les chauffeurs eux-mêmes. De plus son métier demande beaucoup de force et une grande activité. Le pétrissage est une opération pénible qui fatigue surtout la respiration et la circulation, les fonctions du poumon et du cœur. Les poussières provenant de la farine altèrent aussi les mêmes organes, Le boulanger a besoin de prendre du repos et de l'exercice sur le pont du navire, au grand air, en prenant garde de s'exposer aux refroidissements subits. Il doit être chaudement vêtu quand il monte sur le pont : il lui serait aussi avantageux de fumer modérément du tabac pour faciliter l'expectoration des poussières qui se sont introduites dans les canaux des bronches et dans les poumons. L'usage fréquent des bains lui convient pour maintenir les fonctions et la propreté de la peau.

CHAPITRE IV

HYGIÈNE DES GENS DE LA MACHINE

« Le personnel des mécaniciens est de la plus haute importance pour la marine ; de lui dépendent la durée des appareils, la sécurité du navire et l'honneur du pavillon. »(*Dictionnaire de la marine à vapeur, par M. Paris*).

Chauffeurs. Le recrutement des chauffeurs se fait, avons nous dit, parmi les ouvriers en métaux, provenant du recrutement. Le personnel de l'inscription maritime peut fournir également les individus qui sont inscrits sous le titre de mécaniciens, chauffeurs sur les navires de commerce ; enfin les engagements volontaires complètent le reste. Pour s'engager comme ouvrier chauffeur, il faut être âgé de 18 à 30 ans, avoir la taille de 1 mètre 50 à 1 mètre 60, et être soumis à une épreuve pendant trente jours de navigation sous vapeur, afin de fournir la preuve de l'aptitude au métier.

« Le chauffeur, dit encore le *Dictionnaire de la marine à vapeur*, doit joindre à une constitution vigoureuse, de l'adresse, un esprit attentif et une bonne conduite, ce qui exclut entièrement les ivrognes. »

Aux ouvriers chauffeurs sont ordinairement adjoints des matelots chauffeurs et des soutiers. Tel est l'ensemble des hommes qui, avec le maître-mécanicien, les seconds maîtres et les quartiers-maîtres, composent le personnel de la machine.

> « Allons, chauffeur, allons, du charbon, de la houille,
> . . . .
> « Allons, à large pelle, à grands bras plonge et fouille,
> « Nourris le brasier, vieux Vulcain.

Ces hommes vigoureux, aux muscles des bras saillants et bien développés, aux mains calleuses, durcies par le maniement de la pelle et du ringard, et noircies par la houille, gonflées par le sang bleuâtre des veines, ces hommes qui se tiennent un peu courbés en arrière, comme pour mieux garder leur perpétuel équilibre devant la gueule rouge et béante des fourneaux ; ces hommes couverts de sueurs et de poussière de charbon, dont la peau est pâle, comme brûlée par la chaleur des feux et présente des reflets onctueux, semblables aux reflets des houilles grasses, ce sont les *chauffeurs*. C'est au fond des cales, au-dessous de la flottaison, qu'ils accomplissent leur dur métier, qui consiste à faire dévorer et brûler le carbone de la houille par l'oxigène de l'air, dans les fourneaux, afin de produire ces brasiers qui transforment l'eau en vapeur, laquelle à son tour soulève les pistons et finalement fait marcher l'hélice ou l'aube, moteur merveilleux du navire.

Les muscles des bras travaillent beaucoup chez le chauffeur. Ceux des reins fatiguent de même dans les mouvements alternatifs de flexion du corps en avant et de redressement en arrière, sans compter les efforts durant la station debout. De plus, il faut décrasser les fourneaux, entretenir les brasiers qui consomment toujours sans relâche, faire arriver juste assez d'air, ni trop, ni trop peu au contact du charbon qui refuse de brûler s'il manque d'oxigène ou qui est dévoré comme paille s'il en a trop. Il faut donc que le chauffeur ait l'intelligence de toutes ces choses et de bien d'autres. Relégué au fond du navire, il est aux premières loges pour recevoir les effets des émanations malsaines des cales et des bas-fonds du navire : vapeurs qui s'élèvent des eaux croupissantes, odeurs que dégage le mélange des corps gras avec l'eau des cales, parfums peu délicats qui sortent de la combustion des houilles pyriteuses, etc., il est obligé de tout respirer, de tout flairer. Mais l'ennemi le plus cruel du chauffeur, celui qui s'acharne contre sa santé, c'est la chaleur. On a constaté, dit l'amiral Pâris, en Europe, que la température des chambres de chauffe situées dans quelques navires, entre deux rangées de fourneaux et de chaudières, s'élevait jusqu'à 60 degrés centigrades d'une façon constante. On a vu 65° dans la mer Rouge, où, pour cette raison, on est souvent obligé de laisser tomber les feux, à cause de la trop grande chaleur et aussi à cause du manque de tirage.

Il est bien probable que la chaleur atteint encore de plus grandes proportions dans les machines, dans d'autres conditions. Des observations ont démontré que la température propre à la chambre de chauffe dépasse, en moyenne, d'une vingtaine de degrés au moins, la température de l'extérieur, celle par exemple du pont des navires, et cela seulement pour la Méditerranée.

Que doit-il arriver de tout cela à la santé, à la constitution du chauffeur? Vous le devinez sans doute, ou mieux encore, vous le prévoyez, d'après vos connaissances sur le jeu des fonctions et des organes du corps humain. Sans cesse inondé de flots de sueurs, le travailleur de la machine perd par là une très-grande quantité d'eau et de sels (plus de 4 à 5 et même 10 kilogrammes par vingt-quatre heures, dans les pays chauds). Et c'est une dépense providentielle, car la sortie de l'eau en nature et en vapeur entraîne avec elle une grande somme de chaleur qui, si elle s'accumulait dans son sang le tuerait vite et infailliblement. En effet, vous avez appris que la température du sang, si elle vient à augmenter de 4 à 5 degrés centigrades, amène la mort. De plus, le chauffeur dépense beaucoup de force pour exécuter les mouvements utiles ou nécessaires à l'entretien des fourneaux et à l'exercice de son métier.

Aussi voyez plutôt : les soufflets de ses poumons, la pompe de son cœur, les organes de la circulation de son sang, tous ces rouages fonctionnent à grande vitesse, comme ceux de la machine qu'il alimente. En effet, ce généreux travailleur brûle lui aussi et à grand train, le charbon et l'hydrogène que lui ont procurés les aliments. Il fatigue, il brûle beaucoup, donc il consomme et dépense en proportion.

C'est bien pour cela, non pour un autre motif, que les règlements lui accordent des suppléments de vivres dont il a absolument besoin. Quand la machine marche pendant plus de douze heures, il reçoit une deuxième ration de biscuit ou de pain frais et de vin. Il en reçoit seulement la moitié quand la machine fonctionne juste douze heures ou moins de douze heures. Voilà qui est bien ordonné; et, ici, permettez-nous de vous dire que le calcul de la science et les résultats de l'expérience se sont rencontrés d'accord pour dicter ces mesures de l'hygiène du chauffeur. Malheureusement il arrive quelquefois, surtout dans les pays chauds, que l'abondance de la transpiration et l'excès des boissons avalées pour éteindre la soif dévorante, émoussent l'appétit et ôtent la faim au chauffeur. Mais cet état n'est plus la santé et le chauffeur doit savoir qu'il a besoin de manger plus que d'ordinaire quand il chauffe, pour combler la dépense extraordinaire qu'il fait. S'il se laisse aller à la paresse de son estomac fatigué, malheur à lui, il tombera dans la faiblesse, dans l'anémie, c'est-à-dire la pauvreté du sang en globule rouges, et arrivé-là, il est au seuil de la maladie.

C'est pour remédier à ces accidents dus à l'ingestion d'une trop grande proportion d'eau pure, que les règlements avaient recommandé l'acidulage au vinaigre, qui a été reconnu insuffisant. Plusieurs rapports des médecins faisaient des vœux pour l'adoption d'une boisson meilleure, et en 1870, une Commission nommée à cet effet, au ministère de la marine, a décidé qu'il serait délivré aux chauffeurs une boisson fortifiante et aromatique, composée de sucre, d'infusion de café et d'au-de-vie. C'est là un grand progrès, car cette boisson désaltère bien, est bienfaisante et agréable au goût et à l'estomac qu'elle fortifie au lieu de l'affaiblir et de le noyer.

Nous ne sommes pas au bout des tribulations de l'intéressant travailleur de la machine.— S'il fatigue passablement pendant la marche de la machine, il n'en est pas quitte quand on est au mouillage pour se reposer. Il lui faut nettoyer, gratter, huiler, visiter, démonter les principaux rouages de cette machine, sous l'œil et avec l'aide des maîtres mécaniciens. Il faut refaire les joints, manier le minium et les mastics de plomb de toute sorte. Qu'il prenne garde à lui, car il manie un poison d'autant plus dangereux qu'il est plus caché et qu'il a l'air plus inoffensif. Le plomb, s'il le laisse pénétrer, par la peau des doigts ou par tout autre endroit, dans son sang, lui occasionnera des coliques violentes et atrocement douloureuses, *les coliques sèches*, et une série de maux interminables appelés accidents *plombiques* ou *saturnins*: (Saturne est un des noms anciens du plomb). Enfin le chauffeur doit encore vider les chaudières, les nettoyer, et là aussi il peut recevoir la mort, la mort subite comme cela a failli arriver sur un petit aviso à vapeur, le Bisson, vers l'année 1863. Après la chauffe, en effet, il peut se développer, dans les chaudières, des gaz mortels analogues à ceux qui tuent les vidangeurs qui ont l'imprudence de descendre trop vîte et seuls dans les fosses d'aisance. Avis aux maîtres mécaniciens qui envoyent les hommes visiter les chaudières. Dans ce cas, il faut toujours commencer par ouvrir, plusieurs heures à l'avance, les chaudières avant d'y descendre; il faut, de plus, attacher les hommes qui y descendent, avec une corde par exemple, et les surveiller dans les premiers moments, afin d'être à même de les retirer promptement s'il leur arrivait quelque accident. Il ne suffirait pas de plonger une bougie dans la chaudière, car les couches profondes peuvent contenir seules les gaz nuisibles à la respiration.

Les principales maladies qui sont les plus habituelles aux chauffeurs forment une liste fort longue. Ce sont : l'anémie ou pauvreté du sang dont nous avons déjà parlé ; la diarrhée des chauffeurs et ces flux de ventre qu'on doit attribuer à la trop grande proportion d'eau fraîche avalée et au refroidissement sur le pont, le corps étant en sueurs; les maladies de la peau, les clous ou furoncles, les plaies et les ulcères de mauvaise nature, les brûlures et les contusions par le charbon, tous accidents qui sont occasionnés par le métier lui-même; les panaris, les inflammations des mains, les engorgements des glandes des aisselles, qui sont de même nature. Des maux d'yeux sont aussi souvent causés par l'entrée dans l'œil des escarbilles et des poussières ; la faiblesse de la vue survient quelquefois à cause de la position devant les feux éclatants et éblouissants des fourneaux. Mais l'abus des alcools et l'ivrognerie ainsi que l'abus des femmes et du tabac sont les principales causes qui, avec l'éclat des feux, amènent cette grave infirmité. Avis à qui de droit, et ici les préceptes s'adressent autant et peut-être plus aux maîtres-mécaniciens qu'à leurs hommes. Ils doivent prendre garde aux dangers de la bonne-chère et de l'abus des plaisirs sexuels car c'est là, dit-on, l'écueil et le péché mignon de la maistrance de la machine. Les bronchites, les rhumes, les fluxions de poitrine, les rhumatismes, les douleurs de nerfs, les paralysies même, peuvent résulter de l'imprudence impardonnable et cependant quotidienne, du passage subit de l'air chaud de la machine à la fraîcheur du pont

Devant les feux, ce sont des accidents quelquefois subits qui peuvent survenir : des apoplexies, quoique rarement, plus souvent des congestions du poumon par la chaleur amenant de véritables asphyxies ou morts subites.

Le maître qui surveille les travaux de la machine devra, lorsque la température est très-élevée et dans les pays chauds, prêter la plus grande attention au thermomètre placé dans les chambres de chauffe, et en tenir compte, afin de conjurer les accidents qui peuvent survenir parmi les chauffeurs, dans ces circonstances, heureusement exceptionnelles. Enfin, contre les accidents aussi imprévus qu'épouvantables de l'explosion des chaudières, qui ont coûté la vie à plusieurs personnes déjà, depuis l'explosion du *Comte d'Eu* jusqu'à celle du *Rolland*, et de plusieurs autres navires, nous n'avons à donner d'autres conseils que la surveillance la plus rigoureuse des chaudières et de la pression; c'est un devoir des plus impérieux pour ceux qui ont à la fois charge de la machine et charge d'âmes. C'est à leur conscience d'aviser.

Poursuivons l'étude des causes d'altération de la santé parmi les chauffeurs et les gens affectés au service de la machine. Nous indiquerons à la suite les règles d'hygiène qu'on doit appliquer pour prévenir ces troubles de la santé : nous aurons ainsi placé le remède à côté du mal, autant que cela peut se faire en pareille circonstance.

D'autres causes générales et particulières de dérangements de la santé ou de maladies des chauffeurs sont : la position dans les profondeurs du navire, dans un air qui est vicié par la chaleur et les exhalaisons de plusieurs sortes; le contre-coup, quoique affaibli, des oscillations du navire; l'élévation constante, quelquefois énorme, de la température de la machine et surtout des chambres de chauffe, enfin le plomb.

Le courant d'air des fourneaux, quand le tirage se fait bien, ventile et rafraîchit heureusement un peu le chauffeur : mais celui-ci n'en a pas moins à supporter le poids d'une fatigue toujours grande à laquelle il convient d'ajouter l'action nuisible d'une haute température qui l'épuise par les sueurs abondantes par où s'écoulent ses forces qu'il est, par conséquent, dans l'obligation de réparer par un surcroît d'aliments et de boissons fortifiantes. Joignez à cela l'éblouissement de la vue et les vertiges qui résultent de la présence devant les feux dont l'éclat émousse le sens de la vision chez lui, au bout d'un certain temps. En première ligne avec la chaleur excessive, et comme conséquence de celle-ci, le passage rapide de la machine à l'air du pont, passage qui équivaut à la transposition instantanée des pays de l'équateur à ceux du nord, est la cause des bronchites, des maux de gorge, des fluxions de poitrine, des rhumatismes, de la phthisie, des flux de ventre, et d'une foule de maux. Tout le monde connaît le danger du passage rapide du chaud au froid, alors que le corps est couvert de sueurs. Ce danger est connu sous le nom terrible de sueurs rentrées. Nous insistons sur ces pernicieux effets, afin que personne n'en ignore les déplorables conséquences.

Il nous reste à dénoncer les accidents et les maladies qui proviennent du manque de propreté de la peau du corps, et surtout des mains. C'est par là, c'est par les mains mal nettoyées, c'est par les parties situées sous les ongles des doigts que les composés de plomb accumulés et entretenus pendant de longs jours, et même de longues années, entrent dans le sang et l'empoisonnent. C'est par là encore que les hommes avalent le poison du plomb avec la crasse de leurs mains qui touchent les aliments pour les porter à la bouche. De là la nécessité absolue pour les gens de la machine de se tenir dans un état de propreté qui pourrait passer pour excessif chez d'autres, mais qui, chez eux, n'est que le strict nécessaire. Il sera indispensable de faire changer les vêtements de travail avant de laisser manger les gens de la machine qui ont manié les mastics ou les peintures.

Comme nous l'avons vu, pour faire face à toutes ces causes nuisibles à la santé, le règlement a pris certaines mesures: il accorde aux chauffeurs un supplément considérable et suffisant d'aliments et de boissons. De plus il accorde aux chauffeurs et aux soutiers une vareuse de toile et un pantalon de fatigue délivrés pour la chauffe et le maniement du charbon. Quant aux vêtements de flanelle ou de laine, ils ne peuvent être que fort utiles aux chauffeurs, mais en somme, la chemise rayée en coton, si elle est changée et lavée plusieurs fois et avec soin, peut suffire pour le service dans la machine. Il demeure entendu que jamais le chauffeur, le soutier ou le mécanicien ne devront monter subitement de la machine ou des soutes sur le pont; ils devront, auparavant, prendre les précautions indispensables pour se couvrir convenablement.

Les circulaires et les ordonnances ont, depuis

longtemps, recommandé l'usage des bains pour les gens de la machine. L'eau chaude est à discrétion dans la machine : les baignoires n'y peuvent faire défaut, car outre celles que peut fournir le navire, à la rigueur les maîtres mécaniciens ne manquent pas d'habiles ouvriers pour en confectionner. Et puis on peut se baigner même sans baignoire, dans la machine, dans des bailles ou dans des fonds de tonneaux. Le savon existe à bord : donc les gens de la machine ont sous la main tout ce qu'il faut pour se baigner convenablement.

Ce n'est point une simple affaire de propreté, c'est une grosse question de santé, qui est ici en jeu. Quand elle a été fatiguée par les longues heures de chauffe et de transpiration, la peau chez les chauffeurs est épuisée et affaiblie, et devient paresseuse à fonctionner. Or vous le savez, la peau est un des chemins de purification du sang qui jette au dehors par là, et cela d'une façon presque invisible, plus de 800 à 1000 grammes d'eau par jour, avec des sels et diverses matières qui seraient des poisons pour le sang, si elles y demeuraient. La peau rejette aussi au dehors un peu d'acide carbonique, quoique bien moins que le poumon. — C'est un auxiliaire du poumon, comme on dit en médecine. Eh bien supposez qu'à cette fatigue de la peau résultant du métier même de chauffeur, vous ajoutiez encore un autre obstacle provenant de l'énorme quantité de poussières de charbon et de matières grasses, en un mot d'une vraie couche de crasse qui fait enduit et bouche les pores de la peau par où se fait la transpiration : vous avez l'idée exacte de ce qui se passe sur la peau des gens de la machine.

Le bain, le bain seul, le bain savonneux accompagné de frictions sur l'épiderme pour ôter l'enduit de crasse si nuisible à la santé, le bain à peine tiède, mais non chaud, rendra à la peau sa souplesse naturelle, son aptitude à la transpiration habituelle. Il lui rendra le ton et la fermeté nécessaires pour son jeu régulier, et c'est à cette condition que les hommes de la machine pourront combattre ou diminuer la faiblesse et le mauvais état de leur peau. Ils pourront aussi, au sortir du bain tiède, aller se raffermir et se fortifier par un filet d'eau fraîche, sous lequel ils exécuteront des frictions sur leurs membres. Ils s'habilleront ensuite rapidement et iront se livrer à la marche et à l'exercice, d'abord dans les entreponts ou les batteries, puis sur le pont. Un jour viendra, sans nul doute, où les pratiques de l'hygiène par l'eau, ce qu'on appelle en médecine l'*hydrothérapie* ou traitement par l'eau, deviendront un des moyens les plus vulgaires de l'hygiène des navires, principalement pour les gens de la machine. Il est bien entendu que le complément indispensable des bains est le changement de vêtements qui remplacera les effets sales et imprégnés de sueurs et d'odeurs par du linge sec et chaud.

Pour ne laisser aucun doute sur cet important sujet, nous ajoûterons qu'il faut prendre garde d'abuser des bains chauds qui affaiblissent vite quand ils sont fréquemment renouvelés. En résumé, la meilleure méthode pour l'homme de la machine d'approprier son corps sans l'affaiblir, consiste à se laver, une fois par jour, avec de l'eau fraîche ou tiède. Avant d'aller se coucher, par exemple, il se lavera tout le corps avec de l'eau savonneuse tiède contenue dans une grande baille ou quelque autre grand vase, dans la machine. Une éponge bien propre et suffisamment volumineuse convient à merveille pour cet usage. Puis il changera de linge après s'être rapidement et complétement essuyé la peau. Voilà la meilleure pratique à suivre, chaque jour de travail devant les feux, pour assurer à la fois et la propreté et la fermeté de la peau et du corps.

Les trois grands ennemis de la profession de l'homme de la machine sont, avons-nous dit, la chaleur, le plomb et les exhalaisons de la cale. Quant aux accidents de la vapeur et des gaz des chaudières, nous avons dit la manière d'y rémédier.

La *température* est ici un élément qu'il est impossible de supprimer : il faut chercher à la diminuer et surtout à en affaiblir les inconvénients. L'autorité maritime, de son côté, pour soulager les chauffeurs, dans les pays chauds, prend ordinairement à gages des naturels du pays où l'on se trouve. C'est ce qui se fait dans les mers de l'Inde, de la Chine, sur la côte d'Afrique, etc. Les principaux moyens employés pour diminuer la température élevée des machines consistent dans le feutrage des chaudières et des surfaces chauffées, dans le but d'amortir les effets du rayonnement de la chaleur venant de ces parties. Ils consistent aussi dans d'autres méthodes qui ont pour objet d'amener de l'air frais, le plus possible, dans la machine, pour rafraîchir celle-ci et fournir un certain tirage nécessaire à la facile combustion et à l'entretien des feux. C'est au moyen de manches à vent en toile, mais le plus ordinairement au moyen de gros tuyaux métalliques en tôle, qu'on amène l'air du pont dans les profondeurs de la machine. Nous supposerons que ces appareils sont bien aménagés et bien disposés. Nous ferons seulement remarquer qu'ils sont fort incomplets et que la ventilation des machines et des cales attend de l'avenir des systèmes plus perfectionnés.

Nous avertissons les hommes de la machine de se défier de cette colonne d'air froid descendant brusquement au-dessus de leur tête quand ils sont en sueur devant les fourneaux. Il est extrêmement imprudent de tendre les hamacs et de coucher, la nuit, immédiatement au-dessous de ces bouches qui procurent une fraîcheur d'autant plus perfide qu'elle est plus agréable à respirer. Nous ne saurions trop blâmer cette pernicieuse habitude des chauffeurs de se placer le corps tout nu sous le vent des trompes métalliques et même d'y introduire le torse et les épaules comme pour y chercher de plus près le souffle si funeste à leur santé. Ils s'exposent ainsi aux mêmes effets et aux mêmes conséquences qu'en passant subitement des chambres de chauffe, tout couverts de sueurs, au grand air froid du pont; c'est-à-dire aux maladies produites par les sueurs rentrées.

Quant aux exhalaisons malsaines résultant du mélange, dans la cale, des corps gras, huiles, graisses, avec les résidus de charbon et autres débris, nous traiterons plus loin cette question d'une manière générale; car elle n'est pas particulière aux gens de la machine, quoique ceux-ci y soient les premiers et les plus exposés.

Le *plomb*, considéré comme cause de maladies et d'accidents chez les hommes de la machine, constitue un sujet d'hygiène extrêmement important. L'empoisonnement par ce métal et ses composés occasionne, chaque année, des dommages de plus d'un genre. Il entraîne plusieurs journées de traitement, soit à bord des navires, soit à l'hôpital. Il cause des maladies incurables qui nécessitent la réforme avec pension, et qui même quelquefois déterminent la mort. Voilà donc bien des motifs, pour les hommes et pour l'État, de faire tout ce qui est possible afin de s'en préserver. Les Anglais semblent plus épargnés que nous par les atteintes de ce redoutable poison. Cela tient-il aux mesures de précaution plus minutieuses et plus complètes qu'ils ont prises depuis longtemps contre ses effets nuisibles ? Cela est probable, pour ne pas dire tout à fait certain.

Les composés de plomb que manient habituellement les gens de la machine sont les *enduits* et les *mastics*. L'enduit principal des machines est l'enduit au *minium* ou mélange d'oxydes de plomb et l'enduit à la graisse et à la *céruse* ou *carbonate de plomb*. Les règlements prescrivent d'enduire d'une couche de minium toutes les parties accessibles des chaudières. Le fond même de celles-ci doit reposer sur un plancher enduit d'une couche de minium. Le tout est recouvert d'une couche de peinture noire. Or il entre beaucoup de plomb aussi dans le noir de peinture. D'ailleurs au bout de quelque temps le minium seul reste sur les parois des chaudières et la haute chaleur de celles-ci est capable de le désagréger et même de répandre dans l'air ses particules nuisibles.

Sur les navires en position de réserve, toutes les pièces de la machine susceptibles d'être démontées doivent être, aux termes du règlement, frottées et peintes au suif et à la céruse. On a calculé qu'il ne fallait pas moins de 138 kilogrammes de sels de plomb pour une machine de 200 chevaux !

Tous les mastics employés jusqu'ici dans les machines à vapeur de la flotte, contiennent du plomb en quantité plus ou moins forte. C'est principalement la céruse qui entre dans la confection des mastics. On a calculé que pour faire les joints d'une machine de 600 chevaux, on consomme environ 800 kilogrammes (près d'un tonneau en poids) de composés de plomb.

Le danger de la préparation des mastics consiste dans le maniement des sels de plomb qui sont à l'état de poussières; celles-ci se répandent dans l'air environnant, avec lequel elles sont respirées, et vont dans les poumons. Elles se déposent aussi dans les tissus des vêtements qu'elles imprègnent et sont mises en contact avec la peau qui pourra les absorber. Le danger de l'application des mastics provient surtout de ce que les ouvriers les manient souvent avec les doigts qui en demeurent salis et pénétrés, principalement sous les ongles et autour de ceux-ci, dans les jointures et au niveau des replis de la peau. Les vieux joints se brisent et tombent en poussière, ce qui constitue encore une cause d'insalubrité ou d'impureté qu'il faut ajouter aux nombreuses que nous venons de signaler brièvement. Voilà les sources d'empoisonnement qui menacent particulièrement les gens de la machine, sans préjudice des autres qui sont communes aux mécaniciens et au reste de l'équipage, et dont nous parlerons à propos des vivres et des boissons.

Quels moyens possédons-nous pour prévenir ou combattre les divers modes de ces empoisonnements ?

On conçoit facilement que le plus sûr et le plus court moyen de s'en préserver, ce serait de bannir l'usage de tout composé de plomb dans les machines. On pourrait, par exemple, remplacer la céruse par le blanc de *zinc,* qui est non nuisible, dans la confection des peintures et des mastics, ainsi que cela s'est fait pour d'autres usages industriels. On peut aussi, — et quelques essais semblent avoir bien réussi, — faire usage du carton, du caoutchouc, ou d'une matière analogue, pour la confection des joints des machines. Nous n'ignorons pas la difficulté de pareilles entreprises; mais au moins faudra-t-il faire des expériences sur ce sujet qui appelle l'attention des mécaniciens de tout grade et de toute condition, principalement des maîtres mécaniciens.

Nous avons vu que le maniement des composés de plomb expose à l'empoisonnement, qui se fait par diverses voies, ce qui veut dire que le plomb entre dans le sang par plusieurs portes, qui sont : la porte des poumons par où il pénètre avec l'air qui l'entraîne sous forme de fine poussière ou de particules invisibles : la porte des pores de la peau, et la grande porte de la digestion par où il entre avec les aliments. Quand les hommes font des préparations de mastics dans la machine, il faut d'abord que celle-ci soit bien ventilée, c'est-à-dire balayée par de l'air neuf qui puisse emporter au dehors les poussières répandues dans l'air vicié. Il faut encore arroser le plancher ou sol de la pièce où l'on travaille, avec une grande quantité d'eau et y répandre de la sciure de bois humide ; ces substances empêcheront la poussière malsaine des composés de plomb de monter dans l'air qu'elle corrompt.

Enfin, on a aussi conseillé de s'appliquer sur la

bouche et les narines une petite éponge humide, qui devra être nettoyée avec soin plusieurs fois par jour. Toutes ces précautions ont pour but d'empêcher les particules du poison de pénétrer dans les poumons par les portes toujours ouvertes, toujours béantes de la respiration.

La bouche devra être tenue fermée aussi complètement que possible, durant tout le temps de l'opération de la confection ou du maniement des mastics et des peintures, afin d'empêcher ces matières d'y pénétrer ou d'y tomber, car la salive les ferait passer nécessairement dans le sang. On ne fera, lorsque cela ne sera pas nécessaire, travailler les hommes à la confection des mastics, que quand ils auront auparavant mangé quelque chose, après un repas. Car le plomb est absorbé, c'est-à-dire passe plus vite dans le sang chez un ouvrier à jeûn que chez le même ouvrier après qu'il a mangé. Les hommes de la machine se reposeront aussi, à de fréquents intervalles, pendant la préparation des mastics, et ils iront respirer le grand air dans les batteries et sur le pont.

Les pores de la peau font passer le plomb dans le sang comme les poumons et la bouche avec l'estomac, quoique un peu plus lentement. Il faut donc que l'ouvrier qui manie les composés de ce funeste métal soit bien certain qu'il touche, qu'il tient dans ses mains un redoutable poison qui pénétrera dans son sang pour le corrompre, s'il ne s'en débarrasse avec le plus grand soin et avec la plus grande promptitude. C'est absolument comme s'il était chargé de manier un serpent venimeux. Que dire, après cela, de ces hommes qui portent à leur bouche leurs aliments avec des doigts tout couverts et comme beurrés de composés de plomb?

On ne laissera donc jamais les gens de la machine prendre leurs repas ni des boissons dans la pièce où se préparent les mastics et les peintures. On exigera d'eux qu'ils se lavent les mains avec de l'eau savonneuse et qu'elles soient d'une propreté irréprochable, avant de leur permettre de se présenter à leurs plats pour y prendre les repas. On exigera de même qu'ils changent de vêtements et cela complètement avant de manger ou de se coucher. Quant aux vêtements qui leur ont servi pendant la préparation ou le maniement des mastics, ils devront les laver et ne jamais les reprendre avant de les avoir débarrassés de toute trace de plomb par des lavages bien faits.

Il y aurait lieu de faire porter dans ce cas aux mécaniciens par-dessus leurs vêtements ordinaires, des enduits imperméables, tels que des surtouts de toile cirée ou goudronnée, ou d'autres étoffes non susceptibles de s'imprégner de poussière et de particules de mastics. Ces enveloppes imperméables, à surface lisse et polie, seraient très-propres à empêcher les particules de plomb de pénétrer dans les vêtements situés au-dessous et sur la peau. Ils préserveraient ainsi les ouvriers du plomb comme ils préservent de la pluie les hommes du pont, en prenant la précaution de les porter assez larges, mais exactement fermés cependant pour clore tout passage soit à l'eau, soit aux poussières de plomb.

Pour lutter contre la pénétration des poussières de plomb dans les ouvertures béantes des voies naturelles, on pourrait essayer de se boucher les oreilles, la bouche et le nez au moyen de petits tampons de ouate fine et bien poreuse. On pourrait ainsi condamner l'ouverture du nez et respirer par la bouche, autour de laquelle on disposerait, par un mécanisme quelconque, de minces couches de cette ouate qui seraient suffisantes pour laisser pénétrer l'air en le tamisant et en retenant dans leurs mailles au moins la plus grande partie des particules nuisibles. C'est une petite expérience qui nous paraît simple et que nous conseillons de tenter.

On a recommandé, avec juste raison, de faire porter aux hommes des vêtements collants quand ils sont de service, la machine étant en marche. C'est en effet un bon moyen de les préserver de ces accidents, trop fréquents parmi eux, et qui consistent dans les blessures graves, dans les fractures, le broiement, la perte d'un membre ou la mort instantanée par suite d'un vêtement trop large et flottant qui s'est trouvé pris dans les rouages et les pièces de la machine et qui a entraîné et attiré les parties vivantes après lui.

Quant aux préservatifs tirés des médicaments

contre les accidents du plomb chez le chauffeur, il sont du ressort du médecin auquel il devra s'adresser immédiatement, dès qu'il sentira des maux de ventre, qu'il éprouvera de l'échauffement de l'intestin, dès qu'il verra autour de ses dents un petit liseré ou enduit *brun-bleuâtre* (liseré bleu des gencives, qui indique sûrement la présence du plomb). S'il ne peut s'adresser à un médecin sur le champ, il devra se purger légèrement pendant plusieurs jours de suite, prendre des bains tièdes et entretenir la liberté du ventre et la propreté de la peau.

Il nous resterait encore à signaler quelques autres travaux particuliers à bord des navires ou à terre, à cause des inconvénients ou des dangers qu'ils présentent pour ceux qui les exécutent. Telles sont les occupations des *ratiers*, ou hommes chargés de fourbir les feuilles du doublage hors de l'eau, de peindre les taches de la carène, etc., tous travaux assez fatigants et qu'on accomplit sur des radeaux. Tel est aussi le métier de *plongeur* ou scaphandrier; tels sont les emplois des *charbonniers* et des *bûcherons* qu'on envoie à terre, en corvée, pour faire du charbon ou des provisions de bois pour le navire; tels sont encore les hommes envoyés pour défricher la terre, et pour exécuter divers travaux à terre et près des mouillages. Tels sont enfin les *désarrimeurs*, ou hommes chargés de désarrimer les cales des navires et dont nous parlerons plus loin.

Nous voici donc enfin parvenus au moment

suprême, au moment qui fait battre plus d'un cœur, au moment où nous supposons un navire armé, monté et animé par son équipage et prêt à prendre la mer. Nous allons entrer dans la période la plus active, mais aussi la plus périlleuse de l'existence de l'homme de mer....

DEUXIÈME PARTIE

— DE LA MATIÈRE DE L'HYGIÈNE —

Ou de l'action des divers agents de l'hygiène sur la santé de l'homme de mer.

CONSIDÉRATIONS GÉNÉRALES

Nous venons de franchir la première étape du voyage. Nous voici suffisamment munis des connaissances nécessaires sur la structure de l'homme, sur les formes diverses et les conditions de la santé, sur toutes les choses sans lesquelles il nous serait impossible de vous faire comprendre les préceptes de l'hygiène. Nous avons soigneusement examiné l'homme de mer au point de vue de son origine, de ses qualités physiques et morales, du genre de travaux qu'il est appelé à exécuter, suivant les spécialités de sa profession. Nous avons donné des moyens efficaces pour sonder l'aptitude probable des débutants et pour les amener petit-à-petit à l'accoutumance de la discipline et de la pratique de leur difficile métier. Il va sans dire que nos remarques ne concernaient exclusivement que les intérêts de l'hygiène qui, au fond, se confondent ici et s'associent avec tous les autres intérêts des hommes touchant le service de l'armée de mer.

Nous voici donc arrivés ensemble au moment où le navire est complètement armé. Nous supposons qu'il a reçu son équipage et qu'il va quitter le port ou la rade. Ici nous entrons dans une période nouvelle de l'existence des marins. Nous les connaissons déjà en ce qui concerne, d'une façon générale, leur constitution et leur santé, soit; mais nous ignorons encore ce qu'ils seront en présence des causes nombreuses de maladies auxquelles il vont être soumis dans les diverses circonstances de la navigation. Ne savons-nous déjà pas que l'homme vivant à terre dans les conditions ordinaires qui semblent les plus avantageuses pour sa santé, est néanmoins exposé inévitablement à l'action des choses extérieures ? A l'air qui l'environne, à l'air de sa demeure, palais ou cabane, il est obligé d'emprunter de l'oxygène qui n'est autre chose, comme nous le savons, que le pain de la respiration, aussi et plus indispensable au maintien de l'existence que ne l'est le pain que digère l'estomac. Si l'on venait, en effet, à supprimer ou à diminuer à l'excès l'une ou l'autre de ces deux sortes d'aliments, l'homme périrait infailliblement faute d'air ou de nourriture, et la faim ou privation d'oxygène est encore plus redoutable et plus vite mortelle que la faim ou privation d'aliments ordinaires.

Ces influences ne sont pas les seules qui agissent sur l'homme. Ses vêtements, les soins de propreté plus ou moins convenables qu'il prend de son corps, les conditions de sa profession, la conduite sage et réglée qu'il mène, ou les excès auxquels il se livre, jusqu'à son régime moral et l'usage qu'il fait de son intelligence et de ses facultés ; voilà autant de choses qui pèsent d'un poids considérable dans les plateaux de la balance de sa santé et de sa constitution, pour les faire pencher du côté du bien-être ou de la maladie. C'est à lui de choisir, quand il peut, et de suivre pour cela les conseils et les préceptes de l'hygiène, qui a pour objet cette importante mission de le bien diriger.

Mais l'homme de mer ne peut pas toujours choisir dans ce qui lui est extérieur, les choses les plus propres à servir ses organes. Pour lui, le cercle est plus restreint ; la marche est toute tracée : il subit plus ou moins le joug des nécessités que l'homme s'est imposées lui-même en s'arrogeant l'empire des mers. Un vaisseau plus ou moins fragile, demeure étroite et vacillante, frêle coque ou lourde masse de fer, un air imprégné de miasmes plus ou moins malsains, des vêtements rudes et uniformes, une nourriture peu délicate et peu variée, des travaux et des exercices pénibles, des émotions fréquentes, des excès de plus d'une sorte, etc, tel est le cercle inévitable dans lequel se trouve enfermée l'existence du marin. Rien n'est plus juste que les réflexions suivantes d'un ancien médecin de la marine sur cet important sujet.

« Les marins doivent être considérés comme une grande réunion d'hommes soumis aux mêmes influences de l'air, nourris des mêmes aliments, vêtus de la même manière, exposés aux mêmes privations, aux mêmes dangers. Séparés du reste de la société, ils passent leur vie sur un élément semé d'écueils et presque toujours soulevé contre eux. Ils éprouvent des passages subits du froid au chaud, du sec à l'humide, de la joie à la crainte, à la terreur, du repos aux travaux les plus fatigants, de l'abondance aux privations les plus rudes. Ils vivent éloignés de tous les objets de leurs affections. Cet ensemble de circonstances doit amener une manière d'être et des dispositions aux maladies différentes, et nécessiter une méthode d'hygiène toute particulière. »

Nous nous efforcerons de ne jamais perdre de vue ces sages réflexions, en nous rappelant que l'existence à bord des navires est soumises à des nécessités sous lesquelles doivent passer et plier tous les hommes de l'équipage.

« Toutes les fois, a dit M. Fonssagrives, que l'hygiène navale élèvera des prétentions inconciliables avec les nécessités tout exceptionnelles de la navigation, elle compromettra, par ce seul fait, les intérêts qu'elle a mission de défendre. »

A part les cas exceptionnels de maladie ou des circonstances rares qui ne manquent jamais d'attirer toute la sollicitude du médecin, l'on peut dire que les équipages sont d'ordinaire composés d'hommes vigoureux, dans la fleur de l'âge. Heureusement pour eux, ils sont communément exempts de cette foule d'infirmités qui soumettent la masse des autres hommes aux rigueurs des lois de l'hygiène.

Certes, rien ne serait plus coupable ni plus insensé que de prétendre braver impunément les causes nuisibles à la santé et les dangers qui se rencontrent sur la route difficile de l'homme de mer. Mais il ne faut pas entreprendre aveuglément de les écarter ou de les annuler quand même sans distinction.

Il en est que nous devons chercher à éviter à tout prix. Ce sont, par exemple, les causes les plus ordinaires et bien connues, qui produisent les maladies graves et *contagieuses*, c'est-à-dire susceptibles d'être transmises par les individus malades aux hommes bien portants.

Mais quant aux conditions extérieures plus générales, plus difficiles à éviter, par exemple, quant à la grande chaleur des pays voisins de la ligne ou à l'extrême rigueur des froids du Nord, pour ce qui est du passage subit souvent forcé du froid au chaud ou du chaud au froid, et pour une infinité d'autres circonstances, quelquefois très-pénibles, mais rendues nécessaires par la navigation, pour tout cela il n'est possible que de chercher à en diminuer les effets nuisibles.

Il faut ici que les marins y accoutument, y accommodent petit à petit leurs organes. Il faut que les équipages tâchent de s'y acclimater.

Dans ce rude combat, dans cette lutte entre la santé des hommes de mer et les éléments extérieurs que nous ne pouvons ni éviter, ni maîtriser complétement, ce qu'il faut conseiller avant tout, c'est de ne pas s'exposer imprudemment à l'action excessive de ces dangereux éléments. Comme le navire qui ayant vent debout ne peut faire route en ligne directe, il faut ici louvoyer habilement pour atteindre le but.

En d'autres termes, c'est en subissant peu à peu l'action lente de certains agents extérieurs à lui, mais au milieu desquels il est forcé de vivre, que l'homme de mer finira par s'y accoutumer. C'est par l'habitude qu'il pourra endurcir sa santé contre les excès du froid et du chaud, de même qu'il façonne à la longue ses actes et sa volonté à la discipline et à l'obéissance. Cette conduite vis-à-vis des écueils qu'il ne peut absolument négliger, est la seule qui puisse convenir à la position qui lui est faite par sa profession. En un mot, c'est l'hygiène de l'*endurcissement* qu'il faut et lui conseiller, et lui appliquer, bien plus que l'hygiène des *précautions* quand même, puisqu'il est évident qu'il ne peut que rarement suivre les préceptes de cette dernière.

C'est en effet par l'endurcissement graduel et poussé à une limite raisonnable qu'il finira par acquérir cette souplesse, cette précieuse flexibilité des organes et de la constitution qui lui sont absolument nécessaires pour se plier et s'accomoder aux nécessités de sa noble mais dure profession.

En résumé, nous sommes d'avis qu'il ne faut pas dorloter l'homme de mer avec des mesures d'hygiène faites pour les constitutions délicates ou valétudinaires, mais qu'il faut fortifier, aguerrir et cuirasser sa mâle santé contre les choses inévitables de son métier.

Ceci dit, nous allons, chers lecteurs prendre la mer ensemble. Nous allons appareiller pour un long voyage. Nous essayerons, pour aller plus vite, de voyager *avec toutes voiles dessus,* ou comme on dit aujourd'hui à bord des *cuirassés*, nous irons *à toute vapeur.*

Cependant nous serons obligés de faire quelques relâches pour nous reposer et nous ravitailler. Car cela est utile et même nécessaire quand on veut naviguer selon les meilleures règles de l'hygiène.

Quelquefois aussi nous *mettrons en panne* ou nous *stopperons*, afin d'examiner ce qui se passe à bord du navire, ainsi qu'autour de nous.

CHAPITRE I

DU NAVIRE ET DE SON INFLUENCE SUR LA SANTÉ DE L'HOMME DE MER

Nous prendrons le navire tout construit, tout équipé, tout armé, et devenu vivant, pour ainsi dire, par l'équipage qui l'anime.

Composition du navire, ses matériaux.

Sous le rapport des matériaux de la composition du navire de guerre, nous n'avons besoin que de savoir qu'il est en grande partie fait de bois de chêne déjà durci par l'eau de mer et le temps : plus de 6 mille mètres cubes entraient jadis dans un vaisseau de premier rang.

Dans la structure du navire de guerre entrent encore : des matériaux métalliques ; plus de treize tonneaux de *plomb* dans un vaisseau ; beaucoup de *cuivre*, *du fer* en énorme quantité dans les cuirassés de nos jours, du zinc, etc.;

Des matériaux textiles, c'est-à-dire du chanvre et d'autres matières analogues pour l'établissement de la mâture et de la voilure, etc.

Divers enduits et peintures, entr'autres de la *céruse* et *du minium* qui contiennent beaucoup de plomb ; du *goudron*, du *coaltar*, et diverses couleurs qui servent à peindre les navires.

Enfin, le navire de guerre recèle dans ses flancs une très grande quantité d'objets dont les plus considérables et les plus communs sont :

Des approvisionnements en *vivres*, en *eau* et en divers objets de rechange, — des armes, des *canons* pesants et puissants qui en font quelquefois de terribles forteresses flottantes, — de puissantes machines à vapeur, des *houilles* ou charbons de terre, des huiles et des corps gras, susceptibles de s'enflammer, — de la *poudre* qui peut faire explosion, etc.

Un grand navire de guerre paraît, à juste titre, la création la plus prodigieuse de l'industrie humaine. Il faut que tout y soit calculé pour l'économie de la place et de l'espace, et quand l'énorme quantité d'objets nécessaires à la nourriture de l'équipage, à l'armement et à l'entretien de ce formidable engin de guerre a trouvé place dans ses flancs, il semble qu'une main magique les ait rendus presque invisibles.

Telle est pourtant la demeure flottante et étroite où plusieurs centaines d'hommes, entassés dans un espace relativement resserré, doivent vivre des années entières plus ou moins isolés du reste du monde, et trouver la matière de l'existence avec certaines commodités de la vie. Les dangers de toutes sortes constituent le milieu dans lequel doivent agir ces hommes extraordinaires : dangers des accidents de mer, dangers des combats, dangers résultant de l'étroitesse même et du manque d'espace qui leur est réservé.

Jetons un coup d'œil rapide sur les principaux troubles que les choses du navire apportent dans la santé des équipages.

Le navire a pris la mer, et déjà la voile ou l'hélice, le vent ou la vapeur, le poussent plus ou moins rapidement au large. Ici commence la première épreuve pour l'équipage. Le navire agit sur lui par ses mouvements, par ses vibrations, ses secousses.

Du mal de mer.

Ce sont les mouvements en grand du navire, le *roulis* et le *tangage*, plus ou moins brusques, soudains et durs, plus ou moins saccadés et combinés entr'eux, qui viennent bercer désagréablement le novice, l'apprenti-marin ou le vrai marin déshabitué de la navigation pour un temps. C'est d'abord une lourdeur de tête, ce sont des éblouissements, des vertiges, du malaise, des crachottements qu'on éprouve ; puis des envies de vomir et des vomissements mêmes. Hélas ! c'en est fait, il faut se résoudre à *compter ses chemises !* Puis ce sont des étourdissements, des maux de tête, un ébranlement et une faiblesse extrême qui brisent les plus solides courages et qui forcent les plus intrépides à se coucher sur le pont ou à rester indifférents aux obligations du service et aux travaux du bord. Quant aux inhabitués, aux apprentis-marins, le mal de mer les rend quelquefois incapables de servir pendant des semaines entières. Tout en les stimulant à l'action, il faut pourtant tenir compte de cet état qui les rend invalides en partie.

Quelle est donc la cause de ce trouble si profond apporté dans les rouages de la machine humaine et quels sont les remèdes à employer ?

La cause principale est ici en grand ce qu'est en petit le mouvement de la balançoire on l'action de tourner rapidement sur soi-même. Le cerveau et les organes nerveux sont tout ébranlés par les mouvements inaccoutumés qui les agitent violemment et brusquement en les secouant pour ainsi dire. C'est donc, comme vous le savez, le commandement suprême, la direction même des organes du corps qui est troublée : d'où la conséquence toute naturelle du désordre et du trouble dans les fonctions de ceux-ci. C'est principalement l'estomac, qui ne s'accomode pas de ce régime turbulent. Vous savez qu'il aime la paix et le silence pour faire son obscur, mais indispensable métier. Voilà pourquoi l'une de nos plus cruelles souffrances, en même temps que la plus grande cause de notre faiblesse quand nous avons le mal de mer, c'est de ne pouvoir manger que lorsque nous sommes un peu accoutumés aux mouvements du navire. Comme vous le voyez, c'est une affaire d'habitude qu'il nous faudra contracter comme tant d'autres pour vivre à l'aise à bord. Il n'y a pas de rémède ni de drogue pour un semblable état. Il faut s'armer de courage, de volonté, et d'énergie pour acquérir l'accoutumance dans le plus bref délai possible. Si le mouvement du navire est plus doux et moins sensible dans la machine, les gens de la machine ont quelquefois à souffrir, au début, des trépidations ou chocs saccadés des pièces de cette machine : l'habitude encore ici viendra les y accoutumer.

De l'action de divers agents propres au navire.

Si nous entreprenions ici d'examiner à fond les différents éléments qui sont des causes de troubles pour la santé ou de maladies réelles à bord des navires, il nous faudrait indiquer comment on mesure la quantité d'air contenue dans les navires par rapport à leurs dimensions et au nombre d'hommes d'équipages; il vous faudrait savoir quelle est la composition chimique de cet air, sa température et son dégré d'humidité dans telle ou telle circonstance; il nous faudrait faire des calculs et posséder des connaissances en médecine pour discuter la cause probable de ces exhalaisons qui, du fond du navire, montent dans les entreponts et souillent l'air qui sert à la respiration, etc. Nous vous ferons grâce de ces discussions. Nous résumerons ce qu'il y a de pratique et d'intéressant pour l'hygiène à connaître sur ce sujet.

De l'air respirable du navire. — La quantité d'air respirable contenue dans la *capacité* du navire est insuffisante pour les besoins de chaque homme de l'équipage, même en ne comptant, comme cela a lieu non toujours cependant, que la moitié des hommes couchés ensemble. Mais vous savez bien que les ouvertures des batteries et des entreponts demeurent d'ordinaire béantes, et cela est indispensable pour que les hommes au couchage puissent avoir une ration d'air à peu près suffisante, quoique l'air ne se renouvelle pas autant par là qu'il en aurait besoin. En bonne hygiène, il faudrait au moins trois à quatre fois plus d'air pour l'équipage couché, qu'il n'en a d'habitude. Sur les navires cuirassés il y a eu un peu d'amélioration : ceux-ci renferment plus de mètres cubes d'air, par homme, que les anciens vaisseaux mixtes et à voiles. Car l'équipage des cuirassés a été réduit de nombre par rapport aux équipages des navires à voiles. Mais il est juste d'ajouter que l'air est plus difficile à renouveler dans les batteries basses, le faux-pont et la cale des cuirassés, que dans les mêmes parties sur les autres navires; ce qui pourrait bien leur diminuer un peu des avantages qu'ils paraissent avoir sur ces derniers.

De la chaleur du navire. — La chaleur est plus élévée sur les navires à vapeur que sur les navires à voiles. La température de la cale et du faux-pont des cuirassés est notamment très-haute quand le navire est sous vapeur. Nous avons vu, au chapitre de la machine, que la température y prend des proportions quelquefois énormes et qu'en tout cas, elle marque en moyenne, vingt dégrés de plus que sur le pont.

De l'humidité de l'air du navire. — L'air des navires est ordinairement plus chargé d'humidité que l'air de l'extérieur. C'est encore dans les parties inférieures, dans la machine, quand elle ne marche pas, dans la cale, dans le faux-pont et dans la batterie basse que l'on trouve leplus d'humidité. Des recherches entreprises par les médecins de la marine, sur les vaisseaux cuirassés, ont fait voir que l'air des parties basses de l'intérieur de ces navires était presque saturé d'humidité, c'est-à-dire qu'il était le plus humide possible.

Enfin la lumière du ciel manque aussi dans ces parties profondes et obscures qui ne peuvent guère recevoir directement les rayons du soleil.

Des miasmes du navire. — Joignons-y les émanation ou exhalaisons appelées *miasmes*, qui se dégagent de la décomposition des bois pourris et de l'eau infectée par les matières grasses et de toute espèce qui coulent et se donnent rendez-vous au fond du navire, dans la *sentine.*

Il s'exhale aussi du corps de l'homme même bien portant, mais surtout du corps de l'homme malade, et cela principalement au milieu d'un grand rassemblement d'individus dans un même espace fermé et étroit, il s'exhale quelque chose que nous ne connaissons pas bien en substance, mais que les médecins ont appelé *miasme humain,* et qui, dans le cas de maladies contagieuses régnant à bord, empoisonne l'air commun que tous respirent et leur communique la maladie.

Voilà bien des raisons et des raisons graves pour obliger l'homme de mer à purifier l'air de sa demeure et à se préserver des dangers que peut lui faire courir sa négligence à améliorer les conditions défavorables au milieu desquelles il est appelé à vivre.

Si l'air vicié de toute manière ne porte plus à ses poumons et de là à son sang qu'une portion d'oxygène insuffisante, ou si cet air introduit dans le sang des substances subtiles qui l'empoisonnent ou l'affaiblissent, il doit chercher à renouveler cet air par tous les moyens. De même l'humidité et la trop grande chaleur empêcheront que la sang ne soit purifié par la sortie hors du corps des matières déjà usées dans ce corps et qui, nous l'avons vu, ont besoin d'en sortir. La lumière du soleil est indispensable, en outre, pour donner à la peau et au sang cette coloration animée qui leur est habituelle.

Quand un navire est chargé de passagers, quand, surtout, il y a menace de maladies dites *épidémiques* ou d'*épidémies*, telles que choléra, typhus, fièvre jaune, etc., c'est alors qu'il faudra veiller avec toute l'attention possible pour maintenir la propreté du navire et renouveler l'air de son intérieur.

De l'assainissement du navire. — Voici les mesures principales qui sont mises en usage pour entretenir ou acquérir la pureté de l'air dans les navires.

Nous n'ignorons pas que cet ordre de soins et de mesures sont du ressort des officiers, du médecin et du commandant du navire, qui seuls ont autorité et compétence pour les prendre et les faire exécuter. Mais l'exécution en sous ordre revient naturellement, en partie du moins, aux Maîtres qui, de leur côté, devont avoir constamment l'œil sur les hommes de l'équipage, afin de les faire se plier aux ordres donnés. N'est-il pas bon aussi que les officiers mariniers soient pénétrés, de par leurs propres connaissances, de l'importance des précautions d'hygiène qu'ils sont chargés de faire prendre aux hommes?

Enfin les hommes eux-mêmes doivent être avertis que, dans cette affaire, ils ont entre leur mains, la charge et l'entretien de leur propre santé. — Comme on fait son lit, on se couche, dit le proverbe. — Avis aux marins désireux de se mettre à l'abri des souillures qui peuvent compromettre leur santé et leur existence.

Pour purifier et renouveler l'air de l'intérieur des navires, il faudra tout d'abord, toutes les fois que le temps et les occupations du bord le permettront tenir ouvertes les entrées par où pénètrent l'air du dehors et la lumière du ciel. C'est ce qu'on appelle *aérer* le navire et l'éclairer. Les sabords, les hublots, les écoutilles, les portes et ouvertures qui font communiquer entr'eux les compartiments du navire, devront être largement ouverts par beau temps, au mouillage.

Le vent renouvelle bien l'air, car il n'est autre chose que le mouvement de l'air qui circule et qui se remplace. Il faut donc ventiler le navire pour l'aérer ; il faut introduire de l'air avec le vent jusque dans les profondeurs des cales et des faux-ponts. L'air vicié par les exhalaisons des bas-fonds du navire, vicié aussi par la respiration de centaines d'hommes qui lui prennent son oxygène, qui est son principe de vie, et qui y dégagent, à la place, de l'acide carbonique, qui est un agent malsain, cet air devenu impropre à la respiration a besoin d'être rejeté au dehors des flancs du navire pour y être remplacé par de l'air de la mer.

En premier lieu, l'on recommandera aux hommes de l'équipage, et au besoin on leur enjoindra de ne pas demeurer dans les parties basses du navire, où ils n'ont pas besoin d'être présents, et de se tenir sur le pont, au moins pendant le jour, afin d'y respirer l'air pur et vivifiant de la mer.

De l'aération et de la ventilation du navire. — On a employé bien des moyens pour renouveler l'air dans les navires : mais bien peu se sont montrés réellement efficaces. Toute une série de moyens avait pour but d'appeler l'air du dehors au dedans; c'était ce qu'on nommait la *ventilation par appel.* Divers instruments agitaient l'air des profondeurs du navire à la manière des instruments usités pour vanner ou *vans,* ou à la manière du feu qui opère le tirage dans les cheminées ou les fourneaux. Mais ces moyens sont peu puissants et peu utiles pour renouveler des masses d'air aussi considérables que celles des vaisseaux.

Le vent de la mer, la bonne brise, est un excellent moyen de pousser l'air marin dans les navires par les ouvertures mêmes du navire.

C'est là le modèle de la méthode de ventilation dite par *pulsion* ou poussée de l'air dans le navire. Mais outre que ce moyen n'est pas toujours praticable faute de brise, il n'est pas non plus toujours assez énergique pour balayer l'air jusque dans les bas du navire. C'est pour remplir en partie cette dernière condition, que les marins ont inventé et appliqué les *manches* à vent, en toile ou en métal. La brise envoie des bouffées ou courants d'air pur qui s'engouffrent en colonne dans l'ouverture supérieure de ces tuyaux et vont jusqu'au fond si la manche est convenablement appliquée et bien orientée.

Excellent moyen sans doute, mais encore insuffisant pour mille raisons que nos lecteurs connaissent aussi bien que nous. Les manches en tôle des navires à vapeur, ces immenses tuyaux cylindriques des navires cuirassés descendant jusque dans la machine et les chambres de chauffe, les manches à vent de toile multipliées sur les navires à voiles et descendant jusque dans les cales, sont sans doute de quelque utilité pour purifier l'air. La partie de la machine située devant la gueule des fourneaux et aux environs n'est-elle pas elle-même ventilée par le courant d'air que produit le tirage des fourneaux ? Oui, sans doute, mais tout cela ne détermine dans les vastes flancs du navire que comme le passage de quelques colonnes d'air minces, par rapport à la masse d'air emprisonnée qu'elles ne remuent et ne renouvellent guère, dans son ensemble.

Cette masse d'air impur dort et croupit dans le fond et au milieu des cales. Or, c'est elle qu'il s'agit de renouveler. A cet effet, bien des systèmes proposés, bien des essais tentés ont complétement échoué. Mais il est maintenant permis de supposer qu'un jour prochain sans doute, on utilisera une partie minime des forces motrices de la machine à vapeur pour ventiler les navires.

On a imaginé un véritable réseau de tuyaux ou tubes métalliques creux serpentant partout sur les murailles, en dedans des batteries, des ponts et des cales. Ces tuyaux sont mis en communication avec les *mailles* des navires, dans les parties les plus reculées du bâtiment. D'un côté, ils reçoivent l'air vicié des parties basses du navire au moyen d'ouvertures étroites de communication ; de l'autre, leurs bouches de sortie vont se jeter dans la cheminée de la machine à vapeur sur les navires qui en sont pourvus, et dans l'emplanture des mâts qui sont creusés à cet effet sur les navires à voiles. Le tirage de la cheminée ou des mats creux suffit pour établir un puissant courant d'air échauffé dans les profondeurs du navire, qui s'échappe par ces ouvertures et qui est remplacé par l'air frais et neuf venant du pont. De cette manière, le navire fait circuler l'air dans ses flancs ; il respire en quelque sorte par lui-même au moyen de cet ingénieux appareil qui, appliqué déjà, a donné dit-on, d'excellents résultats.

Du nettoyage, de la désinfection du navire.

Pour terminer, disons deux mots du nettoyage et

de la propreté du navire, principalement de la cale. Pour assainir et assurer la propreté des batteries et des ponts, on brique, on lave, on nettoye : mais cela est insuffisant pour les cales et les bas-fonds.

Autrefois on nettoyait les cales et la sentine avec de l'eau de mer qu'on y introduisait au moyen de robinets : puis on étanchait en franchissant à la pompe. Mais cette méthode donnait beaucoup d'humidité en permanence dans les fonds. Aujourd'hui on désinfecte l'eau croupie des cales et de la sentine au moyen d'un sel, *sulfate de fer* ou *couperose verte*, puis on nettoye le tout, et l'on assèche d'une façon presque complète en frottant à la main partout où il est possible d'atteindre. Cette méthode est certainement bonne, mais elle est laborieuse, et elle exigera, pour être efficace, toute la patience et tout le dévouement des hommes et des maîtres qui seront chargés de la mettre en pratique et de la surveiller. Enfin des fumigations avec l'*acide phénique* ou le *chlore* compléteront la désinfection de ces parties du navire, dont la bonne tenue n'est plus seulement une affaire de simple propreté, mais une pratique d'où dépendent la santé et quelquefois même la vie des équipages. En résumé, vouloir obtenir la propreté et l'assainissement des fonds du navire par le seul emploi des substances dites désinfectantes, est chose impossible. Les désinfectants sont ici pour le navire ce qu'est le fard ou la poudre de riz pour la vieille coquette qui veut masquer les rides de son visage et les injures de l'âge. Les désinfectants masquent la saleté, mais ils ne l'enlèvent pas.

La meilleure, la seule manière d'approprier et d'assainir les cales, consiste dans l'opération du *curage* et de l'*asséchement*.— On enlève d'abord tout ce qu'on peut prendre d'eaux sales avec la pompe. Puis on pratique le curage, qui consiste à extraire à la main, à curer toutes les impuretés qui sont entassées dans les fonds du navire, et cela avec le plus grand soin, afin de n'en rien laisser. Enfin on assèche toutes ces parties soit au moyen d'éponges, soit avec des fauberts bien secs, avec des étoupes, des corps dits absorbants, c'est-à-dire capables de débarrasser les fonds du navire de toute trace d'eau et d'humidité. C'est à la fin qu'on pourra user des désinfectants.

Quelquefois encore il y a nécessité de désarrimer et de purger complètement les navires qui ont été empestés par des maladies contagieuses. On pratiquait à cet effet, et l'on pratique encore l'opération longue et difficile du *sabordement* que l'on faisait suivre d'un nettoyage complet et de la désinfection. Aujourd'hui on est décidé à utiliser pour cela une autre opération bien plus simple et plus efficace. c'est le *flambage au gaz* des parties intérieures du navire. Mais ce sont là des grandes opérations qui ne sont mises à exécution que sur l'avis et les conseils des médecins et des officiers, qui se font par leurs soins et sous leur surveillance spéciale, dans des circonstances heureusement assez rares.

CHAPITRE II.

DES VÊTEMENTS ET DU COUCHAGE DE L'HOMME DE MER — DE LA PROPRETÉ INDIVIDUELLE.

Des Vêtements de l'homme de mer.

L'homme de mer échange ses vêtements contre l'uniforme du matelot, dès qu'il est accepté au dépôt d'une Division. Il reçoit un sac réglementaire contenant un trousseau dont la qualité et la quantité des objets ont été fixées par les règlements et décrets du 5 juin et 11 août 1856, modifiés par la circulaire du 27 mars 1858.

Cette modification a apporté une véritable amélioration dans le trousseau du marin. Le matelot ne devra plus avoir qu'un paletot de drap : mais en revanche on a sagement ajouté deux chemises de coton tricoté, à mailles unies, à raies blanches et bleues, du poids de 270 grammes chacune : elles se passent par le cou, à même sur la peau et sans manches. C'est un excellent vêtement pour le tronc qu'il préserve des inconvénients du froid et de la sueur. Voici, du reste, l'inventaire des effets contenus dans le sac réglementaire du matelot :

Un paletot de drap bleu foncé ; il doit toujours être confectionné assez ample pour que l'homme soit parfaitement libre dans tous ses mouvements, et de façon qu'il couvre suffisamment les reins, en ne laissant pas voir la chemise au-dessus du pantalon ;

Un caban en drap bleu foncé, entièrement doublé de molleton de laine bleue. Il est assez large pour être porté aisément pardessus le paletot, quand il fait froid. Sa longueur est calculée de manière à ce qu'il descende à un décimètre au-dessous du genou ; c'est le vêtement de prédilection de l'homme de mer ;

Deux pantalons en drap bleu foncé, se portant sans bretelles, qui constitueraient un embarras: l'homme de mer se raille amèrement des gens qui sont obligés de porter des bretelles ;

Deux pantalons blancs, en toile de chanvre ou de lin, semblables pour les dimensions et la forme aux pantalons en drap ;

Deux pantalons de fatigue, en toile rousse de chanvre et de lin, plus larges que les précédents et destinés à être portés pardessus d'autres vêtements;

Une vareuse en toile rousse de chanvre ou de lin: le devant de cette chemise-blouse arrive au haut des cuisses ;

Deux chemises en molleton de laine bleu foncé, assez longues pour que le devant tombe naturellement à la moitié des cuisses;

Quatre chemises en toile blanche de chanvre ou de lin, avec cols rabattants et poignets en tissu de coton teint en bleu, *bordés de trois lacets de fil blanc* ;

Deux chemises de coton tricoté à mailles unies.

Ce tricot se compose de fils de coton écru et de fils bleus teints à l'indigo pur et sans avivage, formant des raies alternativement blanches et bleues. Il doit peser en moyenne 270 grammes. La couleur qui s'en détache par la sueur du corps a l'inconvénient de teindre la peau en bleu : mais elle ne tarde pas à pâlir au bout de quelques lavages et ne tache plus le corps ;

Une paire de demi-guêtres en toile blanche semblable à la toile du pantalon ;

Deux paires de bas de laine demi-fins de Hollande, à fils doubles, un blanc et un bleu : le poids moyen doit être de 177 grammes ;

Une cravate en tricot de laine teinte en bleu d'indigo très-foncé, du poids moyen de 125 grammes, d'une longueur de 1 mètre 25 ;

Une cravate en tissu noir de laine croisée, teinte, en fil dit lasting, d'une longueur de 1 mètre 415 millimètres ;

Un chapeau en feutre, verni à l'aide d'un mélange d'huiles siccatives et de noir de fumée, doublé d'une coiffe de toile rousse. Ce chapeau avec jugulaire et coiffe pèse 310 grammes ;

Un chapeau de paille, en tresses de latanier cousues et assemblées, doublé d'une coiffe en lustrine jaune; ces deux chapeaux sont ornés d'un ruban en taffetas noir de trois centimètres de largeur, ayant deux bouts flottants et portant en lettres dorées le nom du bâtiment ;

Un bonnet de travail, de la forme dite *béret*, en

tricot de laine foulé et apprêté. L'ensemble du bonnet est en fil de laine bleue teinte à l'indigo : il est orné à son pourtour de deux bandes de laine rouge garance, et doublé d'une bande de forte toile en fil lessivé ;

Une à *deux paires* de souliers confectionnés sur deux formes; l'une pour le pied droit, l'autre pour le pied gauche ;

Une brosse à habits, une brosse à souliers, une brosse à dents.

Ces divers vêtements et objets sont contenus dans deux sacs en toile, un grand et un petit.

De plus, à bord des navires qui sont en station à Terre-Neuve ou dans les mers glaciales des pôles, dans la station d'Islande, l'Etat délivre, à *titre gratuit*, pour s'en servir en temps et lieux, sans qu'ils deviennent la propriété des hommes, les objets suivants ;

Un pantalon de drap à chacun des hommes qui arment les deux plus fortes embarcations du navire ;

Une chemise de molleton bleu, modèle ordinaire, pour la station d'Islande et les mers glaciales ;

Une vareuse en tissu de coton croisé enduit avec une composition d'huile de lin bouillie ;

Un cotillon en toile à voile, au quart des hommes de l'équipage ;

Un sud-ouest en toile d'Istaire, enduit de la même composition que la vareuse ;

Un bonnet en laine drapée ;

Une paire de manchettes en cuir pour le quart de

l'équipage; *une paire* de bottes façon dite d'*Islande*.

Enfin on délivre même des lunettes pour les hommes de quart à bord des navires à vapeur, afin qu'ils puissent se garantir contre la poussière de charbon.

Nous serons sobre de conseils touchant l'usage des vêtements réglémentaires. Le matelot doit s'arranger de manière à les porter conformément à la discipline, et aussi dans l'intérêt de sa santé. Quant à la tenue d'inspection, elle est réglémentaire, il n'y a rien à en dire. Il suffit de dire que l'homme de mer devra boutonner avec soin sa chemise de toile, et ne pas la laïsser débraillée comme le font souvent les hommes par négligence ou forfanterie.

Plusieurs médecins ont fait des vœux pour l'adoption de la flanelle, en gilet sur le corps et en ceinture sur le ventre, dans les pays chauds principalement. Ce serait là une bonne mesure d'hygiène sans nul doute: cependant il faut réfléchir que l'usage de la flanelle une fois contracté, il est difficile et souvent dangereux de s'en passer; de plus cet usage imposerait au matelot un surcroit de dépense et de lavage assez considérable. Or nous verrons qu'il ne faut guère songer à le charger d'une augmentation de blanchissage : il n'est que trop occupé de celui qui lui est absolument nécessaire. La flanelle sera douc conseillée et réservée aux constitutions faibles, aux individus qui transpirent beaucoup et à la moindre fatigue, à ceux qui seront très sujets aux refroidissements préjudiciables à leur santé. On a aussi demandé le port du caleçon pour le matelot. Pour les pays très-froids passe encore: mais pour les pays chauds, n'est-il pas probable qu'il ajouterait à la malpropreté?

Quant à la chaussure du marin, nous devons convenir qu'elle laisse souvent à désirer. Il comprendra l'utilité de soigner personnellement sa chaussure. Il a l'habitude, surtout dans les pays chauds, le marcher pieds-nus sur le pont du navire: mais cela lui déforme les pieds, et quand il est dans la nécessité de marcher pour aller à terre, il souffre horriblement. Cependant il y a des exceptions, pour le service de la mâture, par exemple: le gabier, dans les beaux climats, est bien plus à l'aise et plus allègre dans ses exercices sans souliers ni chaussure.

Dans les pays chauds il faut avertir les hommes du danger qu'ils courent en s'exposant à la fraîcheur des nuits sur le pont avec le pantalon blanc pour tout vêtement sur les jambes. Ils devront toujours, autant que possible, dans de semblables conditions, échanger leur pantalon de jour contre un pantalon de molleton ou de drap blanc pour la nuit. Il serait bien désirable que les pantalons en usage dans les pays chauds fussent faits de drap plus léger que ceux destinés aux pays froids, de molleton, par exemple, ou de flanelle bleue comme les vêtements de drap léger que la marine portait lors de l'expédition de Chine et de Cochinchine. Enfin la ceinture coloriée en bleu ou en rouge et enroulée autour des reins qu'elle soutient et réchauffe, est aussi un bon agent d'hygiène, surtout dans les pays chauds où ces parties sont le plus exposées aux refroidissements. Cette ceinture a existé en Crimée, au Mexique, en Chine et en Cochinchine, dans plusieurs campagnes, elle a fait le tour du monde, et mériterait d'être rendue *réglementaire.*

Le bonnet de travail est fort commode et ne manque même pas d'originalité. Le chapeau est la coiffure traditionnelle, sans laquelle il n'y a pas de vrai matelot. On a beaucoup crié contre son poids qui, il y a quelque temps, était trop lourd. Aujourd'hui le poids est convenable, et la résistance de cette coiffure peut servir à bord à préserver le matelot du pont des accidents provenant de la chute des objets de la mâture, comme cela s'est vu maintes fois. Nous apprenons que le chapeau verni est à peu près abandonné en campagne, et remplacé par le bonnet de travail orné du ruban. L'abandon définitif du chapeau ne parait pas devoir être regretté au moins pour les campagnes dans les pays chauds. Les coiffures légères, les chapeaux de paille et autres devront, aux colonies et sous les tropiques, remplacer les coiffures de nos climats, pour préserver les hommes de la violence des rayons du soleil. Quant aux maîtres qui portent la casquette, ils devront se munir de larges visières, de coiffes blanches pour la casquette ou mieux encore de chapeaux de paille à larges bords, pour se préserver des insolations aux quelles leur emploi de surveillants sur le pont par exemple, les laisse exposés pendant de longues heures.

Du blanchissage des vêtements et des effets de l'homme de mer.

Est-il bien besoin de faire remarquer la nécessité de débarrasser la crasse qu'ils contiennent les vêtements du matelot au bout d'un temps très-court? Le produit des sueurs de la simple transpiration joint aux saletés de l'extérieur amasse dans les vêtements jusqu'à cinq pour cent de leur poids de crasse. Pour les chauffeurs, la proportion est encore bien plus forte : si bien que certains de leurs effets d'habillement, après un long usage dans la machine, sont composés moitié de tissu et moitié de crasse.

La matière de la crasse est en partie entraînée et fondue par l'eau douce très-chaude; mais la majeure partie ne s'enlève que par l'action du savon ou des substances chimiques du savon, par ce que l'on appelle les *alcalis*, par les solutions de soude ou de potasse, ou encore par la lessive des cendres de bois qui contiennent beaucoup de potasse.

Le moyen le plus pratique et le plus usité pour laver et blanchir le linge à bord des navires, consiste à étendre sur le pont les effets à laver ; à les frotter avec du savon à la main ou à la brosse ; puis on rince à l'eau douce, on exprime l'eau le plus possible en tordant les objets et on expose le linge au séchage de la manière que le prescrivent les ordres donnés à cet effet.

L'opération la plus importante est, sans contredit, le savonnage, qui est l'opération même du blanchissage. A la rigueur on pourrait blanchir à la chaux, mais cela ne vaut pas grand chose. On peut aussi blanchir avec de la soude brute ou de la potasse brute, c'est-à-dire avec ces substances impures ou avec des lessives de cendres qui renferment ces alcalis mélangés avec beaucoup d'autres substances étrangères au blanchissage. Ces cendres sont insuffisantes à moins qu'on en possède de très-grandes quantités, ce qui compliquerait l'opération du blanchissage qui doit être rapidement faite à bord.

Les savons restent donc la ressource presque unique du blanchissage pour les navires. Il y a savon et savon, selon la quantité d'alcali pur qu'il contient. Le savon résineux des Anglais renfermant des alcalis et de la résine blanchit passablement ; mais il jaunit le linge et lui communique une odeur désagréable. Il est en usage chez les marins anglais. Les savons dits *mous*, contenant de la potasse sont inférieurs. Ce sont les savons dits *durs*, de Marseille, qui contiennent de la soude, qu'il faut préférer et choisir quand on le peut. On gagne largement et au-delà, en économie de temps et en perfection de blanchissage, sur le prix un peu plus élevé des bons savons durs de Marseille.

Il y aurait bien des améliorations à apporter aux

opérations du blanchissage telles qu'elles s'exécutent à bord des navires ; la plus simple ménagère ou la première blanchisseuse trouverait, sans doute, beaucoup à redire à ces opérations faites à la hâte et quelquefois fort incomplètes, par des mains peu habiles, par les poignes rudes et calleuses du matelot. Nous savons bien que des nécessités s'imposent ici comme sous tant d'autres rapports dans la vie de l'homme de mer.

Néanmoins, voici quelques modifications qui procureraient des avantages considérables si l'on pouvait les pratiquer, ne fût-ce qu'à de rares intervalles.

Le lavage aux *aiguades*, à terre, quand faire se peut, offrirait de grandes ressources. Car là on peut mettre en usage le procédé des ménagères et des blanchisseuses, *le lessivage*. Pour cela le linge en grand, en masse, est lavé dans l'eau courante des aiguades ou des rivières, puis accumulé et entassé dans des grandes bailles percées d'un trou. On le lessive, c'est-à-dire on l'inonde et on le fait traverser plusieurs fois par des courants d'eau bouillante qui est chargée de cendres de bois contenant de la potasse. Quand le linge a subi cette opération en masse, on savonne avec du savon de soude chaque pièce en particulier, afin d'enlever les dernières traces de crasse qu'elle peut encore contenir. Enfin on le lave, on le rince, on l'exprime et finalement on le sèche. Voilà le procédé par excellence, qui, quand il est bien exécuté, donne un linge d'un beau blanc, d'une odeur agréable et qui est très-sain pour le corps. Cette éclatante blancheur qui sourit à l'œil, ce parfum d'alcali des cendres qui charme l'odorat, sont devenus, hélas, bien rares depuis que l'on obtient un blanchissage hâtif et artificiel au moyen du *chlore* et de substances qui, tout en fatiguant et usant rapidement le linge, lui donnent en outre une odeur qui pique le nez et rappelle par trop celle des anciennes fumigations que l'on faisait à bord des navires, quand on était forcé de dissiper les odeurs trop infectes de la cale. C'est surtout dans les divisions des équipages de la flotte que l'on pourrait appliquer le procédé du blanchissage à la lessive.

L'art du blanchissage a fait, d'un autre côté, beaucoup de progrès de nos jours. On se sert beaucoup de machines appelées *lavandières*, *blanchisseuses*, etc, qui donnent de bons résultats de blanchissage sans fatiguer le linge, ce qui, joint à la célérité, est un grand avantage. A bord des navires à vapeur, par exemple, ne pourrait-on pas utiliser l'eau chaude et la force motrice de la machine pour arriver à un résultat semblable, dans certaines conditions du moins où il est très-difficile de blanchir et de laver à la main?

Espérons que ce progrès se réalisera avec le temps, comme tant d'autres. Déjà les grands paquebots à vapeur des compagnies maritimes ont des séchoirs spéciaux pour remplacer la chaleur du soleil quand celle-ci vient à manquer, et pour sécher les vêtements de l'équipage quand ils sont trop mouillés.

Laver, blanchir les vêtements avec le plus grand soin, c'est bien pour l'homme de mer, mais ce n'est pas tout. Le règlement lui accorde un certain nombre d'heures par semaine, pour prendre soin de son trousseau. Il doit mettre à profit ce temps pour battre, aérer et exposer au soleil ou à l'air le contenu de son sac, pour faire les réparations et les raccommodages dont ses effets peuvent avoir besoin. Là comme ailleurs, plus peut-être qu'ailleurs, se reconnaît le bon matelot, l'excellent marin. Quand on voit la manière dont chacun a soin de ses vêtements, on pourrait dire presque : tel vêtement, tel matelot.

Les vêtements mouillés fréquemment à bord par le mauvais temps doivent être l'objet des soins les plus assidus de l'homme de mer. Non-seulement il devra se changer avec la plus grande exactitude toutes les fois qu'il en recevra l'ordre, mais encore il devra s'occuper de faire sécher ses vêtements et de ne pas les laisser traîner dans les faux-ponts ou les serrer et les enfermer tout mouillés dans son sac. Il faut qu'il les sèche et les aère avant de les mettre à leur place définitive. Nous savons bien que le matelot ne peut mettre ses vêtements au sec que quand il en reçoit l'ordre. Mais s'il en demande l'autorisation par l'entremise des maîtres, elle ne lui sera pas refusée toutes les fois que sa demande sera juste et que toutefois la chose sera possible.

Du couchage de l'homme de mer.

L'économie de place, qui est une des premières et des plus rigoureuses lois du bord, n'a pas permis à chaque homme d'avoir une couchette, sur les navires de guerre. Le matelot a le hamac, cela lui suffit; il y dort d'un sommeil qu'envieraient les puissants de la terre. Les mouvements du navire bercent ses fatigues et le bruit de la mer charme son repos qui ne connaît que rarement des interruptions. C'est là un des beaux priviléges de cette existence occupée et laborieuse que mène l'homme de mer.

Mais revenons au lit qui lui procure un si doux repos, le hamac. Deux enveloppes de toile renfermant dans leur intervalle un matelas fait de laine et de crin, et une couverture en laine légère, le tout suspendu et suivant les oscillations du navire, tel est le plus simple des appareils dans lequel il goûte un sommeil aussi paisible que réparateur.

Le cadre ou la simple couchette constituent le lit des officiers mariniers, qui d'ailleurs usent souvent du hamac. Le lavage, le nettoyage, l'aération des hamacs devront faire l'objet de la plus vigilante attention de la part des maîtres qui en sont chargés en sous-ordre. C'est surtout le lavage et le dégraissage de la couverture qui sont le plus nécessaires. C'est une des parties les plus négligées à bord des navires où le hamac attire surtout l'attention, tandis que les couvertures pourrissent par la saleté et exhalent des odeurs infectes et malsaines.

Il serait bien à désirer que l'ordre fût donné de laver, dans les pays chauds, les couvertures de hamac tous les deux mois environ. Cette mesure, toutes les fois qu'elle pourra être prise, tournera au profit de la propreté et de la santé des équipages.

Nous ne dirons rien des postes de couchage qui sont fixés par le règlement. Nous ne ferons que répéter ici pour tout l'équipage ce que nous avons recommandé aux chauffeurs, c'est de ne pas s'exposer à l'air vif des panneaux et des manches à vent pour chercher, dans la fraîcheur, pendant le sommeil, un bien-être de courte durée qui serait infailliblement suivi d'accidents graves, de maladies occasionnées par le refroidissement.

De la propreté personnelle du corps et de l'hygiène des sens chez l'homme de mer.

La propreté des vêtements et des objets de couchage est une nécessité, mais elle ne suffit pas à elle seule.

Pour les hommes de mer, la propreté du corps est au moins aussi indispensable. A terre, la malpropreté est un grand vice; elle est la source d'une foule de maux pour les individus qui la supportent. Que sera-ce à bord d'un navire où les hommes sont parqués sur un espace restreint au lieu d'être plus ou moins complétement isolés comme à terre? Dans de pareilles conditions, celui qui se néglige pour croupir dans la saleté est responsable des torts qu'il cause à la santé de ceux qui sont forcés de vivre avec lui en commun et de subir par conséquent les déplorables effets de sa malpropreté! La malpropreté, nous insistons à dessein, est un des vices les plus honteux de l'homme de mer : c'est elle qui contribue pour beaucoup à souiller l'air du navire, ce principe de la respiration qui est commun à tous les marins de l'équipage. Or, qui voudrait, comme le disait un médecin en s'adressant aux classes malpropres de la population, qui voudrait manger du pain qui est souillé par toutes sortes d'ordures?

Ainsi le marin qui croupit à bord dans la malpropreté empoisonne les autres par ses exhalaisons et ses odeurs malsaines, et il s'empoisonne lui-même lentement, mais sûrement.

Tous les peuples, même les plus barbares et les plus abrutis que visite l'homme de mer dans ses courses variées et lointaines, lui sont supérieurs sous le rapport de la propreté; quelques-uns mêmes se baignent très-fréquemment et avec beaucoup d'assiduité. Les *Nègres*, les *Chinois*, les *Japonais* et bien d'autres, sont dans ce cas. Seul le matelot est d'une indifférence et d'une négligence proverbiales sur ce sujet.

Les marins du Nord de la France et principalement le matelot breton ont acquis une triste réputation dans ce grave défaut comme dans le vice de l'ivrognerie. Ce qui étonne le plus dans ce fait de la malpropreté, si commun parmi les gens du peuple, c'est leur aveuglement et leur inconséquence. Tous les individus qui soignent des animaux, sont tellement persuadés que la propreté est une chose nécessaire pour la santé de ces êtres, qu'on les voit toujours commencer par là. Le palefrenier étrille et bouchonne son cheval avec le plus grand soin et se néglige lui-même. En vérité, il faut être aveugle pour ne pas ouvrir les yeux sur soi-même quand il s'agit de propreté!

Comme il ne faut plus que personne de nos lecteurs puisse être exposé à pécher ici par ignorance, il faut qu'il sache à quoi il s'expose ou il expose les autres en négligeant d'observer ou de faire observer les règles de la propreté.

Vous savez que la peau, cette surface limitante de notre corps, qui le sépare de tout ce qui nous environne, et qui le met aussi en rapport avec tous les objets extérieurs par le merveilleux sens du toucher, vous savez que la peau a encore pour emploi ou fonction de purifier le sang qui jette dehors, à travers cette mince toile vivante, une partie des résidus ou des cendres de le grande opération de la combustion intérieure. Nous avons vu que par là sort plus d'une livre d'eau à l'état de vapeur invisible, sans compter les sueurs abondantes qui triplent cette quantité dans les pays chauds.

Cette grande quantité d'eau renferme des matières qui sont devenues impropres à nourrir le sang et qui lui sont nuisibles désormais, qui doivent être jetées au dehors. C'est à travers les milliers de petits pores de la peau que sortent ou s'exhalent les vapeurs malfaisantes. La peau contient encore une multitude de petites glandes qui versent à sa surface des matières grasses et onctueuses servant à rendre notre enveloppe extérieure douce au toucher et légèrement humide. Ce que nous appelons l'*épiderme* est cette mince pellicule superficielle qui garnit notre peau, qui s'enlève par les brûlures légères et les vésicatoires (mouches). L'épiderme est composé d'une quantité innombrable de petites écailles excessivement minces, aplaties, qui nous préservent de la trop vive action des choses extérieures. Ces petites écailles, qu'on ne voit bien qu'avec le secours du microscope, tombent et se renouvellent chaque jour en partie. Ce sont elles qui forment cette petite poussière qui s'échappe de la peau quand on la frotte; et tous ces minces débris constituent, quand ils sont délayés par la transpiration, une couche plus ou moins épaisse de matières mortes qu'augmentent encore les poussières du dehors qui viennent s'y confondre. Tout cela, c'est la *crasse*, ce mélange des restes de la sueur, des petites écailles de la peau et des poussières du navire. C'est un vernis dégoûtant et malpropre qui enduit la peau en bouchant les pores, en empêchant de sortir les matières nuisibles que le sang ne peut plus rejeter par là.

Que penseriez-vous des habitants d'une maison qui, négligeant toute propreté, laisssraient s'accumuler et s'entasser jour par jour et pendant des années les ordures de toute sorte au milieu desquelles ils auraient résolu de mener une existence malsaine et sordide jusqu'à ce qu'ils meurent? C'est pourtant ainsi que vous agissez, en petit du moins, quand vous laissez se ramasser et s'accroître cette crasse malfaisante sur votre peau.

C'est ainsi que des expériences faites sur des animaux ne laissent aucun doute sur ce sujet. Il suffit de recouvrir une grande partie de la peau d'un animal d'un enduit ou enveloppe dite *imperméable*, c'est-à-dire qui ne laisse plus passer au dehors la transpiration et les matières nuisibles au sang, pour amener la mort très-prompte de cet animal. Ne sentez-vous pas que la crasse du corps fait en petit ce que fait en grand cette enveloppe artificielle?

Ainsi la médecine et l'expérience des siècles ont démontré que beaucoup des maladies des gens du peuple sont occasionnées par la malpropreté. Telles sont les maladies de la peau, toutes ces *dartres* si nombreuses, qui sont si communes et si douloureuses dans les pays chauds : Tels sont les *scrofules* ou *écrouelles* qui frappent principalement les enfants malpropres. Tels sont les vices de tout genre qui altèrent le sang, et qui produisent des érysipèles, des inflammations de la peau, la goutte et une foule de maladies graves dans les pays chauds

Les blessures, les écorchures, toutes les plaies sont comme irritées par la malpropreté et guérissent mal, ou bien s'enflamment et occasionnent des accidents très-graves. Des clous ou furoncles, des panaris, des pourritures des doigts et des mains sont engendrés aussi par la saleté. Il n'est pas jusqu'à la vermine, la gale, les petits animaux ou parasites de toute sorte qui n'envahissent le corps des individus malpropres pour s'y loger et y vivre comme chez eux et à leur aise.

Les ongles des pieds et des mains, les poils des diverses parties du corps sont des parties qui retiennent surtout la crasse et qui exigent les soins les plus attentifs pour leur entretien. Les organes de la génération, ou *parties sexuelles* proprement dites, sont surtout négligés sous le rapport de la propreté par les hommes de mer. Ils sont habituellement couverts d'une quantité de saleté qui les irrite continuellement et en dégage une odeur dégoûtante. Cet état les expose à toutes sortes d'inflammations et de maladies, mais principalement aux *maladies vénériennes* qui, nous le verrons dans un chapitre à part, causent de si grands et de si nombreux ravages parmi les marins.

Nous n'ignorons pas que le règlement et l'autorité du bord prescrivent et font faire des visites expresses par les médecins; mais cela ne saurait suffire. Il faut que les hommes de l'équipage fassent leur propreté par eux-mêmes et surtout que les maîtres veillent sur ce point avec le plus grand soin.

Du lavage et des bains.

Les moyens les plus usuels pour entretenir ou obtenir la propreté du corps consistent dans les ablutions fréquentes ou lavages du corps. La toilette du matin pour l'homme de mer n'a pas besoin d'être longue ni compliquée ; le règlement d'ailleurs ne le permet pas. L'homme de mer devra se laver à l'eau froide, surtout dans les pays chauds ; il se lavera hardiment, largement, même durant la navigation dans les mers du Nord. Son corps trempé dans l'eau fraîche en deviendra plus ferme et plus vigoureux : c'est ainsi qu'il s'aguerrira contre le froid, car les ablutions d'eau froide suivies d'exercice sont un des meilleurs moyens de se réchauffer et de combattre le froid humide. Ainsi il gagnera à la fois en vigueur et en propreté, deux biens pour la santé.

Nous regardons comme indispensable qu'il puisse se baigner au moins quelquefois. Le règlement contenait autrefois de vieilles, mais précieuses ordonnances à cet effet. On plaçait de grandes bailles près de chaque bossoir, et l'on mettait de l'eau à la disposition de l'équipage pour se laver et se baigner. Nous renvoyons ici à ce que nous avons dit pour les installations de bains à l'usage des gens de la machine. C'est avec des moyens semblables qu'il conviendra d'assurer la propreté des équipages. Un certain nombre d'hommes seront, à tour de rôle, soumis, chaque jour, quand le temps le permettra, au lavage, au savonnage et aux soins de propreté qu'exige leur état. Nul n'aura le droit de se soustraire à ce bienfait.

Les bains de mer pris à bord ou à terre sont d'excellentes mesures de propreté et d'hygiène que l'on devra utiliser toutes les fois que les convenances le permettront, surtout dans les pays chauds et durant la belle saison dans nos climats.

Hygiène de la bouche et des dents.

La bouche est le commencement de ces tuyaux superposés par lesquels passe la nourriture avant d'arriver dans l'estomac. Mais la bouche sert à plusieurs usages : elle sert à respirer, à parler, à manger surtout, à broyer les aliments avec les dents, à les réduire en fines particules, et à confectionner avec la salive cette pâte molle et savoureuse que sans cesse remue et pétrit la langue, jusqu'à ce qu'elle soit à point. Alors nous avalons la succulente *bouchée* que des muscles puissants du gosier saisissent avec une extrême rapidité pour la faire descendre, par l'*œsophage,* jusque dans les profondeurs de l'estomac.

Vous savez déjà la forme et le rôle principal des *dents*. L'homme fait en compte trente deux. Huit occupent le milieu des mâchoires, quatre en haut, quatre en bas. Leurs pointes taillées en *biseau*, servent à couper certains aliments, à la manière des *ciseaux*. On les appelle à cause de cela *incisives,* du mot latin *incidere* qui signifie *couper* ou *trancher*.

Immédiatement en dehors des incisives on voit, de chaque côté, à droite et à gauche, en haut et en bas, une dent à pointe aigüe et perçante qui sert à déchirer, à dilacérer les aliments tenaces, les chairs par exemple. Le nombre de ces dents est donc de quatre: on les nomme *canines*, du mot *canis*, chien, parce qu'en effet, elles ressemblent beaucoup aux dent de cet animal et en général de tous les animaux carnassiers.

Enfin de chaque côté, et aussi à la mâchoire d'en haut comme à celle d'en bas, en allant vers le fond de la bouche, on peut compter cinq grosses dents à la file, ce qui multiplié par quatre, nous donne vingt: plus quatre canines, plus huit incisives, en tout 32 dents. Les cinq dernières dents différent encore beaucoup des incisives, et des canines. Elles sont composées d'une masse à surface supérieure ou inférieure large et présentant des petites bosses ou aspérités: ces surfaces avec leurs petites bosses frottent les unes contre les autres, quand les mâchoires se rapprochent, exactement comme les meules de moulin pour moudre le blé. C'est pour cela qu'on les a nommées *molaires*, de *mola* mot latin qui veut dire meule, parce qu'elles servent à moudre les aliments. Comme vous le remarquerez encore une fois de plus, voilà de merveilleux petits appareils qui sont doués d'une grande force et d'une grande délicatesse à la fois et qui ont servi à l'homme de modèle pour construire une grande quantité d'instruments utiles à la vie.

Chacune de nos dents fait corps avec les mâchoires dans lesquelles elles sont implantées par une partie qu'on nomme la racine et que nous ne voyons que quand nos dents ont été arrachées, ce qui n'arrive que trop souvent. Les incisives n'ont qu'une *racine* simple comme les canines. Les deux premières molaires en ont souvent deux : les trois dernières ou grosses molaires y compris la dent dite de sagesse, qui du reste ne pousse pas à tout le monde, ont deux, trois et quelquefois quatre grosses racines afin de s'implanter plus solidement dans la mâchoire et acquérir ainsi plus de fixité pour moudre la nourriture. Les petits creux des mâchoires qui reçoivent la racine des dents se nomment *alvéoles*, du même nom que les alvéoles des ruches à miel. avec lesquels elles ont de la ressemblance. La partie des dents qui surmonte la racine est dite le *collet*, qui est entouré par les gencives : le tout est couronné d'une partie plus large qui s'appelle justement la *couronne* des dents. Celle-ci figure une petite masse d'un blanc éclatant, tirant un peu sur le jaune, ce qui annonce, d'ordinaire, la vigueur d'une constitution robuste, tandis que les dents bleuâtres et tendres se remarquent chez les sujets lymphatiques et maladifs. La dent est formée à l'extérieur d'une substance appelée *émail*, analogue à l'émail de nos porcelaines, et qui donne aux dents leur belle couleur et la dureté indispensable pour leurs usages. Au dessous de l'émail, c'est-à-dire en dedans de cette couche extérieure, on trouve une autre matière appelee *ivoire*, analogue à l'ivoire des dents d'éléphant ou d'autres animaux. Enfin tout au centre et vers le bas, la dent est creusée d'une petite fossette où vient se loger un petit bourgeon rougeâtre qui est composé de tout petits canaux du sang ou capillaires et de petits filets nerveux : c'est ce qu'on nomme la *pulpe dentaire*, car le bourgeon offre la consistance d'une pulpe quelconque.

C'est la pulpe qui nourrit et anime la dent, lui donne la possibilité de sentir à peu près ce qu'elle a à broyer ou à déchirer, de proportionner la force à la résistance des aliments, etc.

Les dents, vous le savez, sont disposées sur deux rangs aux deux mâchoires, en *arcades* ou en fer à cheval tourné vers le dehors. Quant les dents sont belles, d'un blanc-jaunâtre, résistantes, solides et bien rangées, on dit alors d'un individu qu'il a une belle *denture*, une denture régulière, et non pas une belle *dentition*, comme on le dit vulgairement, car la dentition veut dire le travail d'accroissement, des dents et non leur arrangement.

Ce n'est point inutilement, et à titre d'ornement que les dents ont été disposées avec tant d'art et de soin dans la bouche de l'homme. Elles travaillent beaucoup et il le faut bien. Elles doivent mâcher les aliments d'une façon complète avant de les envoyer dans l'estomac. L'homme de mer, surtout, quand il est soumis au régime du biscuit et des aliments secs ce qui est le cas ordinaire, devra apporter les plus grandes précautions à mâcher avant d'avaler. Il faut de plus que ses aliments demeurent longtemps dans sa bouche, s'il veut qu'ils soient imprégnés d'une grande quantité de salive. Car les mouvements des mâchoires ont aussi pour résultat de presser sur les petites éponges qui renferment la salive et d'exprimer ce liquide dans la cavité de la bouche. Or la salive est nécessaire pour bien faire fondre les aliments secs en une pâte molle et facile à avaler. Mais de plus, cette salive est tout à fait indispensable pour opérer la digestion du biscuit par exemple, qui, faute de salive, passerait dans l'intestin et l'estomac sans être digéré ou bien y produirait des douleurs et des mauvaises digestions. C'est là du reste ce ce que l'instinct dit à chacun de nous.

Mâchez donc, imprégnez bien de salive les aliments secs du bord avant de les avaler; faites travailler vos dents et vos mâchoires vigoureusement et longtemps si vous ne voulez pas fatiguer vos estomacs par la surcharge de travail qu'auraient dû faire vos bouches et vos dents.

La salive est un produit précieux de la bouche. Elle contient un ferment digestif semblable à celui de l'intestin grêle. Cependant elle peut devenir nuisible quelquefois. Elle renferme de l'eau, puis des sels, de la chaux, etc, en un mot des matières qui, par leur mélange avec les restes des aliments qui s'attachent aux dents et aux gencives, forment des dépôts jaunâtres, de petites concrétions qui s'appellent le *tartre*, sorte de crasse des dents et de la bouche, d'une odeur fétide et repoussante.

Ce tartre, surtout quand il s'y joint des aliments ou des boissons aigres ou acides qui agacent les dents, exerce une action destructive sur les dents qu'il entame et qu'il ronge. C'est surtout à l'émail qu'il s'attaque et il le fait fondre en l'altérant : puis il attaque l'ivoire qu'il détruit avec grande rapidité et va jusqu'à la pulpe de la dent. On a alors ces trous noirs qui constituent les dents gâtées ou la carie c'est à dire la mort des dents, Celles-ci se cassent, tombent par morceaux : les aliments, l'air et tout ce qui passe par la bouche vont blesser et irriter les petits nerfs des bourgeons dentaires et causer ces douleurs atroces qui ne sont que trop connues des marins sous le nom de maux de dents.

L'état des dents chez l'homme de mer offre, en effet, trop souvent un spectacle à la fois douloureux lamentable et horrible à voir. Des couches de tartre auquel il n'a jamais été touché et qui est vieux comme les dents qui le portent, des amas de débris d'aliments entre les dents et les gencives, exhalant une odeur insupportable ; des dents rarement entières, noires, verdâtres, cassées, déchiquetées et menaçant ruine comme de vieilles maisons délaissées et ravagées par le temps ; quelquefois une mâchoire dégarnie, des gencives à nu, douloureuses et ne pouvant plus mâcher le biscuit que ne peuvent broyer quelques chicots inutiles et douloureux ; voilà le tableau.

Qu'est donc devenu cet élégant râtelier de perles blanches, cent fois plus précieuses que les plus fines perles de l'Océan ; où sont-elles ces belles rangées de dents blanches que Dieu a mises dans la bouche de l'homme comme un ornement et à la fois comme un instrument d'une merveilleuse utilité ? Hélas, demandez-le à la victime de la malpropreté et des abus qui gâtent les dents. Ces bouches puantes et dégarnies vous répondront qu'elles ne se sont jamais nettoyé les dents, qu'elles les ont exposées aux injures de toute espèce d'aliments, mais surtout qu'elles avaient de bonne heure contracté la sale coutume de *chiquer le tabac* pour se distraire des ennuis de la navigation, ou bien encore qu'elles avaient l'habitude de fumer dans des brûle-gueule qui leur ont gâté leurs dents, etc.

Vous voyez suffisamment les inconvénients sans nombre qu'amène le mauvais état de la bouche et des dents ; impossibilité de mâcher le biscuit et de se nourrir convenablement sur les navires, ce qui entraîne l'impossibilité de continuer à servir l'Etat et à naviguer ; difficulté de digérer les aliments, maux d'estomac ; douleurs atroces des maux de dents ; ulcères et plaies sordides des gencives et de la bouche pouvant se communiquer aux autres ; bouche dégarnie, hideuse à voir, exhalant des odeurs insupportables ; saignements des gencives, disposition au *scorbut* et à beaucoup d'autres maladies.

Les principales précautions à prendre pour se garantir contre de tels maux, sont les suivantes. Eviter de manger des aliments trop chauds ou trop froids; se bien nettoyer les dents et la bouche quand on a mangé des fruits aigres ou des choses acides mais surtout renoncer à tout jamais à faire usage du *brûle-gueule* pour fumer ou du *tabac chiqué*. Nous verrons qu'il est permis d'user très-modérément du tabac en évitant tous ces inconvénients. Il faut, nous l'avons dit, mâcher avec soin et lentement les choses dures, comme le biscuit.

Mais ce qui est non moins indispensable pour l'homme de mer, c'est de soigner particulièrement ses dents, parce qu'elles sont exposées à beaucoup de causes d'altérations, Il devra les nettoyer avec soin une fois par jour, toutes les fois que cela lui sera possible : il devra se munir d'une brosse à dents dont l'usage lui est absolument nécessaire. L'usage de la brosse à dents pour les marins est devenu réglementaire ; l'on doit veiller à ce qu'elle soit délivrée exactement à tous les hommes, mais surtout à ce que ceux-ci s'en servent pour entretenir la propreté de leur denture. Le marin pourra, en outre, se munir de plusieurs petits instruments, cure-dents et autres, selon qu'il le jugera convenable. Le nettoyage à la brosse et à l'eau, bien fait, le débarrassera des matières du tartre et assurera une propreté suffisante dans la plupart des cas. Cependant il devra de temps en temps s'adresser au médecin du navire, qui mettra à sa disposition de la *poudre de quinquina et de charbon mélangés* qui est, sans contredit, la meilleure poudre pour les dents.

Ces soins suffiront pour la propreté de la bouche, et quand le médecin sera appelé à passer les visites réglementaires ou ordonnées par le commandant, il fournira les indications et les remèdes particuliers aux hommes qui en auront besoin.

Hygiène de la barbe, des sens.— Les soins de la barbe sont généralement commandés par le règlement et par le commandant; nous n'en parlerons que pour dire que l'excès de barbe, à bord, chez les matelots, a l'inconvénient d'être un *nid à crasse*, un voile jeté sur la malpropreté. L'intérêt de l'hygiène voudrait donc que la barbe fût portée dégagée, courte et soignée ; que les cheveux, courts aussi, fussent peignés convenablement, et que la tête fut lavée de temps à autre.

Le médecin devra passer des visites de propreté pour s'assurer que la barbe et les poils des différentes parties du corps ne recèlent pas de ces petits animaux parasites qui sont un sujet de dégoût et de malpropreté facile à communiquer aux autres.

Les mains, le nez, les oreilles devront être entretenus dans le plus grand état de propreté. Il suffit de se rappeler ce que nous avons dit des mains et des doigts, au sujet des gens de la *machine* : les mêmes règles et les mêmes soins s'appliquent à tous les hommes de l'équipage. Le nez sera nettoyé en reniflant, le matin, de l'eau fraîche. Le suif des oreilles qui les bouche et en diminue la délicatesse sera extrait au moyen d'eau tiède et au moyen d'une tête d'épingle ou d'un objet quelconque facile à adapter à cet usage.

Nous parlerons plus loin de la vue.

L'homme de mer a besoin, plus que personne, de posséder de sens sains, afin qu'ils soient vigilants. Car ils sont pour lui comme autant de petits guetteurs, suivant l'expression maritime, fort intelligents, qui lui rendent les plus grands services et lui sont nécessaires pour l'avertir et le guider dans la plupart des circonstances difficiles de sa profession exceptionnelle.

C'est dans un corps sain, dit un proverbe, que réside un esprit sain et vigoureux. Nous ajoûterons que ce corps doit être également propre, car il n'y a pas de santé sans propreté.

CHAPITRE III.

DE L'ACTION OU DE L'INFLUENCE DES CHOSES EXTÉRIEURES AU NAVIRE SUR LA SANTÉ DE L'HOMME DE MER.

Pour vous faire mieux comprendre ce que nous avons à vous exposer dans cet important chapitre, nous allons placer ici un résumé des connaissances les plus indispensables à cet effet.

La Terre que nous habitons est un *globule* ou petit globe, ce qui veut dire petite boule ronde située au milieu d'innombrables et volumineux globes qui forment l'immense *Univers*. Elle tourne sur elle-même et fait un tour complet, comme une grosse toupie qui serait toute ronde, en vingt-quatre heures. C'est ce qui nous donne les heures, les jours et les nuits. De plus, elle tourne autour du soleil avec une vitesse de près de *huit lieues à la seconde*, en trois cent-soixante cinq jours et quelques heures ; c'est ce qui fait les mois et les années.

La terre est donc une boule tournante que les savants nomment *sphère* ou *globe*, ce qui signifie la même chose : *boule ronde*.

La Terre n'est si petite que par comparaison avec d'autres sphères, par exemple par rapport au Soleil qui est un million de fois plus gros qu'elle. Car elle a par elle-même cependant des dimensions fort passables. Voici les principales :

Quarante mille kilomètres ou dix mille lieues de tour ou, comme on dit, de circonférence ; plus de 500 millions de kilomètres carrés d'étendue ou de superficie, dont près de 400 millions appartiennent aux mers, et seulement un peu plus de 100 millions reviennent aux terres appelées aussi *Continents*. En présence de si grandes dimensions, les montagnes les plus élevées qui sont de 8 à 9 kilomètres, et les creux les plus profonds des mers, qui ne dépassent guère 12 kilomètres, ces montagnes et ces vallées ne sont guère autre chose sur la superficie ronde de la Terre que ce que sont, sur l'écorce de l'orange, les petites inégalités qu'on y remarque.

On dit et on croit, sans en avoir la certitude absolue, que les profondeurs de la terre sont composées de matières si chaudes que tout y est en fusion comme de la fonte liquide quand on coule des canons. Une écorce, froide, solide, résistante, recouvre ces fournaises intérieures et nous préserve de leur chaleur qui sans cela nous consumerait comme le feu dévore la paille. Mais, chers lecteurs, rassurez-vous, cette écorce que nous foulons, qu'elle soit solide comme la terre seule, ou qu'elle soit liquide au dessus comme la mer avec un fondement de terre solide en dessous, cette écorce est extrêmement résistante, bien plus qu'il ne faut pour porter le léger fardeau du genre humain, des animaux et des plantes.

Pour faciliter l'étude de la surface extérieure de l'écorce des terres et des mers considérée comme uniforme, les savants ont imaginé une ligne fictive qui la partagerait en deux parties à peu près égales. Cette ligne se nomme *équateur* ou simplement la *ligne*, en terme de marine.

Du côté où nous habitons se trouve la moitié nord appelée *hémisphère nord*, ce qui veut dire moitié de la sphère du côté nord. Le pôle nord est situé à l'extrémité de cet hémisphère.

De l'autre côté de la ligne est l'*hémisphère sud* qui se termine aussi par le pôle sud.

Chacun des hémisphères, c'est-à-dire la surface de la terre comprise entre la ligne et le pôle, est supposé encore divisé en *quatre-vingt-dix* bandes d'égale largeur qui sont circulaires ou qui font le tour de la terre dans le sens parallèle à la ligne. On nomme ces bandes des *degrés en latitude* ou simplement *parallèles*, parce qu'elles sont parallèles à la ligne.

Une autre grande ligne fictive passant par les deux pôles de la terre et par Paris, partage aussi la surface de notre globe en deux moitiés égales, l'*hémisphère est* et l'*hémisphère ouest*. Chaque hémisphère de cette sorte est, à son tour, divisé en parties égales allant d'un pôle à l'autre et appelées *méridiens* ou le plus ordinairement *degrés en longitude*.

Voilà les connaissances les plus simples qu'il nous soit possible de donner sur ce sujet pour nous faire comprendre.

Commençons notre étude par la mer.

C'est la mer! c'est la mer! — d'abord calme et sereine,
La mer aux premiers feux du jour,
Chantant et souriant comme une jeune reine,
La mer blonde et pleine d'amour;
La mer baisant le sable et parfumant la rive
Du baume enivrant de ses flots,
Et berçant sur sa gorge ondoyante et lascive
Son peuple brun de matelots;
Puis la mer furieuse et tombée en démence
Et de son lit silencieux
Se redressant géante et de sa tête immense
Allant frapper les sombres cieux.....

(BARBIER).

De l'action de la mer. — La mer, ce vaste domaine des marins, occupe près des trois quarts de la superficie de l'écorce terrestre. Dans l'hémisphère sud elle comprend une surface huit fois plus étendue que celle des continents ou des terres. Nous avons donc un grand intérêt à bien examiner ensemble quelle peut être l'action d'un si puissant élément sur la santé de l'homme de mer.

« La mer, dit M. Fonssagrives, agit sur le marin : 1° par les qualités de son air; 2° par l'absence des influences de la terre; 3° par son mouvement. »

Détaillons encore davantage ces diverses influences.

La température, ou la chaleur de l'eau de mer est plus uniforme, plus égale, plus douce et un peu plus élevée, en moyenne, que celle de l'air qui l'entoure ou de l'air marin.

Tandis que la température de celui-ci est la plus forte vers l'heure de midi, celle de la mer n'atteint son point le plus élevé que vers deux à trois heures de l'après-midi. Cette circonstance doit être connue des marins pour une foule d'usages, pour celui des bains de mer, par exemple.

La *densité* ou le poids relatif de l'eau de mer, prise à la surface de l'Océan, est plus grande que celle de l'eau pure dite *distillée*, Ainsi, par une température de 20 degrés au thermomètre, un mètre cube d'eau de mer pèse 1027 kilogrammes au lieu de 998 kilogrammes seulement que pèse la même quantité d'eau pure. Il y a donc une différence marquée de 29 kilogrammes en faveur de l'eau de mer.

Cette densité augmente à la surface de l'océan

Atlantique depuis l'équateur ou la ligne jusqu'au trente-cinquième degré de latitude nord. Le point où l'eau de mer pèse le plus se trouve vers le soixante-sixième degré nord. Un autre point semblable existe entre les cinquantième et cinquante-cinquième degrés sud. Au delà et en allant vers les pôles la densité de l'eau de mer diminue.

L'excédant du poids de l'eau de mer sur l'eau douce est dû à la grande quantité de sels que la première renferme en *dissolution*, c'est-à-dire à un état invisible, ou comme qui dirait de sels fondus dans l'eau. Tout le monde sait parfaitement, et les marins en ont fait l'expérience plus d'une fois, que l'eau de mer est très-salée et très-amère. La saveur salée est due à une grande proportion de sel appelé sel de cuisine à cause de son usage ou sel marin d'après son origine et sa provenance. On a calculé que si les mers venaient à se sécher, la masse du sel marin qui s'y trouve formerait en se déposant au fond une couche partout épaisse de soixante-dix mètres!

L'amertume particulière provient de la présence d'autres sels de soude et de magnésie dont le goût insupportable provoque des envies de vomir. Vous savez que tous ces sels peuvent facilement être retirés de l'eau de mer en faisant évaporer celle-ci, en la faisant passer à l'état de vapeur au moyen de la chaleur du soleil ou de la chaleur du feu. De la sorte on peut recueillir d'un côté les sels au fond des vases et de l'autre les vapeurs qui, par le refroidissement, peuvent se résoudre en une eau agréable quoiqu'un peu fade, et qui n'est autre chose que l'eau *distillée*. C'est là le principe et le mécanisme de la distillation de l'eau de mer à bord des navires, et dont nous nous occuperons plus loin.

Tout marin sait encore par expérience que l'eau de mer est impropre à servir de boisson ordinaire. Elle occasionne, même en petite quantité, des soulèvements d'estomac, des vomissements, de la diarrhée, des purgations plus ou ou moins violentes; l'homme de mer périrait infailliblement par le supplice atroce de la soif s'il était réduit, comme cela est malheureusement arrivé dans les naufrages au seul usage de cette eau malsaine comme boisson. Vers l'embouchure des grands fleuves, l'amertume et la salure des eaux de la mer diminuent et les rendent quelquefois potables, c'est-à-dire bonnes à boire.

Il n'y a pas longtemps que l'on possède des connaissances à peu près exactes sur la profondeur des mers. Et encore on ne connaît un peu la carte du fond de l'Océan Atlantique que dans certains parages où il a été bien sondé, par exemple, pour la pose des télégraphes électriques sous-marins. La région la plus profonde est située entre le cinquantième et le soixantième degré de longitude ouest, et vers le trente-septième degré de latitude nord. Elle a présenté plus de neuf kilomètres de profondeur, c'est-à-dire plus de deux lieues et quart.

On connaît encore assez bien le plateau de

l'Atlantique nommé plateau télégraphique (c'est sur lui qu'on a coulé le télégraphe électrique), qui a environ trois kilomètres de profondeur, en moyenne, qui mesure environ trois mille kilomètres de longueur, et s'étend du cap Raze dans l'île de Terre-Neuve jusqu'au cap Clear en Irlande.

Ainsi, comme vous le voyez, la mer a ses vallées, ses montagnes et ses hauts plateaux avec des dimensions bien plus grandes que la terre. Comme celle-ci, et peut-être plus qu'elle encore, la mer est animée par des myriades d'animaux et de plantes. Les bas-fonds possèdent de superbes forêts sous-marines de *fucus* ou de *varechs* à la taille gigantesque, où fourmillent des milliards de petits animaux marins et aquatiques. Dans les débris de sables rapportés par les sondes des grandes profondeurs de l'Atlantique, l'œil aidé du microscope, a découvert des millions d'enveloppes de petits animaux marins dans un seul pouce cube de matière! L'imagination est confondue devant un tel spectacle, et aussi en songeant que la plus petite gouttelette d'eau des mers sert de demeure à des centaines de petits êtres qui sont destinés à peupler les vastes abîmes de l'Océan. C'est encore dans les mers que le génie mystérieusement fécond du Créateur a voulu placer les géants des animaux, les Léviathans, *baleines*, *cachalots*, et autres grands animaux bien différents des poissons, car ils ont des *mamelles*, et dont les monstrueux troupeaux possèdent l'empire des mers!

La mer enfin n'est jamais en repos ; elle est sillonnée par de grands courants semblables aux grands fleuves qui s'y viennent perdre en s'y confondant. Le plus connu des marins est le *gulf-stream*, deux mots anglais qui veulent dire courant du golfe. Il part du golfe de Guinée, sur la côte ouest d'Afrique, et pareil au plus grand et au plus majestueux des fleuves, il traverse le long de l'Equateur, l'Atlantique dans toute sa largeur. Il s'engouffre dans le golfe du Mexique qu'il contourne, en sort par le détroit des Florides, où il acquiert une vîtesse plus grande que celle de l'Amazone ou du Mississipi ; puis il pousse vers le Nord ses eaux plus chaudes de 15 à 20 degrés que celles de l'Atlantique nord au travers et à la surface duquel il coule. Enfin, une partie s'en va réchauffer les mers glaciales, et l'autre se rabat sur les côtes d'Irlande, d'Angleterre, de France et de Portugal, où elle entretient une température douce et plus élevée que dans l'intérieur des terres sous pareilles latitudes.

Une autre sorte de mouvement anime et agite sans cesse les mers ; nous voulons parler de ces grands phénomènes alternatifs des *marées* qui ébranlent et balancent en la soulevant ou en l'abaissant, la masse totale des Océans. Ce phénomène agit sur la santé des marins par les changements qu'il apporte dans l'air et dans le temps, et aussi par les accidents assez nombreux dont il est l'occasion ou la cause indirecte.

Nous ne voulons pas insister sur une troisième sorte de mouvements, ceux qui sont dus à l'agitation de la mer par les vents et les tempêtes. Sans doute l'apprenti-marin qui, pour la première fois, perd de vue le rivage, ne peut guère envisager sans crainte ces lames énormes et cette houle de l'Océan qui roulent en écumant et semblent menacer de l'engloutir. Mais il est vite rassuré par la vue du navire qui s'élève au-dessus de ces flots, et domine fièrement la mer la plus orageuse et la plus grosse. Quant au vieux marin, il sait bien une chose, lui, c'est que les navires ne sont jamais plus en sûreté qu'au large, et que la navigation sur les côtes est celle qui est la plus remplie de difficultés et d'écueils. Ces grandes colères tumultueuses et bruyantes de la mer ne constituent donc pour l'homme de mer un vrai danger, que sous certaines formes et dans certaines circonstances. La mer même ne garde pas sa colère, a dit un ancien.

Néanmoins elles le fatiguent par le travail incessant auquel elles le condamnent ; de plus les commençants sont soumis, pendant ce temps, à des épreuves rudes auxquelles ils ne sont pas toujours préparés.

Des accidents de mer par les chutes à l'eau. — De la submersion. — Des soins pratiques à donner aux noyés.

La mer est une cause très-directe d'accidents et

même souvent de mort pour le marin qui tombe dans cet élément impropre à la vie pour l'homme. L'homme de mer passe donc son existence sur le bord d'un abîme qui semble n'être toujours béant que pour dévorer des victimes.

Nous n'avons pas l'intention de décrire ici toutes les manœuvres utiles ou nécessaires à exécuter quand un homme tombe à la mer. Nous supposons qu'il soit repêché et que le médecin ne soit pas présent pour s'en occuper spécialement. Ceci peut arriver dans certaines circonstances de la navigation, dans le cas, par exemple, de l'envoi à terre d'une embarcation qui a mission de faire de l'eau, du bois, des vivres et différentes provisions. Maintes circonstances peuvent se présenter dans lesquelles le maître ou le patron de l'embarcation se trouveront dans ces cas-là. C'est pour eux et pour tous les marins que nous allons exposer ici brièvement l'ensemble des soins efficaces qu'il faut donner aux noyés pour tenter de les rappeler à la vie.

Si l'homme sait nager, s'il est repêché rapidement, il en est quitte pour être trempé complètement. Le dépouiller le plus vite de ses vêtements humides, lui en procurer d'autres pour le couvrir et le ramener à bord ou le déposer dans un lieu sûr pour le réchauffer le plus tôt possible, voilà tout ce qu'il convient de faire en pareil cas.

Mais si l'homme repêché ne respire plus, s'il a perdu complètement connaissance, s'il gît inerte comme un cadavre; voici ce qu'il faut faire, avec le plus grand soin et le plus rapidement possible.

On commencera par lui retirer ses vêtements très-promptement, en coupant ou déchirant tout ce qui s'oppose à la rapidité de cette opération.

On essuiera au plus vite le corps avec un objet de laine, une couverture, etc. Voici maintenant les opérations capitales qu'il faudra exécuter exactement comme nous les décrivons.

Règle Ire. Donner au noyé la position convenable. Placez le corps sur le dos, les épaules étant soulevées et soutenues par un vêtement replié, et appuyez les pieds.

(Vous remarquerez que cette position est celle que choisissent pour respirer les personnes affligées d'asthme et qui respirent difficilement : or ici ce qu'il s'agit d'obtenir, c'est précisément de rétablir la respiration chez le noyé).

Règle IIe. Maintenir libre le passage de l'air dans le nez, la bouche, le gosier, le larynx et les poumons. Nettoyez la bouche et les narines. Tirez la langue du noyé et maintenez-là en dehors des lèvres.

(Si on relève doucement la mâchoire inférieure, les dents pourront servir à maintenir la langue dans la position voulue. Si cela était nécessaire, on retiendrait la langue en passant un mouchoir sous le menton et en le nouant au-dessus de la tête. Ce qu'il faut éviter, dans cette manœuvre, c'est que la langue ne tombe en arrière de la bouche où elle irait boucher le gosier, et par conséquent empêcherait l'air de passer. Voilà tout le résultat à obtenir).

Règle IIIe. Imiter les mouvements de la poitrine dans une respiration profonde. Elevez les deux bras des deux côtés de la tête et maintenez-les doucement, mais fermement, ainsi élevés pendant *deux secondes.* (Ce mouvement élargit la capacité de la

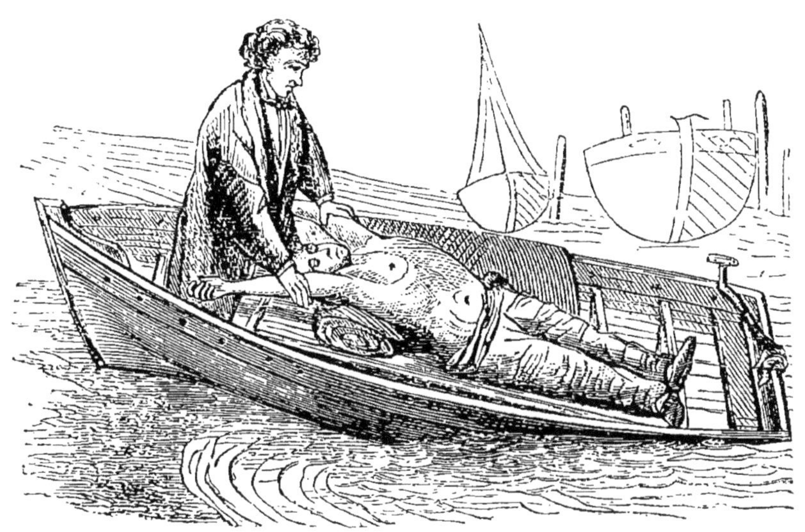

Fig. 1.

poitrine en soulevant les côtes et produit une *inspition*). (*Fig.* 1). Abaissez ensuite les bras et pressez-les doucement, mais fermement pendant *deux secondes,* contre les deux côtés de la poitrine, en pliant les coudes du noyé et appuyant fortement. (Ce mouvement diminue la capacité de la poitrine, en pressant sur les côtes et produit une *expiration forcée*). (*Fig.* 2).

Répétez ces mouvements alternativement, hardiment, et avec persévérance *quinze fois par minute.*

Règle IV. Ramener la circulation et la chaleur, et exciter la respiration. Frictionnez ou frottez les

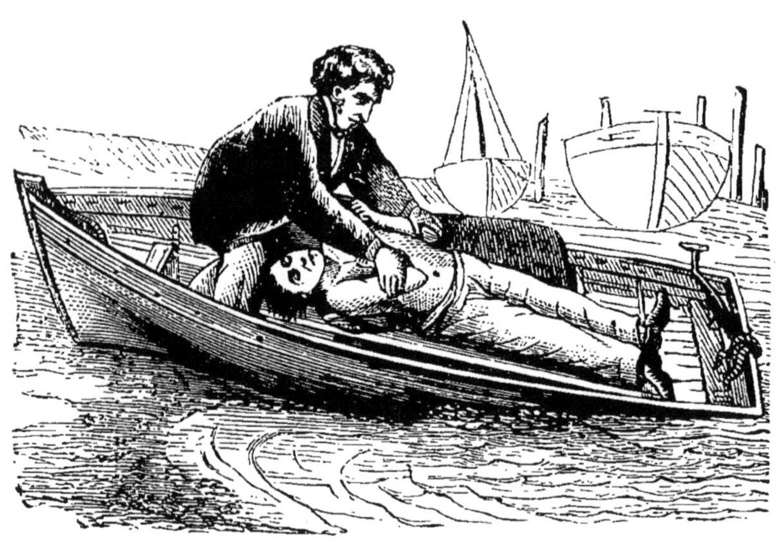

Fig. 2.

membres depuis les extrémités jusqu'au cœur. Remplacez les vêtements mouillés, s'ils ne le sont déjà, par une couverture chaude et sèche, ou un objet semblable. De temps en temps, jetez de l'eau froide sur la figure du patient.

Ces manœuvres peuvent et doivent se faire pendant qu'on exécute les mouvements tendant à imiter l'acte de la respiration. Il va sans dire qu'une personne en est spécialement chargée, pendant qu'une autre fait les mouvements avec les bras du noyé.

L'on continuera de frotter le noyé, pour l'exciter et le réchauffer. Rappelez la chaleur par l'application de flanelles chaudes, bouteille ou vessie d'eau chaude, briques chauffées, etc, aux aisselles, entre les cuisses, et à la plante des pieds.

Si le noyé a été porté dans une maison ou dans un abri quelconque, après qu'il aura repris haleine, ayez soin de lui donner de l'air qui circulera librement autour de lui.

Ne vous lassez pas de faire les manœuvres utiles pour ramener la respiration, et continuez-les durant plus d'une demi-heure, si le noyé ne respire pas. Quand la respiration et la vie seront rétablies, on fera prendre au malade quelque boisson chaude et cordiale telle que thé, café, vin, eau et eau-de-vie chaudes, si l'on peut s'en procurer. On le laissera à terre, s'il est trop fatigué et on enverra chercher un médecin à bord ou ailleurs pour le soigner.

Une dernière recommandation importante. Il existe, paraît-il, parmi les marins comme dans le public, un préjugé déraisonnable au sujet du transport des noyés. On ne manque jamais d'apporter au médecin un noyé pendu ou tenu par les pieds et la tête en bas. Est-ce dans le but de lui faire rendre l'eau qu'il peut avoir avalée? En tout cas c'est absurde, et très-nuisible pour le pauvre noyé. Cela seul pourrait le tuer, par congestion du cerveau, dans le cas où il aurait toute chance de revenir à la vie. Il faut donc se bien garder d'une pareille manœuvre. On portera le noyé la tête légèrement élevée par rapport au reste du corps, dans un endroit convenable. Puis on le remettra entre les mains d'un médecin, ou bien, à défaut de médecin, on lui appliquera le plus promptement possible, après lui avoir ôté ses vêtements, tous les soins prescrits ci-dessus.

De l'air de la mer ou air marin et de son action sur les gens de mer.

L'expérience nous enseigne que les marins se portent mieux à la mer que dans les ports, a dit, il y a plus de cent ans, un célèbre médecin de la marine hollandaise.

Pour avoir une idée nette et facile de l'air marin et de sa disposition autour du globe, il suffit de vous rappeler ce que nous avons dit au commencement de ce chapitre, touchant la configuration de la terre,

Autour de cette écorce ou enveloppe de terres et d'eaux, qui cache le centre, le *noyau* de la Terre, existe une deuxième enveloppe située au-dessus ou plutôt en dehors de la première qu'elle protège elle aussi et entoure de toutes parts. Cette deuxième enveloppe n'est pas visible à nos yeux. C'est ce que nous appelons ordinairement le Ciel, cet espace clair où flottent les troupeaux des nuées, où règnent les vents, où le soleil brille pendant le jour, où s'amassent les ténèbres pendant la nuit que tempèrent un peu les étoiles ; le ciel où rugit la tempête, où gronde la foudre, où menace la trombe ; le ciel enfin qu'interroge sans cesse l'œil des marins en se portant vers l'horizon où le ciel se confond avec les eaux.

Cette deuxième enveloppe est composée d'air, c'est-à-dire du mélange de deux gaz que nous connaissons : *azote* et *oxygène* qui, nous le savons, font partie du corps de l'homme. C'est l'oxygène qui nourrit notre sang qui lui-même nourrit nos organes. Cela est si vrai que l'on dit : Tel air, tel sang ; tel sang, tels organes, telle constitution ou santé.

Jugez d'après cela quelle est la puissance de l'air sur notre santé.

Le Créateur a donc fait l'homme non isolé au milieu des choses extérieures ; mais il l'a rattaché à tout ce qui l'entoure par les liens les plus nécessaires. Si les plantes et les animaux doivent lui fournir sa ration de nourriture habituelle, c'est-à-dire *le charbon* ou carbone, l'hydrogène et les matériaux de l'albumine dont il a besoin pour reparer ses organes, c'est l'*air environnant* qui lui doit donner de l'oxygène, et cela sans cesse depuis la première *inspiration* jusqu'à la dernière *expiration*.

L'air qui nous environne et nous nourrit s'appelle ordinairement et pour abréger, *atmosphère,* mot tiré du grec, qui veut dire *sphère de vapeur.* Nous savons, en effet, que l'air nous entoure avec la terre comme une enveloppe ronde composée de *gaz ou de vapeur* qui est l'air lui-même. Cette couche d'air est épaisse : elle n'a pas moins, suivant les calculs, de 100 à 200 ou même 300 kilomètres d'épaisseur. Nous savons que l'air est *pesant*, puisqu'un litre de ce gaz pèse *un gramme trois décigrammes.* Le poids ordinaire de la couche d'air qui est au-dessus de nous se calcule au moyen du *baromètre* dont la colonne de mercure sert à marquer le poids de cette couche. Elle s'élève à 761 millimètre au niveau et au bord de l'Océan ; elle est moindre de *quelques millimètres* dans l'intérieur des terres ; elle diminue à mesure que l'on monte sur les hautes montagnes ou les lieux très-élevés.

Cet air pèse donc sur nous d'un grand poids. mais comme la pression est la même sur tous les points de notre corps, il en résulte qu'il ne nous fatigue pas. Il y a plus, c'est que ce poids est nécessaire à *l'exercice* de nos fonctions, et les accidents qu'éprouve l'homme en s'élevant trop haut dans les airs sont dus en partie à cette diminution de pression de l'air qui devient plus rare à mesure qu'on s'élève davantage. L'air marin possède habituellement une pression ou un poids uniforme et plus considérable que celui de terre : et c'est là un motif de santé pour l'homme de mer.

L'air marin ne diffère pas beaucoup de celui de la terre sous le rapport de sa composition. C'est un *gaz* invisible, inodore ou sans odeur, sans goût; nous savons déjà qu'il est surtout composé de deux gaz, l'azote dans la proportion de 79, et l'oxygène dans la proportion de 21 pour 100 parties. Nous savons encore qu'il renferme un peu, mais très-peu d'acide carbonique que l'homme y rejette par l'*expiration* pour en débarrasser le sang.

Et ici permettez-nous de *mettre en panne* un instant pour vous faire admirer une fois de plus les lois sublimes qui gouvernent si merveilleusement l'univers et la vie de l'homme.

L'homme, avec les animaux, prend à l'air de l'oxygène pur et le lui rend impur, combiné ou réuni au carbonne sous la forme d'acide carbonique. L'homme et les animaux empoisonnent donc à chaque minute, chaque jour, leur principe de respiration. Mais les plantes qui respirent, elles aussi, par les feuilles qui leur servent d'une sorte de poumons, les plantes prennent dans le même air que nous, le carbone qu'elles emmagasinent dans leurs tissus et rejettent l'oxygène. Ainsi les plantes prennent le carbone nuisible à l'homme et lui rendent l'oxygène qui lui est utile; ainsi elles contrebalancent et au-delà, les effets nuisibles de la respiration de l'homme et des animaux; ainsi se maintient cet éternel équilibre qui assure les facilités de l'existence à l'homme, aux animaux, et aux plantes!

L'air de la mer ne contient que très-peu d'acide carbonique : il est, sous ce rapport, beaucoup plus pur que celui de la terre, surtout que celui des villes populeuses et resserrées.

L'air marin renferme encore de l'eau à l'état de vapeur invisible, ou quelquefois visible et formant ces nuages innombrables qui flottent dans le ciel. C'est la quantité plus ou moins forte de cette vapeur d'eau qui rend l'air marin plus ou moins humide. En général, l'air marin est un peu plus humide que celui de la terre, principalement auprès des côtes, au mouillage. L'humidité diminue au large où l'air est merveilleusement pur et sain. L'humidité de l'air augmente aussi dans les pays chauds, surtout quand la chaleur baisse, la nuit. Cette humidité, nous le verrons, est un des éléments les plus funestes de ces pays.

L'air de la mer contient quelques fines gouttelettes d'eau de mer qui sont jetées au milieu de l'air du navire par les vents, par les embrums, par le sillage du navire, et qui forment cette fine poussière humide et salée qui cause la salûre de l'air marin. Cette salûre n'est point nuisible à la santé, à moins qu'elle ne soit très-considérable, alors qu'elle imprégne les vêtements d'humidité.

En somme, la mer est la source d'une perpétuelle humidité pour le navire, soit que calme et chaude, elle exhale dans les airs embrasés ses brûlantes vapeurs, comme sous les tropiques; soit que turbulente et agitée, elle hérisse la crète de ses blanches lames d'une fine et humide poussière, comme dans les mers de nos côtes.

Les pluies, les brouillards, la rosée sont des causes encore plus grandes d'humidité. La *pluie et l'humidité* à la mer, tels sont les deux grands ennemis du marin, principalement dans les régions fraîches. La pluie est aussi un grand fléau des pays chauds, où la moyenne d'eau de l'année est quatre ou cinq fois plus considérable que dans nos parages.

Les brouillards sont formés par une quantité innombrable de petites vessies ou bulles d'eau, qui ont la funeste propriété de pénétrer très en avant dans les vêtements auxquels elles s'attachent et qu'elles pourrissent d'humidité. Les brouillards des mers du nord sont un double fléau pour l'homme de mer et pour les navires dont ils occasionnent si souvent la perte.

La rosée des nuits tropicales est non moins nuisible au marins. Ceux-ci trouvent un grand plaisir à se livrer au sommeil sur le pont au milieu de la chaleur des brûlantes nuits des tropiques. Mais la rosée est là comme un de leurs plus perfides ennemis qui les attend et les glace de fraîcheur. Il est ordinaire de trouver le matin, après les nuits brillantes et sereines, le pont des navires inondé par l'humidité de la rosée.

Cet air humide et froid du pont est très-malsain : il occasionne des bronchites ou rhumes, des maux d'yeux, des rhumatismes, des phthisies chez les individus à poitrine faible ou déjà attaquée, des coliques, des cours de ventre, des dysenteries, etc. La nombreuse suite de maladies produites par le passage brusque et instantané du chaud au froid vif et humide trouve sa principale cause dans cette exposition du matelot sur le pont pendant le sommeil.

Les hommes devront donc fuir cette fraîcheur qui les attire et les soulage pour un moment, mais qui leur devient traîtreusement mortelle, qui les prend d'un saisissement de froid d'autant plus funeste que le sommeil les empêche de le sentir et de l'éviter. Ils devront donc coucher dans les entreponts, à moins que l'établissement de tentes ou de tauds. au mouillage, par exemple, ne les préserve du froid humide de la nuit. Encore est-il imprudent de trop s'y fier. Mieux vaut transpirer un peu plus au poste de couchage que de courir les risques de contracter des maladies et des infirmités pour ses vieux jours. Car quelquefois ce n'est que longtemps après que les marins se voient frappés par les conséquences de ces imprudences. Comme les vieux soldats qui ont couché sur la terre humide et froide des camps et qui sont torturés par les souvenirs douloureux de la vie de *bivouac*, de même les vieux marins en sont plus d'une fois réduits, dans un âge avancé, à regretter d'avoir *roulé leur bosse* la nuit sur le pont; mais il est trop tard : les douleurs de nerfs et les rhumatismes se vengent sur eux de leur désobéissance aux conseils de l'hygiène.

Les orages et les effets de l'électricité, de la

foudre, sont un des dangers si nombreux qui hérissent l'existence du marin. Ils sont moins fréquents au large que sur les côtes; ils augmentent en allant des pôles, où ils sont rares, vers la ligne où ils éclatent avec fracas et produisent quelquefois des accidents graves. C'est dans ces brûlants parages qu'ils s'unissent à la chaleur étouffante et aux pluies torrentielles pour abattre les forces de la santé la plus robuste. Nous n'avons rien à dire ici des dangers de la foudre à bord des navires, si ce n'est que c'est principalement aux maîtres, sous la surveillance des officiers, qu'il appartient de veiller avec soin à l'entretien et à la bonne disposition des diverses parties du paratonnerre et de s'assurer que le tout est en bon état pour conjurer les effets de l'orage et neutraliser la foudre.

L'océan aérien est encore plus mobile que l'océan liquide des mers. Comme celui-ci, il a ses grandes marées; mais il a aussi des secousses soudaines et violentes qui retentissent sur les eaux de la mer qu'elles bouleversent, soulèvent et font mugir de la forte voix de la tempête.

Les vents, ces esprits de l'atmotphère qu'ils animent et purifient, sont les produits de cette perpétuelle agitation de l'air, qui elle-même est le produit de la distribution inégale de la chaleur sur la double enveloppe du noyau terrestre. L'air chauffé par les brûlants rayons du soleil des tropiques, remonte vers les hautes régions de l'atmosphère et vers les régions plus froides des pôles. Puis quand les grandes colonnes d'air venant des pays chauds se sont refroidies au pôle, en perdant peu à peu leur chaleur, elles redescendent lentement vers les régions de la ligne d'où elles étaient parties. C'est ainsi que nous assistons, en mer, à ces admirables voyages de l'océan aérien, des vents dont le souffle puissant constitue l'âme de la mer et goufle les voiles des « châteaux ailés qui volent sur les eaux, » qui assainissent et purifient tout à la fois le vaste domaine des mers. Les vents ont une vitesse très-variable, depuis les brises qui font un mètre par seconde jusqu'à ces tempêtes, ces *ouragans* et *cyclones* redoutables, qui parcourent 30, 40 et 50 mètres par seconde en renversant tout ce qui se trouve sur leur passage.

Les beaux vents alizés sont aussi favorables à la santé des équipages qu'utiles aux navires voiliers. S'ils charment la vue de l'homme de mer par le spectacle animé de ces élégants troupeaux de nuages roses qu'ils promènent dans les cieux azurés, ils lui fournissent aussi de l'air pur et vivifiant pour sa respiration. Ils raniment les santés défaillantes par leur fraîcheur et leur pureté. Mais près des côtes les vents sont à redouter. Car si parfois encore, messagers embaumés, ils nous apportent les senteurs et les parfums des côtes fortunées, bien plus souvent ils nous envoient sur leurs ailes empoisonnées des *miasmes* funestes, les germes de mort ou de maladies, de la fièvre des marais, de la peste, de la fièvre jaune, et de tous ces grands fléaux qui menacent les équipages. Tels sont les souffles empestés qui s'appellent : *harmattan* à la côte septentrionale d'Afrique, *sirocco* dans la Méditerranée, *khamsin* en Égypte, et *simoun* dans le grand désert.

En résumé, les vents, sous le rapport de l'hygiène, sont utiles pour assainir et purifier l'air de la mer : au large ils sont ordinairement secs et fortifiants ; l'homme de mer doit se baigner largement dans ces flots d'air pur et le respirer à pleins poumons, soit sur le pont, soit dans la mâture. Mais ils sont souvent nuisibles, dangereux par les circonstances qui les accompagnent ou les produisent : pluies, orages, tempêtes ; par la trop grande humidité ou la trop grande sécheresse ; mais principalement par leur funeste propriété de se charger, en les colportant, des principes des maladies les plus mortelles des pays chauds.

De la chaleur de l'air marin. — De la lumière.

Comme la sphère marine et terrestre, la sphère aérienne reçoit la chaleur des rayons du soleil. Elle les reçoit la première, elle s'en réchauffe et s'en pénètre intimement. Elle en laisse traverser un peu plus de la moitié et réfléchit ou renvoie le reste vers les espaces des cieux. Les rayons de chaleur qui ont passé au travers de l'atmosphère vont se perdre en grande partie sur la terre ou dans la masse des mers. Sur la surface de la terre, cette chaleur émanée du soleil est employée à vivifier les germes des plantes, à faire pousser les herbes des prairies, a faire mûrir les moissons, et à couvrir la terre de superbes forêts. Sans cette chaleur du soleil, la terre serait cachée sous une épaisse couche de glace et absolument inhabitable pour les animaux et pour l'homme.

C'est donc le soleil qui est l'âme et la vie de notre globe : et l'homme est véritablement le fils du soleil. C'est ce qui a fait dire à un grand poète :

> Mais... ton sublime Auteur défend-il de le croire !
> N'es-tu point, ô soleil, un rayon de sa gloire !
> Quand tu vas mesurant l'immensité des cieux,
> O soleil, n'es tu point un regard de ses yeux ?
>
> (LAMARTINE.)

La partie de la chaleur du soleil qui pénètre dans les mers va réchauffer jusqu'au fond de ces mystérieux abîmes qui ne sont peuplés de myriades de petits animaux, que parce qu'ils reçoivent et emmagasinent de la chaleur et de la lumière.

Sous la même latitude, la mer et l'air marin ont une température plus égale et plus uniforme que la terre et l'air terrestre. Car les mers s'échauffent moins vite que les terres, mais aussi elles perdent moins vite leur chaleur. En outre les mouvements et la marche du navire, surtout des navires à voile, donnent de la fraîcheur à bord. Au large et sur les navires à voile on compte rarement plus de trente degrés de chaleur au thermomètre et à l'ombre; et c'est par les grands calmes seulement ou aux mouillages près et à l'abri des terres chaudes que les équipages souffrent de la trop forte chaleur. Il y a aussi moins d'écart, en mer qu'à terre, entre la chaleur du jour et celle de la nuit.

Nous traiterons plus loin et bientôt des effets sur la santé du marin, de la chaleur en excès ou en moins, c'est-à-dire des pays chauds et des pays froids.

La lumière du ciel qui nous vient aussi du soleil dans les mêmes rayons que la chaleur, et un peu des autres astres, est l'un des besoins de l'homme, des animaux et des plantes. Pour l'homme elle est l'agent qui excite les organes nerveux et le cerveau qui la reçoit ou du moins qui en reçoit les effets bienfaisants par le miroir des yeux. C'est la lumière qui nous fait apercevoir les beautés de la création. C'est elle qui a fait pénétrer le plus de secrets au génie de l'homme. C'est avec des rayons de lumière et des morceaux de verre taillés et arrangés d'une certaine façon d'après les principes de la physique, que la vue de l'homme a pu pénétrer jusque dans les gouffres des cieux pour y découvrir, avec le *télescope*, des millions de soleils invisibles à l'œil qui est trop faible pour les apercevoir. Nous savons déjà que c'est le *microscope*, autre instrument inventé par la connaissance des lois de la lumière, qui nous a dévoilé une partie des merveilles du corps humain, et nous a fait apercevoir des milliards de petits animaux et de petits objets, là où notre œil ne voyait que des ténèbres.

Mais la lumière des cieux est encore nécessaire aux plantes et aux animaux pour les développer et pour les faire vivre. L'homme plongé dans l'obscurité continuelle ne peut jouir de la plénitude de sa santé. Il s'étiole comme la plante, il devient d'une pâleur maladive, il tombe dans l'*anémie*. Cette maladie est causée par la trop grande pauvreté du sang en *globules rouges;* car la lumière est nécessaire à la vie de ces globules qui sont eux-mêmes nécessaires à la santé. Voilà la raison des pâles couleurs et du teint blême des gens de mer qui ne voient que trop peu les rayons du soleil : des caliers, des soutiers, des hommes de la machine.

La conséquence de tout cela, c'est qu'il faut que l'homme de mer s'abreuve de soleil et qu'il se baigne abondamment dans des flots de lumière, sur le pont, quand le soleil est tempéré. Car nous verrons tout à l'heure que la lumière et la chaleur, quand elles sont trop fortes, occasionnent des accidents graves, dans les pays chauds, et dont il convient de se préserver par les moyens que nous indiquerons.

Des climats chauds, tempérés et froids. — De leur action sur la santé de l'homme de mer. — Des maladies qu'ils produisent et des moyens de les prévenir.

Autrefois toujours, aujourd'hui c'est encore ce qui arrive le plus souvent, l'homme placé dans les conditions ordinaires naissait, vivait et mourait dans le même pays; sa vie se renfermait dans un cercle nécessairement fort limité. De tout temps le marin a embrassé une autre destinée. La mer, la vaste mer est le large théâtre sur lequel il passe la majeure partie de son existence. Or, si les mers baignent les côtes des pays fertiles et tempérés comme l'Europe, elles entourent aussi et les glaces éternelles des pôles et les plages brûlées de l'équateur.

Le marin est donc ce voyageur que les événements de mer et les nécessités de la navigation poussent successivement sur toute la surface des océans, et qui est obligé de passer dans l'espace de quelques jours, d'un froid glacial à une chaleur brûlante, ou réciproquement. Comment cet homme peut-il supporter, sans succomber, des effets si contraires? C'est grâce à l'admirable flexibilité ou souplesse du corps humain qui se plie à presque tout. C'est parce que notre mécanique merveilleuse peut, elle-même, faire de la chaleur suivant ses propres besoins, comme nous nous en sommes assurés au commencement de cet entretien.

Dans les pays chauds, l'homme rejette au dehors la chaleur qu'il a en trop, par la sueur et la transpiration; dans les pays froids, au contraire, il fabrique de la chaleur avec ses aliments pour se pourvoir contre le refroidissement extérieur.

Ainsi et pour d'autres raisons nombreuses encore, la chaleur est l'agent ou la chose qui agit le plus vivement sur le corps humain dans les pays les plus contraires et les plus divers. Le soleil en distribuant à la terre sa chaleur d'une façon inégale a fait les saisons de nos pays : il a fait de même la diversité et l'opposition des *climats* au sein desquels est appelé à vivre l'homme de mer.

Que doit-on entendre par *climat ?*

Rappelez-vous la manière dont on a divisé la surface des terres et des mers en bandes parallèles à la ligne ou en degrés de latitude. Eh bien ! les savants qui se sont occupés des diverses propriétés de l'atmotphère et surtout de la distribution de la chaleur dans l'air sur la superficie des différentes parties du globe, ont imité cette division d'une façon qui convenait au sujet de leur étude. Ils ont appelé *climat*, d'un nom grec qui signifie bande, une large bande ou ceinture de terres et de mers qui est caractérisée par une quantité égale de chaleur et de lumière qu'elle reçoit du soleil. Comme les degrés en latitude, les climats sont parallèles à la ligne, et ils se comptent à partir de celle-ci en allant vers les deux pôles. Mais il y a des différences entre les climats et les degrés en latitude. D'abord les divisions ne se correspondent point, et le nombre des premiers est bien moindre que celui des seconds.

Certainement on pourrait établir un très-grand nombre de climats de moins en moins chauds depuis la ligne jusqu'aux pôles. Mais quand on ne s'en occupe que par rapport à l'étude de l'hygiène, comme c'est ici le cas, on peut les réduire à trois climats principaux qui sont : climats *chauds*, climats *tempérés* et climats *froids* ou *glaciaux*.

Nous allons d'abord prendre une connaissance générale de chacun de ces climats avant de passer en revue les particularités de leur influence sur la santé des marins ou des hommes qui les habitent.

Les *climats chauds* ou pays chauds comprennent cette immense ceinture de mers et de terres situées au nord et au sud de la ligne jusquau 30e degré de latitude à peu près.

Aux environs de la ligne, la chaleur ou la température moyenne de l'année est d'environ 30 degrés; à mesure qu'on s'éloigne en remontant vers le nord ou en descendant vers le sud, la température moyenne diminue lentement; mais vers le 30e degré de latitude, elle est encore d'une vingtaine de degrés.

Les climats chauds comprennent : le milieu de l'Afrique, ce grand désert brûlant qui est comme à cheval sur la ligne; l'Amérique du milieu et du sud, l'Asie du sud, l'Inde, la Chine du sud, etc., ainsi que les mers qui baignent ces grands continents.

La chaleur est presque uniforme dans ces climats durant le cours d'une année; du moins les saisons n'y sont que très-peu marquées.

Cette vaste région porte aussi le nom de région *intertropicale* ou région d'entre les tropiques, par cette raison que la plus grande partie est comprise entre les deux tropiques.

C'est elle qui sert de lieux de stations et de croisières au plus grand nombre des navires : c'est dans les mers tropicales que se font les deux tiers au moins des campagnes de navigation. Cela seul suffit à démontrer tout l'intérêt qu'elle offre pour les marins.

Les *climats tempérés* ou pays tempérés sont composés de cette large bande terrestre qui, dans chaque hémisphère, touche d'un côté à la limite des climats chauds, vers le 30e degré de latitude, et de l'autre, finit vers le 60e.

La ceinture des climats chauds est unique, car les climats chauds du nord et ceux du sud se réunissent, en se touchant, sur la ligne pour ne former qu'une seule région qui occupe le centre ou partie la plus large du globe. Mais il y a deux régions distinctes de climats tempérés, celle du nord et celle du sud. C'est dans les climats tempérés du nord qu'est située l'Europe que nous habitons, qui est le pays tempéré par excellence et où la température est variable et en rapport avec les quatre saisons de l'année. En prenant la chaleur moyenne de toute une année dans ces climats, on trouve qu'elle s'élève à 20 degrés au plus et qu'elle descend à 5 au moins; ce qui donne une moyenne de 12 degrés et demi de chaleur.

Enfin les climats froids ou glaciaux vont du 60e degré de latitude, dans chaque hémisphère, au pôle nord ou au pôle sud. Ces régions sont en grande partie couvertes de glaces qui ne fondent jamais ou qui du moins sont remplacées par d'autres à mesure qu'elles fondent. Le froid y descend jusqu'à 20, 30 et même près de 60 degrés au-dessous de zéro en hiver. L'Islande, au nord, est sur la limite où finissent les climats tempérés et où commencent les climats glaciaux. Ces régions voient constamment la lumière du soleil pendant six mois de l'année, et pendant les six autres elles sont plongées dans la nuit perpétuelle.

Maintenant que vous connaissez suffisamment ce qu'on entend par climats, nous allons passer ensemble en revue tout ce qui dans un climat concerne la santé. Et ici nous étendrons, nous élargirons encore la signification du mot climat. Car, en réalité, le climat, comme on le comprend en médecine, sert à désigner l'ensemble des variations de l'air, de la terre et des mers, qui agissent sur nos organes d'une manière sensible. Le climat comprend donc : la température ou degré de chaleur, l'humidité, les changements du baromètre ou de la pesanteur de l'air, le calme de l'atmosphère, les vents, la plus ou moins grande quantité d'électricité de l'air, la pureté ou la présence dans cet air de *miasmes* ou exhalaisons plus ou moins funestes à la santé, enfin le degré ordinaire de transparence et de sérénité du ciel, qui agit aussi puissamment sur le moral de l'homme.

Tous ces agents dont la réunion et la combinaison variée produisent *les climats,* nous les avons étudiés brièvement à part, au commencement de ce chapitre, de même que nous avons, en tête de nos entretiens, étudié séparément le mécanisme de chaque organe de notre corps pour arriver à en mieux saisir l'ensemble, de même enfin qu'il faut bien étudier chacune des pièces d'une machine ou chaque partie d'un *appareil* afin de connaître le tout. Mais de même que tous les organes du corps *fonctionnent* en même temps pour produire ou entretenir la vie; de même que tous les rouages d'une machine travaillent et marchent ensemble pour engendrer le mouvement final qui est la force de la machine ; ainsi tous les agents divers de l'air et de la terre, c'est-à-dire tous les agents *d'un climat,* agissent de concert ou à la fois pour maintenir ou déranger notre santé. Dans cette lutte de l'homme avec les choses extérieures, comme dans la lutte du navire avec les éléments, dans ce voyage à travers la vie, comme dans les voyages à travers les les océans, la santé de l'homme de mer, comme le vaisseau, devra, sous peine de sombrer, éviter bien des écueils et manœuvrer bien habilement pour arriver au port tant désiré.

De l'action des climats tempérés.

Nous commençons par examiner l'action des climats tempérés sur la santé de l'homme de mer ; car c'est dans ces pays qu'il est ordinairement né : c'est là qu'il a vu se développer sa santé, là enfin qu'il vient se retremper après les longues campagnes sur le sol qui l'a nourri, le sol sacré de la patrie, et au milieu de cet air vivifiant qu'il a respiré pour la première fois, au sein de sa famille et parmi ses concitoyens.

D'un autre côté, l'étude des pays tempérés qui sont les nôtres nous servira de point de comparaison entre leur action mieux connue et celle des autres climats que nous connaissons moins bien.

Dans notre belle et chère France, nous avons un exemple d'un climat tempéré par excellence, c'est-à-dire modéré, bien équilibré. En allant au fond des choses, nous trouverions peut-être que certaines localités de notre pays sont douées d'un climat doux, que d'autres ont un climat un peu plus froid et dur, et qu'enfin une grande partie jouit, à vrai dire, d'un climat tempéré.

Mais laissons là ces faibles nuances, et voyons les conditions et les effets du climat tempéré en masse de la France.

Chacun de vous connaît ce que sont les quatre saisons qui marquent le caractère véritable d'un climat tempéré.

1° Pendant l'*Hiver*, des vents froids, des pluies abondantes et froides, des brouillards, de la neige et de la glace, des nuits sombres et longues, des jours courts et éclairés par un soleil pâle, une température basse et humide, tendraient à affaiblir la santé si notre machine ne déployait un travail proportionnel aux besoins de la vie. Alors l'estomac et les organes de la digestion redoublent d'énergie et de vigilance ; ils digèrent beaucoup d'aliments pour envoyer au sang une grande somme de combustible afin de faire de la chaleur pour activer la machine et résister au froid extérieur qui enlève de la chaleur au corps. Les poumons respirent en conséquence beaucoup d'air pour faire brûler le charbon des aliments dans le corps, et entretenir ainsi le flambeau de notre vie. Malgré tous ces efforts, le froid et l'humidité glacent souvent le corps, et occasionnent, de la sorte, des maladies inflammatoires, des rhumes, des rhumatismes, des fluxions de poitrine, des maux de gorge, etc.

II° Le *Printemps* est une saison très-mobile. Vers l'équinoxe de mars, la masse de l'atmosphère est ébranlée et secouée par la tourbe des vents qui soufflent de tous les points de l'horizon. C'est la saison des tempêtes. Le soleil prend de l'éclat, mais les jours sont chauds et les nuits fraîches ou froides ; il y a une grande disproportion de chaleur entre ces deux parties de la journée. La fonte des neiges, les vapeurs humides apportées par les vents de sud-ouest, les rosées, les gelées blanches de la nuit, les brouillards du matin font de la première partie du printemps une saison mobile, humide, froide et se ressentant de l'hiver. La seconde moitié ou le dernier tiers du printemps sont ordinairement meilleurs, quoiqu'il y ait encore de très-grandes variations de température. Pendant cette saison, tout être, et surtout l'homme éprouve des sensations qui le revivifient ou le font presque renaître à la vie : la santé s'épanouit ici comme les fleurs, au beau soleil du printemps. Une telle saison agite et secoue les organes et les fonctions. C'est une saison d'épreuves : elle fortifie les santés vigoureuses et affaiblit ou ruine les constitutions frêles et maladives. Aux inflammations elle ajoute les catarrhes, les fièvres typhoïdes, les fluxions de poitrine, les phthisies, les fièvres de la variole, de la rougeole. L'ennemi le plus dangereux et le plus perfide de cette saison, c'est le passage rapide de la chaleur à la vive et saisissante froidure de la nuit.

III° L'*Été* est la saison de la grande chaleur, de la sécheresse, de la pureté du ciel, des ardeurs brûlantes de la canicule. Dans ces conditions, les organes de la digestion languissent : les poumons se reposent aussi : la machine n'a plus besoin que d'une quantité moindre de chaleur. La peau travaille beaucoup pour rejeter au dehors la chaleur en excès et l'eau des sueurs : de même le foie fabrique beaucoup de bile. Les reins ne donnent que peu d'urines, parce que l'eau s'en va par la peau.

Vous remarquerez ici que la peau et les reins travaillent dans le même sens, comme les poumons et le foie semblent s'associer pour la même besogne. Quand les poumons se reposent le foie travaille beaucoup pour purifier le sang, et réciproquement. Quand les reins diminuent leur travail, la peau augmente le sien, et réciproquement aussi.

Telle est la loi établie par le Créateur: la loi d'association et de partage dans le travail de nos organes. N'est-ce pas ainsi que nous agissons dans les choses habituelles de la vie ?

Mais revenons vite à notre belle saison d'été : pas si belle pourtant pour la santé. Le foie travaille trop quelquefois : alors il devient malade, il jette de la bile dans le sang et produit la *jaunisse*, habituelle à l'été. Il y a aussi des irritations de l'estomac qui, lui, se trouve mal de ne faire que peu de chose ; il y a des flux de ventre, des dyssenteries, du choléra, etc., des inflammations des enveloppes du cerveau, produites par les coups de soleil, des apoplexies, etc. Se garantir autant qu'on le peut de la trop vive exposition au soleil, ne pas s'engouffrer une grande quantité d'eau froide quand le corps est en nage, ne pas manger d'aliments trop échauffants, voilà les principales précautiens à prendre en été.

IV° L'équinoxe d'*Automne* renouvelle les luttes des vents contraires, les mélanges des calmes et des tempêtes de l'atmosphère et le bouleversement des éléments. Chaud au commencement, comme l'été, froid et humide à la fin, comme l'hiver, pluvieux sombre et brumeux, l'automne affaiblit le corps et l'âme qu'il attriste. Il expose le corps à une foule de maladies: la dyssenterie, les fièvres typhoïdes, les rhumes, les rhumatismes, les fièvres des marais qui ont commencé en été et qui fatiguent la santé en automne.

Le printemps et l'automne qui passent pour être des saisons modérées, sont donc fort loin d'offrir des garanties pour la santé. Car rien n'est plus nuisible que leurs brusques changements de température et leur continuelle mobilité jointe à la grande disproportion entre la température des jours et celle des nuits.

Ainsi que vous le voyez, ce qui caractérise l'action de notre climat natal sur la santé, c'est la perpétuelle mobilité, la continuelle agitation de cette action elle-même qui subit des changements en rapport avec ceux du climat. En somme, les saisons se succèdent insensiblement, c'est-à-dire peu à peu en se mettant à la place les unes des autres, sans trop de brusquerie ni de promptitude. Tout s'enchaîne et se renouvelle pour exciter doucement l'exercice de nos organes sans les trop violenter. C'est de l'action combinée et modérée de tous ces balancements de l'atmosphère de notre climat que résultent la vigueur et l'énergie de notre constitution et de notre santé.

Car la santé n'est point et ne peut pas être une chose absolument fixe : c'est un équilibre instable ou flottant ; c'est un balancier trop sensible pour garder le repos complet ; c'est encore, suivant une comparaison maritime, l'image de la frégate fine voilière dont le sillage n'est jamais plus rapide que lorsqu'elle est agitée d'un léger roulis : alors, gracieusement penchée sur le flanc, elle lutte de vitesse avec le vent, file et se dérobe en se berçant entre les lames.

De l'action des climats chauds sur la santé de l'homme de mer.

Nous connaissons la haute élévation de la température des pays chauds qui n'est pas au dessous, en moyenne, de 30 à 20 degrés centigrades dans le cours d'une année. Elle varie, mais faiblement, suivant les mois, de sorte que les saisons ne sont que fort peu marquées. On ne peut distinguer ici que deux saisons principales, l'une appelée *sèche* pendant laquelle l'air est un peu rafraîchi par de belles brises régulières; l'autre, dite *pluvieuse* ou *hivernage*, remplie par des calmes étouffants ou par des orages accompagnés de pluies torrentielles. C'est, par exemple, à la côte d'Afrique, la saison des tornados ou *tornades*.

A la chaleur considérable du jour succède la fraîcheur de la nuit; mais cette fraîcheur n'empêche pas que la chaleur brûlante et humide des pays chauds, persistant en toute saison et pendant tout le cours d'une année, ne soit l'une des causes les plus fortes d'affaiblissement et l'un des plus grands dangers pour la santé des marins. Chaleur uniforme, lourde, humide, accablante, voilà le grand fléau de la navigation dans les mers des tropiques, et principalement aux mouillages près de terre. Les pluies qui inondent la terre et les mers, l'humidité qui imprégne l'air, rendent particulièrement malsaine la saison de l'*hivernage*. La rosée provenant de la fraîcheur des nuits combinée avec la haute chaleur des jours, est l'inconvénient le plus grand de la saison sèche.

Le premier effet de la chaleur et des autres agents des pays chauds, c'est d'exciter l'ensemble du corps humain, et d'activer le jeu des organes et des fonctions. Sous l'action de la chaleur élevée qui dilate tous les corps de la nature, il semble que les parties solides et les parties liquides du corps humain soient augmentées de volume : il y a comme un gonflement général du corps. Chacun éprouve une sorte de malaise dû à l'agitation causée par la trop forte chaleur. Il semble que la vie et la santé débordent : la peau rougit, le cœur précipite ses battements, le cerveau s'anime ; il y a surabondance d'activité de presque tous les organes. Mais comme l'Océan soulevé par une folle tempête retombe à plat au bout de quelques jours ; ainsi la santé un instant fouettée par les agents très-excitants des climats chauds, redescend épuisée à un état de langueur et de faiblesse dangereuses, au bout de quelque temps de séjour dans ces pays. C'est ce qui se passe sur les équipages des navires faisant campagne dans les mers des climats brûlants. Leur vigueur tombe au-dessous de son niveau ordinaire. Chacun se fait remarquer par la pâleur du teint, de la peau, des lèvres, des yeux; l'appétit diminue et quelquefois même se perd; le corps s'alanguit et devient mou et paresseux; les forces semblent se fondre et s'échapper avec les sueurs fatigantes.

Les hommes voués aux travaux devant les feux éprouvent une faiblesse encore plus profonde et plus rapide; tels sont les gens de la machine, les boulangers, les cuisiniers, etc.

Les fonctions du cœur et des poumons d'abord augmentées, sont assez vite amoindries. L'appétit est, avons nous dit, languissant: la bouche est sèche, la salive, rare; l'estomac, engourdi par la chaleur et le repos, recherche les aliments qui le réveillent et l'amorcent. La soif est continuelle à cause du besoin de remplacer dans le sang la grande quantité d'eau qui s'en échappe par les sueurs. Les intestins sont paresseux : il y a de l'échauffement du ventre, parce que les liquides des glandes de l'intestin manquent pour faire glisser facilement les garde-robes, résidus des digestions lentes et pénibles dans ces conditions.

Le sang circulant lentement s'accumule et s'emmagasine dans les petits canaux du foie qui, comme vous le savez, se comptent par millions. Le foie se trouve chargé d'un travail extraordinaire entre tous les autres organes, avec la peau, dans les climats chauds. Il fait beaucoup de bile au début, pour faire sortir par là le carbone que l'oxygène des poumons n'est plus suffisant à brûler. La bile est rejetée au dehors du corps surtout par les garde-robes; voilà pourquoi, quand on s'observe dans les pays chauds, on remarque que les matières rendues par en bas, sont beaucoup plus vertes, beaucoup plus bilieuses que dans les climats froids. Cette remarque n'a échappé à personne d'entre vous, sans aucun doute. Cette augmentation de la bile n'est qu'un phénomène passager et propre au commencement du séjour dans les pays chauds. Comme tous les autres organes, le foie ne tarde pas à voir diminuer sa fonction, surtout si le séjour doit se prolonger pendant plusieurs années. Les urines sont rares et rouges, chargées de parties solides, parce que l'eau sort principalement par la peau.

Les organes nerveux et surtout le cerveau sont d'abord fortement excités: l'imagination devient plus ardente, les idées naissent plus nombreuses, les sens sont suractivés : le goût pour les plaisirs de l'amour devient plus pressant. Mais ces excitations factices dégénèrent assez vite en un affaissement général. Le sang appauvri nourrit mal le cerveau qui s'affaiblit comme le reste des organes nerveux et de là naissent des causes de maladies nerveuses qui ne sont pas rares dans les climats chauds chez les personnes faibles.

D'après tous ces phénomènes qui se passent chez l'homme de mer dans les pays chauds il est facile de voir que l'abondante transpiration par la peau a un but salutaire; elle débarrasse le corps d'une trop grande quantité de chaleur qui lui serait nuisible et mortelle, puisque nous savons que la vie cesse dès que la température générale du sang s'élève de quatre à cinq degrés audelà de sa chaleur normale ou 37° et demi. Car il ne faut pas oublier que les pertes considérables de chaleur que le corps cède à l'air environnant dans les pays froids, n'existent point dans les pays chauds où l'air environnant est ordinairement presque aussi chaud que le corps lui-même. Il en résulte pour le corps la nécessité de faire peu de chaleur et d'en perdre beaucoup par la transpiration dans les climats chauds.

Telle est la loi principale de la santé pour ces pays. Nous verrons ses conséquences.

Les maladies occasionnées par les causes nombreuses que nous venons d'examiner, dans les pays chauds, forment un long et lugubre cortège au milieu duquel navigue l'homme de mer.

Les inflammations sont plus rares que dans nos pays : les maladies des nerfs et les maladies causées par la pauvreté du sang et la faiblesse de tout le corps sont fort nombreuses. En effet la faiblesse, ou ce que les médecins ont nommé l'*anémie*, telle est la source première de la plupart des maladies de ces pays. Vous savez déjà que par anémie l'on entend cet état mauvais du sang, lequel ne possède plus suffisamment de ces beaux globules rouges qui servent à nourrir les organes, à leur porter de l'oxygène, et à en rapporter de l'acide carbonique qui les rend noirs, mais dont ils se débarrassent dans les poumons pour recommencer leur course éternelle. L'anémie est le fond des maladies des pays chauds. Elle provient de l'affaiblissement durable et persistant qui, dans ces pays, succède vite à l'excitation fugitive des premiers temps.

Les maladies des poumons ou de la poitrine, telles que rhumes ou fluxions de poitrine, sont beaucoup plus rares ici que dans nos pays. Cependant quelquefois il se déclare des épidémies de rhumes par l'effet du refroidissement subit et fort des nuits par rapport au jour ; mais ces rhumes ne sont pas, d'ordinaire, très-graves. Une maladie terrible, la phthisie des poumons ou maladie mortelle des poitrinaires, contrairement à la croyance de nos pères, y est d'une fréquence et d'une violence extraordinaires.

Elle devient plus grave et plus funeste par le fait même de la navigation et des vicissitudes de la mer. Aussi les médecins de la marine ont-ils soin de soustraire à ces chances pernicieuses de la navigation dans les pays chauds, les hommes qui sont atteints de cette maladie.

La phthisie frappe, hélas ! bien cruellement nos pauvres gens de mer, soit à terre, soit à bord, dans ces pays ; elle fait de nombreuses victimes parmi eux. C'est ce qu'il n'est que trop pénible de vérifier au retour de ces longues campagnes dans le cours desquels l'impitoyable maladie a moissonné plus d'une existence, et en a frappé souvent plusieurs autres, qui n'auront plus la consolation de recouvrer dans leur foyers une santé si profondément minée par le mal de poitrine. En mer et dans les pays chauds, cette maladie marche plus vite que dans nos pays où elle est loin d'être rare. Chez nous, en effet, ordinairement elle chemine sourdement et à petits pas : elle galope dons les climats chauds pour précipiter plus vite la ruine du malheureux poitrinaire.

Des palpitations de cœur, des difficultés de respirer sont causées quelquefois, ici, par la faiblesse et l'anémie.

Mais ce sont les maladies du ventre qui sont les plus mortelles et les plus fréquentes : perte d'appétit, maux d'estomac, diarrhées ou flux de ventre, vomissements de bile, échauffement des intestins, dyssenteries et maladies du foie, plus nombreuses à terre qu'à bord des navires.

La trop grande et trop brusque chaleur cause des maux de tête, des éblouissements, de l'oppression de la respiration, de la difficulté avec envie fréquente de lâcher des urines, un sentiment général de malaise et d'étouffement. Quand on éprouve ces signes-là, il faut prendre des précautions : il faut boire modérément des boissons froides, il faut s'inonder le corps d'eau fraîche, se tenir sur le pont du navire au frais, non au soleil ; enfin si ce grand malaise et cette grande faiblesse persistent quelques temps, il faut s'adresser au médecin et lui faire part des accidents qu'on ressent. Mais ces accidents-là sont à craindre surtout chez des matelots pris de boisson, ivres et par exemple, couchés sous le soleil, quand ils sont à terre, ou en bordée. C'est là un danger qui les menace particulièrement quant ils sont dans cette dernière condition.

La peau, à chaque instant traversée par des courants de sueur, est irritée continuellement, dans les climats chauds: elle est le siége de ces boutons rouges appelés *bourbouilles*, excellent signe de santé, mais qui donnent des démangeaisons quelquefois difficiles à supporter: on les adoucit par l'usage des ablutions avec de l'eau fraiche.

La trop vive lumière des pays chauds peut occasionner des maux d'yeux, des éblouissements, de l'affaiblissement de la vue, et cet état singulier des yeux qui ne permet plus d'y voir clair dès que le soleil est descendu au-dessous de l'horizon. Il convient donc de se protéger contre les rayons du soleil au moyen de chapeaux de paille ou de coiffes blanches placées pardessus la casquette. Les matelots se garderont bien de s'exposer, en dormant dans les hunes, à l'ardeur du soleil des tropiques qui leur occasionnerait des *insolations*, de vraies brûlures; ils se garderont également, soit à terre, soit dans les embarcations, d'être à découvert en demeurant immobiles sous le soleil.

Telles sont les principales maladies dont les causes sont bien connues et dont on peut se préserver, au moins dans la plupart des cas.

Mais il est une autre file de maux moins bien connus dans leurs causes, quoique tristement célèbres par la mortalité qu'ils occasionnent parmi les équipages. Sous l'action peu connue mais puissante de la chaleur et de l'humidité de l'air d'un côté, et de l'autre sous la même action du sol et des terres humectées d'eaux dormantes, infectées par les débris des plantes et des animaux de toutes espèces qui y grouillent par millions, il s'exhale des contrées chaudes des sortes de vapeurs invisibles, qu'on nomme des *miasmes*, mot qui signifie souillures. Car ces miasmes souillent et corrompent l'air en s'y répandant. De l'air il passent dans le sang de l'homme, sans doute par les poumons et vont vicier le sang et infecter les organes.

Les miasmes exhalés par les immenses marais et marigots qui bordent les côtes des mers chaudes de notre globe produisent les fièvres *d'accès*, nommées aussi fièvres *intermittentes*, *bilieuses*, *pernicieuses*, ou bien encore fièvres *paludéennes*, mot qui veut dire fièvres des marais.

La mer, la haute mer, le large, ne sont souillés par aucun de ces miasmes ; l'air pur et vivifiant qu'on y respire préserve de ces maladies. Mais la terre et son voisinage, la navigation dans les rivières de ces pays, les mouillages sous le vent de ces terres exposent les équipages à les contracter.

Il existe d'autres grands fléaux appelés maladies *épidémiques*, ou *épidémies*, mot qui signifie maladies populaires, parce qu'elles ravagent les populations à la fois ; parce qu'elles attaquent en même temps et dans le même lieu un grand nombre de personnes. Ce sont la fièvre *jaune*, le *choléra*, les *typhus* et la *peste* ; elles s'abattent malheureusement quelquefois sur les équipages qui sont obligés de fréquenter les lieux où elles règnent.

Voilà pourquoi les commandants de navires ont raison de ne laisser les hommes descendre à terre que le moins possible dans ces pays, parce que ces terribles maladies peuvent être communiquées et rapportées à bord par ceux qui auraient commis l'imprudence de s'exposer à les contracter à terre en y respirant l'air impur sans nécessité.

Connaissant maintenant les maladies des pays chauds et leurs causes, il vous reste à tout faire, chers lecteurs, pour les éviter vous-mêmes et aussi pour les faire éviter aux autres. Ceci s'adresse aux Maîtres qui ont fréquemment, à terre, par exemple, la surveillance des hommes en ce qui regarde la discipline et les précautions à prendre contre les maladies.

Il est convenu, entre nous, une fois pour toutes, que vous éviterez l'exposition imprudente à l'insolation ou aux effets nuisibles de la trop forte chaleur du soleil. Les vêtements des pays chauds sont légers, larges et flottants ; la coiffure est ample et adaptée aux climats, cela est encore entendu. Quand les nuits froides et humides succèdent à des journées chaudes et brûlantes, l'autorité qui a le commandement du navire ordonne le changement de vêtements, le remplacement, par exemple, du pantalon blanc par le pantalon bleu, la mise de la chemise de coton rayée, etc., etc. Ce sont là d'excellentes mesures de précaution, et les maîtres seraient coupables de les négliger pour leur part et de ne pas les faire exécuter rigoureusement par les hommes. Ce sont là des ordres d'hygiène qui sont de la même importance que les ordres du service ordinaire.

Nous verrons un peu plus loin que les aliments doivent être pris à dose très-modérée dans les climats chauds, pour ne pas nuire à la santé. Nous verrons aussi qu'il faut y fuir les excès des boissons fermentées comme les serpents de ces pays. Car l'ivresse est aussi dangereuse ici que le venin des reptiles. C'est avec de l'eau fraîche bue avec modération, c'est avec des boissons légèrement acides, avec des fruits sains, à terre ou au mouillage, qu'il convient de calmer la soif gênante des pays chauds.

C'est principalement quand vous descendez à terre soit seuls, soit pour les besoins du service, que vous devez prendre ou faire prendre toutes les précautions nécessaires pour ne pas vous exposer inutilement aux maladies des climats chauds. Evitez, dans ces circonstances, d'aller courir dans le pays dont les miasmes vous empoisonneraient infailliblement en vous donnant les fièvres. Sachez que l'insolation ou l'exposition au soleil contribue beaucoup à causer les fièvres graves qui peuvent devenir pour vous une cause de mort même très-prompte, en quelques heures. Que d'hommes, dans les pays chauds, sont victimes de leur insouciance et de leur imprudence ou même de leur ignorance de toutes ces choses! Gardez-vous bien d'aller boire, non pas seulement des alcools pernicieux, mais aussi des eaux trop souvent malsaines de ces pays, de manger des fruits que vous ne connaissez pas et qui peuvent être de violents poisons. Et quand vous rentrez à bord, si vous êtes mouillés, si vos effets sont trempés par la pluie ou par les sueurs, changez de vêtements.

C'est au moyen de ces mesures générales et d'une foule d'autres que nous ne pouvons pas vous indiquer dans ce court entretien, mais que la réflexion vous suggèrera, sans aucun doute, c'est au moyen de ces précautions que vous éviterez ou diminuerez de beaucoup les chances de maladies qui, comme vous le savez, menacent la vie et la santé des gens de mer dans les pays chauds.

De l'action des climats froids sur la santé de l'homme.

Nous quittons les plantureuses forêts vierges des tropiques et les prairies immenses couvertes d'herbes touffues, pour nous élever vers les pôles. Ici la végétation des plantes et la vie des animaux sont aussi chétives et aussi rares qu'elles étaient prodigieusement prospères dans les climats chauds. Quelques touffes de mousses, de maigres herbes rampantes sur le sol, quelques bouquets de sapins et de bouleaux, puis le désert de la glace nue, voilà pour les plantes de ces régions désolées. Les animaux, ne pouvant vivre sur la terre glacée, se sont réfugiés au fond des mers dont la température moins froide leur permet d'exister. Les mers glaciales et les pôles sont entourés d'une infranchissable ceinture de neiges et de glaces, barrière que le génie du plus hardi navigateur n'a pas pu entamer.

Les pays froids proprement dits sont compris entre les régions dont la température de l'année est de cinq degrés, et les parages plus élevés vers les pôles où la température moyenne ne dépasse pas le zéro du thermomètre. En Europe, Stokholm au sud, et le cap nord (en Norvége) au nord, limitent cette bande de terre. Les mers d'Islande y sont comprises. Au delà, en allant vers le pôle nord, ce sont les climats glacés, dont la température est variable entre le zéro du thermomètre et le froid qu'accuse le même instrument en marquant 20, 30 et 40 ou 50 degrés au-dessous de zéro, c'est-à-dire au-dessous de la température de la glace fondante ! Dans ces climats, la température de l'été est très-élevée en comparaison de celle des hivers. Il y a donc des variations de chaleur plus grandes que dans les pays chauds, entre les saisons. Celles-ci se réduisent à peu près à deux : pendant six mois le soleil ne paraît pas une seule fois à l'horizon pour visiter ces sombres solitudes de glace ; mais, aussi, pendant six autres mois il leur verse ses pâles et tièdes rayons, pas bien haut au-dessus de l'horizon.

Les marins intrépides et audacieux qui ont tenté de pénétrer dans ces mers glaciales ont vu, en hiver, la température descendre, à bord des navires, à 30 et 40 degrés au-dessous zéro : ils ont même remarqué 47 degrés au-dessous de zéro. C'est alors que le froid était si violent, que de l'eau tiède versée du haut de la mâture à travers une passoire, était gelée pendant sa chute et tombait sur le pont du navire à l'état de grêle. Les métaux, le fer et le cuivre des navires, étaient si froids, qu'ils brûlaient la peau qui les touchait, comme l'eût fait un fer incandescent et rouge. Car le froid extrême, comme la chaleur rouge, brûle et désorganise notre corps.

Le froid est encore, dans ces limites, plus insupportable que le chaud : il occasionne un malaise affreux et produit une foule de maladies. Le froid est d'autant plus violent que l'air est moins calme et plus agité par les vents.

Les pluies sont fort rares dans les climats glacés ; mais au-dessous de ces climats incléments, dans la bande qu'on appelle les pays froids, les pluies et les brouillards sont d'une fréquence extrême.

Les mers polaires encombrées par ces blocs immenses, vraies montagnes de glace flottantes, qui se dirigent vers les régions plus chaudes, les mers polaires offrent le spectacle sauvage mais grandiose de la glace luttant continuellement avec l'eau de la mer. Ce n'est pas seulement par le froid que ces glaces sont un danger pour le marin. Ces énormes masses menacent toujours d'engloutir, d'emprisonner ou de broyer les navires qui s'aventurent ou sont surpris au milieu d'elles. L'histoire des campagnes vers le nord est là pour nous apprendre ou nous redire le nom des marins célèbres et des équipages entiers qui sont devenus la proie de ces abîmes de glace.

Laissons ces légendes fameuses qui appartiennent plutôt à la navigation qu'à l'hygiène, et voyons quelle est l'action des climats froids et glacés sur la santé de l'homme de mer.

Quand le froid est sec et modéré, il exerce une action vivifiante sur nos organes. Il réveille l'appétit qui devient vorace dans les régions du nord. Les mouvements sont faciles ; l'homme sent le bèsoin d'exercice pour réchauffer ses membres engourdis.

La circulation est très-activée, le cœur bat violemment, la respiration est facile, rapide, ample et étendue ; les poumons se dilatent fortement. Les organes de la digestion déployent un travail extraordinaire. L'homme, dans les régions glaciales, mange trois et quatre fois plus que dans les pays chauds. Il perd beaucoup de chaleur par la surface de la peau, qui est baignée par des couches d'air si froides. Il faut donc qu'il répare ces pertes et qu'il tienne son foyer de chaleur intérieure constamment allumé. Voilà pourquoi il respire à pleins poumons l'oxygène de l'air pour brûler le carbone et l'hydrogène des aliments abondants qu'il digère.

La loi qui régit les fonctions du corps dans les pays froids et glacés est donc celle-ci : nécessité de faire beaucoup de chaleur pour combattre l'abaissement de la température produit par le froid environnant, et obligation de perdre le moins possible de cette chaleur par la surface du corps. C'est exactement ici l'opposé de ce qui se passe dans les climats chauds. Voilà pourquoi les aliments gras, comme les huiles de poisson de toute espèce, et les boissons fermentées qui sont aussi des aliments de combustion ou qui engendrent de la chaleur, sont recherchés avec autant d'avidité par les peuples du Nord qu'ils sont ordinairement repoussés par les populations des climats chauds.

Nouvelle preuve que le corps humain est intimement lié avec le milieu dans lequel il est appelé à vivre; nouvelle preuve de cette flexibilité ou souplesse admirable qu'il acquiert pour s'accommoder aux climats les plus opposés en changeant ses habitudes, ses vêtements, ses aliments, et jusqu'aux opérations ou fonctions de ses organes.

Cependant il y a des limites posées à cette facilité de plier le corps aux exigences et aux besoins des climats. Quand, par exemple, l'air glacé des pôles ou des pays froids est agité par les vents, l'homme éprouve des picotements douloureux à la peau, comme si on la cinglait avec des lanières de cuir. Il semble alors que chaque bouffée de souffle glacial lui enlève un lambeau de peau.

Il en résulte souvent, pour les marins qui naviguent dans les mers froides ou glaciales, des *engelures* et de vraies *congélations*. Les extrémités des membres, les mains, les doigts, les pieds, le nez et les oreilles sont le siége le plus habituel de ces brûlures par le froid. D'abord on éprouve des fourmillements, de l'engourdissement des parties, puis ce sont du gonflement et de l'insensibilité qui succèdent et amènent la gangrène ou la mort des points frappés par le froid. On a observé un très-grand nombre de membres gelés en Crimée pendant la guerre de 1854 et 1855, sur les troupes de terre ainsi que sur les marins de la flotte. Vous savez combien de milliers de nos malheureux compatriotes restèrent ensevelis sous les neiges dans le grand désastre de Russie, en 1812 ; des régiments entiers furent gelés et tombèrent pour ne plus se relever. Dans notre infortunée guerre de 1870-1871, on a constaté aussi quelques cas de congélations de certaines parties des membres chez nos malheureux soldats.

Quand la mort survient subitement par le froid, c'est par une sorte d'arrêt du cœur faute de chaleur.

Quand la température du corps s'abaisse de 6 à 7 degrés au-dessous de la moyenne, qui est de 37 et demi, quand elle n'est plus, par conséquent, que de 31 à 30 degrés, la vie ne peut continuer, parce que les organes n'ont plus assez de chaleur pour exécuter leurs fonctions ; le cœur cesse de battre et la syncope devient définitive, c'est la mort.

L'éclat trop vif de la neige occasionne souvent, dans les mers glaciales, des maux d'yeux semblables à ceux que produit l'excès de lumière et de chaleur dans les climats chauds.

Le *scorbut* est une maladie fréquente des climats froids et humides ; il est occasionné par le froid humide, par le manque de vivres frais et surtout de légumes frais qu'il n'est pas possible aux équipages de se procurer dans ces régions désolées et nues. Les pays froids et humides causent de nombreux rhumes et des fluxions de poitrine, mais les pays vraiment glaciaux n'ont pas ces maladies. Les maladies de la peau (les clous ou furoncles, les panaris des doigts) sont communes, mais les fièvres des marais et les fièvres épidémiques, excepté le typhus et le choléra sont très rares dans ces climats.

Les préservatifs contre ces causes de maladies sont aussi faciles à comprendre que difficiles à exécuter.

Les naturels peu fortunés qui habitent ces solitudes de neige et de glace, nous fournissent des exemples à suivre, exactement comme les habitants des climats chauds. Le Lapon et le Groenlandais des terres glaciales se couvrent le corps de peaux et de fourrures que le froid et la pluie ne peuvent traverser. Ils engloutissent par jour plus de quinze à vingt livres d'huiles grasses de poisson et une énorme quantité de chair d'animaux marins. On connaît leur avidité pour les alcools et les boissons fermentées. C'est au moyen de ces deux mesures principales, les vêtements dits imperméables et les aliments de combustion ou de chaleur qu'ils empêchent leur corps de se refroidir trop rapidement, en même temps qu'ils entretiennent la chaleur intérieure par la grande quantité de carbone et d'hydrogène dont se composent les substances de leur nourriture. C'est ainsi qu'ils parviennent à maintenir la source du flambeau de leur vie au milieu de ces glaces et de ces rigueurs du froid qui menacent de l'éteindre.

Les vêtements chauds, la laine, la flanelle, le molleton, sont les étoffes dont le marin doit se vêtir dans les campagnes des mers du Nord. Nous avons vu que le règlement avait prévu ces besoins. Et comme nos marins ne dépassent guère la limite des climats froids et pluvieux, soit à Terre-Neuve, soit en Islande, c'est principalement à les préserver du froid et de la pluie qu'il convient de s'attacher. Les bottes dites d'Islande ou de Terre-Neuve, les capotes dites imperméables, les vêtements goudronnés ou imprégnés d'huile, les vêtements dits *sud-ouest* remplissent bien ce but. De plus, il sera bon de chauffer les entreponts et même les cales des navires à voile surtout, avec des poêles, pour en chasser l'humidité qui est malsaine, et occasionne des maux de gorge, des rhumatismes, des douleurs de nerfs et des rhumes. Les hommes redoubleront de soin pour se bien vêtir, pour se couvrir bien la nuit avec leur couverture de laine, pour se changer toutes les fois que l'ordre leur en sera donné ; c'est par là seulement qu'ils pourront combattre le froid humide. Ils se livreront, le plus possible, aux exercices et aux jeux qui exigent des mouvements, parce que les mouvements produisent aussi de la chaleur dans le corps.

Les aliments qui conviennent le mieux pour ces campagnes, sont les aliments que nous avons appelés de combustion ou de chaleur : principalement le lard, les graisses, les huiles, les boissons alcooliques en quantité modérée, le punch, le thé chaud avec quelques gouttes de rhum ou d'eau-de-vie, le vin chaud, le café chaud, etc. L'appétit est vif et la faim se renouvelle souvent : car le foyer intérieur brûle vite les matières combustibles que lui fournissent les aliments : il y a donc nécessité de manger beaucoup et souvent, surtout des aliments gras, dans les campagnes du nord. Ceci s'applique à tous les pays froids et à toutes les saisons où le froid se montre très-rigoureux, comme cela s'est vu en Crimée, comme cela se voit quand les navires doublent les grands caps et surtout le cap Horn.

Nous vous dirons, en terminant, les principaux moyens de combattre les engelures, la congélation et même la mort qui peut résulter de l'action d'un froid trop violent. Le moyen de se préserver des engelures c'est de se couvrir les mains quand on n'est pas forcé de les exposer toutes nues au froid, c'est de les frotter ensemble souvent pour les réchauffer. Du reste, quand on travaille beaucoup des mains, elles se réchauffent vite et sont peu exposées aux engelures. Il faut aussi éviter de mettre sans nécessité les mains alternativement dans l'eau chaude et dans l'eau froide. Quand les mains sont engourdies par le froid prolongé, on peut les frotter doucement avec de la neige ou de l'eau froide qui les raniment dans ce cas, mais jamais avec de l'eau chaude. Il en est de même des pieds: il faut faire le plus de mouvement possible, marcher au lieu de demeurer dans l'engourdissement du repos, pour se préserver des engelures des pieds. On aura soin d'avoir les bas toujours secs et bien appliqués sur les pieds et sur les jambes.

Dans le cas d'un membre gelé en partie ou en totalité, ou commencera par le bien frotter avec la neige ou l'eau froide; puis quand la sensibilité y sera revenue, alors on le frottera avec de l'eau-de-vie, du vinaigre, de l'alcool camphré; mais on se gardera de l'approcher du feu avant qu'il soit bien rétabli.

Enfin pour faire revenir à la vie les malheureux que le froid aura saisis et glacés, qui ne donnent plus ou que très-peu de signes de vie, voici ce qu'il faut faire. On enveloppe le corps d'objets tels que paille, couvertures, dans lesquels on le transportera tout doucement dans un endroit plus chaud où l'on puisse lui donner des soins. On le placera toujours loin du feu, car la présence du feu le tuerait infailliblement s'il n'est pas mort. On arrose le corps avec des linges trempés dans l'eau froide ou même refroidie avec des glaçons. Quand le corps est roide et froid, il est bon de le plonger dans un bain froid si cela est possible. Ensuite on fait exécuter aux bras les mouvements que nous avons décrits plus haut pour tâcher de ramener la respiration, comme chez les noyés. Pendant ce temps une autre personne continue de faire des frictions avec de l'eau froide ou de la neige sur les tempes, sur le front, sur tous les membres. Enfin si l'on a le bonheur de rappeler le malheureux qui est gelé a la respiration et par conséquent à la vie, il se faut encore garder de l'exposer au feu. On le couche dans des draps frais et on ne le recouvre que lentement et peu à peu. On peut, quand il est bien revenu, et réchauffé, lui faire prendre quelques boissons un peu moins froides, un peu de vin ou d'eau-de-vie pour achever de le ranimer.

Quand les hommes se trouvent exposés à de pareils accidents causés par la rigueur mortelle des climats, il faut les surveiller, les exciter au mouvement, les tenir toujours en éveil, soit sur le pont, soit surtout à terre. Malheur à ceux qui se laisseraient surprendre par le sommeil : car ils s'engourdiraient petit à petit et ne se réveilleraient plus.

Des nécessités de la navigation sous les divers climats. — Du passage subit d'un climat extrême dans un autre.

Sur terre, l'homme a pu passer de la température brûlante des sables du désert de l'Afrique aux glaces des terres du Groenland. Il y a, en Egypte, des lieux rôtis par le soleil, ou le thermomètre marque 48 dégrés à l'ombre: il y a dans les terres de l'Amérique du nord, sous les glaces, d'autres lieux où le thermomètre accuse jusqu'à 57 dégrés au dessous de zéro. Eh bien il s'est trouvé des voyageurs qui ont fait le trajet entre ces deux points extrêmes et qui, par conséquent, ont vécu dans des pays que sépare l'énorme différence de 105 dégrés de chaleur. C'est 5 dégrés de plus que la distance de 100 dégrés qui sépare la *glace* de l'*eau bouillante*. Cela pouvait d'ailleurs se prévoir, quand on connaît la merveilleuse souplesse du corps à se plier aux différentes conditions de la température extérieure; quand on sait qu'il peut rejeter beaucoup de chaleur et en fabriquer peu dans les pays chauds, et au contraire en perdre peu et en fabriquer beaucoup dans les climats froids.

Mais les conditions de l'homme de mer sont plus difficiles. Les voyageurs par terre mettent assez longtemps pour accomplir leur voyage, et ils s'habituent petit à petit, à subir les changements de climats intermédiaires qu'ils traversent pour arriver aux extrêmes. Quant à lui, il peut-être brusquement transporté, avec la vitesse de la vapeur, dans l'espace d'un petit nombre de jours, des climats chauds dans les froids, ou bien au contraire, des derniers dans les premiers. Il n'a pas le temps de de pouvoir s'habituer à des changements si subits. Nous savons bien que la température de la mer ne comporte pas des différences aussi considérables que des écarts de 100 dégrés par exemple. Mais les navires ne sont que rarement en haute mer: ils passent la plus grande partie du temps au mouillage, ou du moins près des côtes, au voisinage des terres. et alors ils en subissent les changements de température et de saisons.

Ainsi il n'y a plus de cours régulier des saisons pour l'homme de mer. Dans le milieu de l'été il peut partir de nos climats pour s'enfoncer dans les mers glaciales; des chaleurs extrêmes de la ligne il tombe, dans l'espace de très-peu de jours, au milieu des froids de nos hivers. Dans les grands voyages de navigation autour du monde, il peut être exposé à traverser successivement deux régions froides et deux régions très-chaudes. Enfin les événements et les nécessités de l'embarquement peuvent le conduire dans les points les plus opposés et les plus divers des mers du globe, dans l'espace de quelques jours ou de quelques mois. Des stations de Terre-Neuve ou d'Islande on peut passer à celles du Sénégal ou de l'Inde et réciproquement.

Il en résulte que l'homme de mer doit chercher à s'habituer, de bonne heure, à supporter le mieux possible ces variations de climats auxquelles l'assujettit sa profession exceptionnelle. Or c'est dans la navigation au commerce, c'est dans la pêche pendant toutes les saisons de l'année, et alors qu'il est très-jeune, que le marin trouvera les moyens de s'accoutumer à supporter tous ces changements.

C'est ici qu'éclate la supériorité du marin de l'inscription sur les engagés volontaires et les marins du recrutement dont le corps est déjà beaucoup moins flexible devant ces climats.

On émousse, avons-nous dit, mais on ne brave pas impunément l'action nuisible des agents malfaisants comme le froid extrême ou la chaleur excessive. Voilà pourquoi l'homme de mer prendra toutes les précautions possibles contre les climats opposés qu'il est obligé de subir. Or ces précautions sont précisément celles que nous avons conseillées contre les climats chauds, les climats froids et les tempérés. Il combinera ou il arrangera les ressources dont il dispose suivant les besoins et les circonstances. D'une façon générale on ne peut que lui conseiller de ne pas trop garder le même régime pour les vêtements, pour la nourriture, les exercices, etc., dans tous les lieux où il ira. La meilleure manière d'agir, c'est de suivre un régime qui tienne le milieu entre son régime ordinaire et le régime des habitants des pays où il est en station ou en voyage.

Mais ce qu'il doit fuir avant tout, c'est l'action excessive des agents extérieurs des climats où il est appelé à vivre. Ce qu'il doit redouter, c'est le poison de ces terres empestées qui lui donneraient infailliblement des maladies mortelles, comme les fièvres pernicieuses des marais, la fièvre jaune, le choléra, la peste, etc.

En revanche, il devra respirer largement, hors

des entreponts, hors des cales, sur le pont du navire, les brises fraîches et pures qui purifieront son sang et raffermiront sa santé dans tous les climats et sous toutes les latitudes. Car, nous l'avons dit plusieurs fois, l'air et les eaux de la mer ne renferment que des agents utiles et bienfaisants pour la santé de l'homme de mer.

CHAPITRE IV

DE LA NOURRITURE OU DE L'ALIMENTATION DE L'HOMME DE MER.

Dans les chapitres précédents nous avons examiné l'action qu'exercent sur l'homme de mer les conditions diverses et les agents du milieu dans lequel il est destiné à passer sa vie.

Nous connaissons les espèces d'influences que font subir à sa santé les vêtements, la propreté individuelle et collective, le navire, la terre, les eaux et l'air ainsi que les climats les plus opposés. Toutes ces choses extérieures deviennent pour lui comme une suite d'enveloppes qui l'environnent de plus ou moins près, ou comme une série de cercles qui vont en s'élargissant autour de lui à mesure qu'ils s'en éloignent.

Nous savons enfin que c'est au milieu de ces influences combinées et comme enchevêtrées que flotte l'existence de l'homme de mer.

Nous venons de faire l'hygiène des éléments extérieurs, principalement des éléments de l'atmosphère ou l'hygiène de la respiration.

Nous allons surtout nous occuper ici de l'hygiène des aliments ou de la digestion.

Ainsi après avoir parlé de cet aliment léger, aérien, qui est l'oxygène de l'air ou de l'aliment *comburant*, nous parlerons des aliments plus lourds et plus matériels qui sont le *combustible* de notre machine organique.

Des différentes espèces d'aliments.

Il vous sera au moins utile, sinon nécessaire de connaître les principales qualités des substances qu'on appelle des aliments, et de savoir comment on les divise en ayant égard à la source d'où ils sont tirés, aux actions différentes qu'ils exercent sur le corps, et aux degrés divers de puissance qu'ils possèdent pour nourrir le corps et soutenir la santé.

Sous tous ces rapports on peut diviser les matériaux qui servent d'aliments à l'homme en quatre grandes classes :

1° *L'eau,* cet élément que nous trouvons partout, dans les sources, dans les mers, dans les rivières, dans les glaces, dans les profondeurs de la terre, dans tous nos aliments qui contiennent beaucoup d'eau, dans les fruits principalement. Rappelez-vous que l'eau fait les deux tiers du poids de notre corps et vous vous ferez facilement une idée de son importance et de sa nécessité comme aliment. Nous en ferons, plus loin, l'objet d'un chapitre à part, en y comprenant toutes les sortes de boissons:

2° *Les sels* dont le sang a besoin et qu'il emprunte à tous les aliments ordinaires. Ce sont : le sel marin ou sel de cuisine (chlorure de sodium) dont on assaisonne les aliments en les préparant ou en faisant la cuisine; les sels du phosphore et du soufre combinés ou unis avec l'oxygène et le principe de la chaux (phosphates et sulfates de chaux); du fer qui existe dans les globules du sang uni à la matière qui leur donne leur éclatante couleur rouge quand ils ont reçu en même temps de l'oxygène, etc., etc. Pour tout dire, il faudrait nommer ici tous les corps ou éléments de la terre et de l'eau, puisque vous avez vu que le sang renferme, en petite proportion, toutes les substances à peu près connues des chimistes. Nous répétons que les éléments habituels et l'eau renferment toutes ces substances dont le sang a besoin ;

3° Les aliments dits de *combustion* qui comprennent les corps gras de toute forme, les graisses des animaux, les huiles des fruits des plantes, les sucres, le miel, les fécules ou farines de blé, du riz et des légumes, etc. Vous connaissez l'usage de ces sortes d'aliments; ils sont destinés principalement à faire de la chaleur et à produire des mouvements dans notre corps:

4° Les aliments dits de *nutrition* ou de réparation, parce qu'ils servent principalement à nourrir et à réparer nos organes mêmes. Ce sont les viandes des animaux, la chair des poissons et des coquillages, les œufs des oiseaux qui sont formés en grande partie de blanc d'œuf qu'on nomme albumine, etc. Nous vous avons dit, que cette classe d'aliments est destinée à réparer nos organes.

Permettez que nous vous fassions mieux comprendre cela, au moyen d'une comparaison que nous croyons familière à plusieurs d'entre vous.

Quand une machine, celle par exemple des navires à vapeur, est en marche, elle consomme des matières de deux façons et de deux sortes. D'abord elle consomme du charbon qui, par sa combustion au moyen de l'oxygène de l'air, produit la chaleur qui engendre de la vapeur pour faire marcher la machine et de là le navire. Ce qu'est le charbon pour la machine, les aliments dits de combustion le sont pour le corps humain, cette mystérieuse machine organisée, c'est-à-dire munie d'organes et vivante.

Mais la machine à vapeur use ses propres rouages à force de marcher; elles les voit diminuer de poids chaque jour, petit à petit : si bien qu'au bout d'un temps plus ou moins long, les tôles des chaudières deviennent minces comme des feuilles de papier; les autres rouages ont du jeu, et la machine a considérablement perdu de sa force et de sa valeur. Enfin elle ne tarderait pas à tomber en ruines par l'effet de l'usure sans cesse croissante, si la main du mécanicien à chaque instant, et celle de l'ingénieur de temps à autre, ne venaient y apporter les réparations nécessaires. Voilà une consommation d'un genre qui diffère certainement de la consommation du charbon. C'est de la matière en tout semblable à la matière qui a servi à la fabriquer, qui seule pourra servir utilement à réparer la machine avariée. Ce sera de la tôle, ce sera de l'acier, de la fonte, du fer ou du cuivre qu'il faudra mettre à la place des mêmes métaux qui ont disparu par l'effet du travail ou de l'usure des rouages.

Notre machine humaine n'a pas, heureusement, besoin d'ouvriers étrangers à elle. Chacun de nos organes est semblable à un bon ouvrier qui travaille non seulement en commun avec les autres pour faire marcher l'ensemble de la machine, mais encore qui travaille en même temps pour lui, à faire ses propres réparations; ainsi notre corps est assez bien organisé pour pouvoir se réparer de lui-même. Et cela, il le fait chaque jour, chaque heure, à tous les moments de la vie, mais à une condition seulement, c'est qu'il puisse trouver dans le sang des matériaux de même nature que les siens.

De quoi donc peuvent avoir besoin nos organes pour se réparer et remplacer leurs matériaux usés? Nous savons qu'ils sont en grande partie composés de matières semblables à l'albumine du blanc d'œuf ou à la matière qui fait la chair des animaux. Evidemment c'est de ces matières albumineuses qu'ils ont besoin.

Voilà à quoi sont destinés les alimenis que l'on a appelés, en raison même de cet usage, aliments de nutrition ou de réparation, ce qui est ici la même chose.

Afin de ne rien omettre, nous vous dirons qu'il existe une cinquième classe d'aliments, moins nécessaires que les précédents, quoique renfermant pourtant des ingrédients fort utiles au régime alimentaire des marins. Cette dernière division comprend le café, le thé, le chocolat, les bons alcools pris en petite quantité et les vins généreux.

L'usage de ces substances ralentit la dépense de la nutrition, retarde l'usure et modère le jeu des organes en mettant comme un frein à la trop grande activité des opérations du corps.

En raison de ces effets bien constatés on a appelé ces matières des *aliments d'épargne.* Nous verrons, en effet, plus loin que l'usage de ces aliments économise les forces et procure du bien-être tout en facilitant beaucoup le travail.

Des aliments de l'homme de mer.

Nous allons maintenant parler des vivres ou aliments qui servent habituellement de nourriture à l'homme de mer.

Les fécules et les farines appelées aliments *farineux* jouent un grand rôle dans la nourriture du marin.

Les farines reçues pour le service de la marine

doivent être de qualité excellente. Elles doivent provenir exclusivement de blé ou froment pur, de bonne qualité. Quand la commission des vivres les reçoit, elles doivent être de fraîche fabrication, exemptes de tout mélange, saines, de bon goût et de bonne odeur.

« La farine de bonne qualité, dit M. Chevallier, un savant qui s'est beaucoup occupé d'étudier les questions d'alimentation, est d'un blanc jaunâtre, d'une odeur particulière, d'un éclat vif, sans points rougeâtres, gris ou noirâtres; sa saveur peut être comparée à celle de la colle de pâte fraîche. Elle est douce au toucher, sèche, pesante, adhère aux doigts et forme une espèce de pelote quand on la comprime dans la main. Pétrie dans la main avec de l'eau, dont elle prend plus du tiers de son poids, elle doit faire pâte longue, élastique, non collante. La farine est d'une qualité plus ou moins inférieure selon que la pâte est plus ou moins courte. »

Voilà quelques renseignements que vous pourriez utiliser lorsque vous serez appelés à donner votre avis sur les recettes de farines dans les pays étrangers, par exemple.

Car, vous n'ignorez pas que l'on peut frauder cette précieuse substance avec beaucoup d'autres matières qui lui ressemblent, mais qui sont loin de la valoir : telles sont les fécules de pomme de terre, de fèves, de haricots, de lentilles, de pois, et même des matières étrangères ou nuisibles comme la chaux, etc. Mais le soin de découvrir et de signaler ces fraudes-là regarde particulièrement les autorités du bord et nous passons outre.

Qu'est-ce que la farine? Qu'est-ce que le pain? Qu'est-ce que le biscuit, alimens qui font la base de votre nourriture de chaque jour, à la mer principalement? Sans doute, en demeurant ignorants sur toutes ces choses-là, vous ne seriez pas bien coupables : les neuf dixièmes au moins des personnes qui mangent du pain ne savent pas trop ce que c'est, et le maître boulanger du navire serait bien embarrassé s'il lui fallait expliquer de quoi se compose ce qu'il pétrit, ce qu'il fait lever et ce qu'il fait cuire tous les jours ou du moins le plus souvent qu'il peut. Ce n'est point la science seule qui a inventé l'art de faire du pain, ce délicieux aliment : l'expérience et l'observation avaient conduit à cette découverte. Il n'en est pas moins vrai que la science a perfectionné et amélioré la fabrication du pain comme celle de tant d'autres aliments qui sont en usage dans la marine.

En tout cas, il est bon que vous sachiez ce qu'il y a de plus simple dans tout cela.

La farine de blé ou froment se compose : 1° d'un peu d'eau, car il y a de l'eau dans tout aliment; 2° de beaucoup (environ les 2/3) d'extrait de farine qu'on appelle *amidon*, nom donné par les chimistes à cette belle poudre blanche dont se servent les blanchisseuses et les repasseuses pour faire de l'empois, que les mêmes chimistes ont appelé *dextrine*; 3° d'une substance élastique, molle, grisâtre, qui communique à la bonne pâte cette propriété particulière de s'étirer et de s'allonger sans se rompre, ce qui lui donne du liant Cette précieuse substance se nomme *gluten*, mot latin qui veut dire colle, glu, parce que le gluten de la farine est souple et élastique comme de la bonne colle. La bonne farine doit contenir au moins huit à dix parties sur cent de gluten ; 4° enfin la farine renferme des sels, du chlorure de sodium ou sel marin, du phosphore, du soufre, de la chaux et un peu de fer, etc., à peu près tous les sels qui sont les plus indispensables au sang.

Quand nous aurons ajouté que l'amidon est un aliment de combustion ; que le gluten, sorte d'albumine du blé et des farines, est un aliment de réparation ou nutrition, vous comprendrez de suite que la farine du blé qui de plus renferme de l'eau et des sels, est un aliment dit complet, c'est-à-dire suffisant à lui seul pour entretenir la vie de l'homme.

La farine sert à faire du pain qui aura, par conséquent à peu près la même composition.

Le pain que tout le monde mange et dont beaucoup de gens ignorent les propriétés, s'obtient en pétrissant la bonne farine de blé avec de l'eau, en faisant lever la pâte, en la malaxant et la divisant en pâtons, enfin en faisant cuire au four ces pâtons qui deviennent des pains. C'est bientôt dit, mais pas si prompt ni si facile à faire.

On pétrit la farine avec de l'eau chauffée à trente ou quarante degrés. On fait prendre à la bonne farine environ cinquante à soixante pour cent de son son poids d'eau, c'est-à-dire au moins la moitié de son poids. C'est là une opération importante, pénible surtout dans les pays chauds. Voyez plutôt et entendez les plaintes et les gémissements du boulanger.

Quand la pâte est faite, il faut la faire lever, c'est-à-dire la faire fermenter; en un mot lui faire éprouver un changement en quelque sorte semblable au changement qui se fait dans le jus du raisin ou moût quand il se change en vin. C'est pour cela que le vin, le cidre, la bière, etc., qui subissent ces changements, sont appelés boissons fermentées. Le ferment de la pâte est précisément emprunté à celui de la bière; c'est de la levure de bière; il suffit de deux grammes de levure de bière pour faire lever ou fermenter un kilogramme de pâte. D'ordinaire et quand on n'a pas de levure de bière comme à bord des navires en mer, on se sert du levain ou d'un peu de pâte déjà levée et qu'on a gardée de la dernière opération. Celle-ci communique à la nouvelle pâte la propriété qu'elle possède de lever ou fermenter. Il faut laisser la pâte avec le levain ou la levure de bière pendant un temps plus ou moins long pour obtenir la fermentation. Il faut encore que la température de la pâte soit assez élevée.

Qu'est-ce que cette fermentation ou cette action de lever qui se passe dans la pâte?

La fermentation de la pâte y fait apparaître des

changements fort importants. L'amidon se change en dextrine ou empois : ordinairement et en partie il devient semblable au sucre ordinaire ; il va même jusqu'à produire un peu d'alcool semblable à celui du vin et de la bière ; enfin il donne encore de l'acide carbonique ! Oui, de l'acide carbonique, en tout semblable à celui que nous rejetons hors du sang par les poumons !

Le mot de fermentation est donc très-justement employé pour désigner et dénommer ces changements remarquables qui se passent dans la farine sous l'action réunie de l'eau, de la chaleur et du ferment ou levain.

N'allez pas être étonnés de ces changements-là : car bientôt vous saurez que l'estomac et l'intestin surtout, ces principaux organes de la digestion, et même la salive de la bouche, sont forcés de faire le même métier et de changer tous les amidons qu'on leur donne en un sucre particulier qui peut passer dans le sang.

Vous voyez donc bien que la levure ou la fermentation ne fait qu'aider nos organes de la digestion dans leur longue et pénible besogne.

Mais terminons vite ce que nous avons à dire du pain et de sa fabrication. Le gaz acide carbonique et d'autres gaz encore, de l'hydrogène par exemple, qui se dégagent de la pâte, se trouvant emprisonnés, la gonflent, la font lever. Les millions de bulles de ces gaz rendent la pâte poreuse et creusée de milliers de petites chambrettes, comme une éponge. Cela est vrai, mais pour la bonne farine, car il faut que la farine contienne une suffisante quantité de gluten. C'est cette précieuse substance qui sert à former des mailles et des alvéoles, semblables à ceux des ruches à miel, mailles ou loges nombreuses qui retiennent les gaz et font gonfler la pâte. S'il n'y a pas de gluten en suffisante quantité, la pâte se crève à mesure qu'elle lève, elle ne se boursouffle pas, elle s'affaisse, elle devient plate et ne donne qu'une affreuse et lourde galette.

Vous voyez la nécessité de la présence du gluten (au moins huit parties sur cent de farine) pour obtenir un bon pain, sans compter que cette substance albumineuse est très-utile par elle-même pour reparer nos organes.

Le travail de changements que la fermentation de la pâte a déjà fait avancer, se trouve achevé dans le four, par la cuisson. La chaleur d'environ trois cents degrés du four à cuire saisit la surface des pâtons, et carbonise un peu cette surface qui devient une belle croûte jaune d'or si agréable à la vue et à l'odorat. La pâte du milieu cuit petit à petit sous une chaleur d'environ cent degrés. Les gaz font effort pour sortir sous l'action de cette chaleur : ils élargissent leurs petites loges ; ils font gonfler les pains et donnent à la mie, quand on vient à la rompre, cette blancheur, cette porosité, cette ressemblance de légèreté et d'aspect avec les belles éponges bien blanches et bien préparées.

C'est à ces caractères et aux suivants que vous reconnaîtrez les qualités du bon pain.

« Il faut que le pain soit bien levé, c'est-à-dire pourvu d'œils assez grands dans toutes ses parties (les *œils*, ou *pores*, ou *alvéoles* du pain veulent dire la même chose) : il faut qu'il exhale l'odeur agréable qu'il lui est particulière, que la mie soit de même consistance, élastique, et que les œils reparaissent quand on l'a modérément pressée.

Il faut enfin que la croûte soit dorée, sonore, et partout attachée à la mie. Le pain est de mauvaise qualité, mal préparé ou mal cuit, quand il a une odeur fade ou de moisi, quand sa couleur est trop foncée ou inégale, quand il contient des grumeaux de farine (marrons), quand la mie se pelotonne en masse compacte ne revenant pas sur elle-même après la pression ou est diffluente et grasse, enfin quand la croûte est blanche, molle ou brûlée, et séparée en-dessus de la mie. »

La conservation du pain, à bord des navires, n'entraîne pas ordinairement de grandes difficultés, parce qu'il n'a pas l'habitude de chômer longtemps. Cependant vous savez que l'humidité chaude lui est promptement nuisible, en y développant des champignons, de la moisissure, qui le rendent malsain ou même en feraient un poison à la place d'un aliment.

La farine d'armement est embarquée dans des quarts de bois où elle est fortement tassée et où elle se conserve ordinairement bien. La chaleur et l'humidité altèrent promptement les farines. Elles perdent leur blancheur, s'échauffent et s'aigrissent : il s'y forme des pelotes et des grumeaux ; il s'y développe des champignons, de la moisissure. Le gluten y est pourri, et a perdu ses qualités de faire lever la pâte qui a, en outre, une odeur désagréable, On pourrait alors les étuver dans le four, à une température de 50 à 100 degrés: elles redeviendraient passables.

Mais ordinairement la farine des navires est et doit être irréprochable.

Le biscuit a été pendant longtemps le seul pain du matelot en campagne. Aujourd' hui il n'en est plus tout-à-fait ainsi. Une dépêche ministérielle, du 27 septembre 1866, prescrit d'avoir à bord des navires, des fours suffisants pour délivrer au moins un repas de pain par jour à l'équipage. Cela est une amélioration très-grande. Cependant, dans les longues campagnes, il est encore difficile sur les grands bâtiments de fabriquer du pain pour tout l'équipage.

Nous n'avons pas à décrire ici la manière de confectionner le biscuit qui se fait dans les arsenaux, en grand, et au moyen de machines à vapeur.

.Le biscuit est obtenu par des opérations qui se rapprochent de celles de la fabrication du pain, sauf cependant la fermentation et la cuisson. La fermentation rendrait le biscuit impossible à conserver. Quant à la cuisson, il faut bien que le biscuit soit chauffé plus longtemps que le pain et par des moyens différents pour ne conserver que le moins d'eau possible. La plus grande sécheresse est nécessaire pour assurer sa conservation.

« On reconnaît, dit M. Fonssagrives, le bon biscuit aux caractères suivants : La surface extérieure est d'un roux brillant, la pellicule ou petite peau qui en forme l'écorce est bien unie avec les parties qui sont au-dessous ; il est sec, sonore, ne présente aucune vermoulure, ne fournit pas de poussière quand on le casse.

Sa cassure est feuilletée, également blanche, sans taches: il est dur et fragile à la fois: il est exempt d'odeur ou de goût de moisissure, sa saveur est franchement celle du pain: il s'imprégne facilement de salive, forme pâte aisément, et ses morceaux surnagent quand on les jette dans l'eau. »

Comme le pain, mais pourtant beaucoup moins que lui, le biscuit est susceptible de s'altérer par suite de l'humidité et de la chaleur des soutes dans lesquelles il est serré et enfermé à bord des navires. Il peut se couvrir de moisissures: il est attaqué et envahi par les insectes, principalement dans les pays chauds. Son gluten peut s'altérer et devenir impropre à la nutrition et à la réparation de nos organes. Il devient vermoulu et tombe en *mâchemoure*. Quand il n'est pas trop altéré, on peut le passer au four, à une chaleur d'environ cent degrés. Cette exposition à une température élevée tue les insectes et leurs œufs: mais cela ne rend pas au biscuit ses qualités de nutrition. Ce n'est donc qu'un moyen d'assainissement pur et simple.

Le biscuit contient à peu près les mêmes substances que le pain : il en contient même deux ou trois fois plus sous le même volume. Mais il n'est pas spongieux, léger, rempli d'air et de gaz comme le pain. Il a peu fermenté. Sa saveur n'est point relevée comme celle du pain, il est plus fade, il n'a pas le parfum si agréable du pain frais et bien préparé. Il demande des efforts des dents et des mâchoires considérables pour être bien broyé. On doit le mâcher longtemps et avec soin pour le bien arroser et imbiber de salive ; car il a subi des préparations moins avantageuses que le pain pour la digestion. Il faut donc que la salive fasse en partie ces changements de l'amidon en sucre, pour que le biscuit soit bien préparé pour la digestion et qu'il ne reste pas lourd et pesant sur l'estomac........

Les autres farines ou fécules, comme celle de manioc, de riz, etc, ne figurent, à bord des navires, que dans la ration des malades. Nous n'en dirons rien.

Les pois, les haricots ou fayols, les fèves ou *gourganes* et le riz sont les seuls légumes farineux compris dans le réglement. Tout ce qu'il importe de savoir sur le compte de ces légumes c'est qu'ils renferment de l'amidon un peu moins que le blé, qu'ils contiennent deux à trois fois plus de gluten ; mais c'est un gluten qui, tout en étant fort nourrissant n'est pas propre à faire du bon pain comme celui du blé. Ils contiennent aussi un peu de sels et beaucoup d'eau. En résumé, ces légumes farineux se rapprochent de la farine du blé sous le rapport de leurs qualités comme aliments. Et même mieux que le blé ils ont une proportion presque égale de principes de combustion et de principes de réparation. Mais ils sont un peu lourds à l'estomac, plus difficiles à digérer. Pris de temps à autre ce sont de bons aliments, quand ils sont bien conservés et bien cuits. Les légumes farineux doivent être bien cuits, car sans cela ils seraient fort indigestes. De plus il faut les mâcher et les insaliver avec beaucoup de soin pour les rendre plus faciles à digérer. Malgré cela ils deviennent quelquefois difficiles à supporter à cause des gaz et des vents qu'ils développent dans l'intestin en gonflant le ventre. C'est là un petit inconvénient qui est bien connu du matelot, et auquel du reste il s'habitue vite et facilement. En somme, malgré les plaisanteries et les quolibets de l'équipage sur les fayols, sur les gourganes et sur leurs propriétés sonores et venteuses, il tient à ces légumes très-nourrissants et il a bien raison.

Les légumes proprement dits, c'est-à-dire les choux, les navets, les carottes etc, font aussi partie de l'alimentation du marin. Conservés d'après les procédés de MM. Cholet et Masson, adoptés par la marine, et distribués aux équipages sous forme de boîtes bien fermées et intactes, ces légumes dits de *conserves* recouvrent au moyen de l'eau la plus grande partie de leurs qualités alimentaires. Ils sont très-recherchés des marins et sont surtout efficaces pour préserver ou guérir du scorbut. Cela n'empêche pas de recourir aux légumes frais dès que l'on peut s'en procurer à terre. Les légumes sont peu nourrissants par eux-mêmes, mais il contiennent des sels, du soufre, du phosphore et quelques autres substances qui paraissent nécessaires à l'homme pour constituer une bonne alimentation.

Les aliments composés principalement de matières albumineuses qui entrent dans la ration de l'homme de mer sont: la chair des animaux, fraîche ou à l'état de conserves.

Les viandes fraîches délivrées aux équipages se composent surtout de viande de bœuf. Ce n'est que par exception qu'on délivre des viandes de mouton ou de porc frais. Quant aux volailles et aux œufs, ces mets sont généralement réservés pour les malades. Le poisson constitue un excellent aliment pour l'homme de mer. Malheureusement, quoique partageant pour ainsi dire le vaste domaine de la mer avec les poissons, il n'en peut guère profiter à cause des occupations et des travaux du bord qui ne laissent que peu de temps pour la pêche. C'est seulement dans les relâches ou dans le cours de quelques stations comme Terre-Neuve et l'Islande, qu'on peut délivrer beaucoup de poisson aux équipages.

La viande de poisson ou de bœuf fraîche est un aliment de nutrition et de réparation par excellence, la composition des organes des animaux étant à peu près la même que celle de l'homme. Comme nous, les grands animaux sont composés de matières albumineuses. La cuisson bien conduite ramollit ces matières et les prépare à une facile digestion. C'est l'estomac qui se charge presque à lui seul de cette digestion, et il les fait passer dans les petits canaux du sang. Les viandes fraîches sont composées de beaucoup d'eau, de matières albumineuses et ordinairement aussi d'une bonne proportion de matières grasses ou graisses. Elles renferment de plus des sels provenant du sang des animaux. A la rigueur les viandes seraient donc aussi des aliments complets, mais nous verrons pourtant que le régime des viandes seules n'entretient chez l'homme qu'une santé imparfaite.

Des viandes conservées.

En première ligne vient le *lard salé,* qui était autrefois avec le bœuf salé toute la provision de viandes conservées pour les longues campagnes.

Le salage du lard a été porté à un haut degré de perfection dans nos arsénaux maritimes depuis une trentaine d'années. Aussi nos salaisons de campagne sont-elles les plus belles et les plus saines qui puissent exister. Le lard ou viande de porc est choisi avec soin, vérifié afin qu'il ne provienne pas d'un animal malade, puis conservé dans la *saumure* au moyen de procédés et d'opérations délicates qui sont exécutés dans nos ports par des ouvriers spéciaux. La *saumure* est une solution d'eau remplie de sel marin, autant qu'on peut en faire fondre, avec un peu de *nitre* ou salpêtre qui donne à la chair salée une agréable couleur rose et un goût satisfaisant.

Les salaisons enfermées dans des barils bien confectionnés doivent baigner entièrement dans la saumure. Et quand on a mis une pièce en consommation, il faut la consommer promptement pour qu'elle n'ait pas le temps de se gâter. Les bonnes salaisons se reconnaissent par plusieurs moyens : d'abord à la beauté de la viande. Le tissu ou la chair du lard doit être blanc; la couleur jaune indique un degré de rancidité plus ou moins avancée. La chair des muscles qui est située sous le lard, doit être *rosée*. Quelquefois même elle est d'un rouge vif qui est produit par le nitre, ce qui du reste n'est pas mauvais. Une tige de bois, plongée à travers, doit offrir une odeur de chair fraiche que l'habitude apprend à reconnaître facilement. Avant de faire cuire le lard salé, on le fait tremper pendant longtemps dans de l'eau douce. On se gardera de plonger la viande salée dans de l'eau bouillante qui en durcissant la matière *albumineuse* emprisonnerait en quelque sorte les particules de sel au milieu du lard.

Le bœuf salé autrefois très-usité sur les navires est à peu près, aujourd'hui, remplacé par diverses conserves de viande. L'administration de la marine a adopté définitivement les conserves de bœuf obtenues par le procédé *Fastier*. La viande de bœuf conservée dans des boîtes en fer-blanc, par ce procédé, est savoureuse, fraîche, agréable au goût et bien nourrissante. C'est là une grande amélioration apportée dans le régime des équipages.

Le poisson de conserves se compose de *morue* salée, de *sardines* à l'huile bien conservées et pressées dans des boîtes de fer-blanc, et quelquefois de *thon* renfermé aussi dans des boîtes bien fermées. Ces conserves de poisson sont d'excellents aliments qui, sous un très-petit volume, contiennent une très-forte proportion de matières alimentaires de nature grasse et *albumineuse*. Il est donc à désirer que l'usage s'en répande le plus possible dans la marine.

Les deux seuls aliments gras proprement dits qui font partie de la ration du marin sont le *lait* et le *fromage*.

Le lait est un aliment *parfait*, complet. Comme les œufs, comme la graine de froment qui nourrissent les uns, le jeune des oiseaux, l'autre, la jeune plante du blé, de même le lait est, vous le savez, le suc nourricier de l'enfant. Il renferme beaucoup d'eau, des matières grasses, du beurre, des matières *albumineuses*, appelées *caséine* ou matière du fromage, du *sucre*, enfin des sels provenant du sang de la mère. Le lait est donc l'*aliment* par excellence, contenant de l'eau, des sels, des matières de combustion (sucre et beurre) et des matières albumineuses de réparation et de nutrition. Mais la difficulté de le conserver et de s'en procurer à l'état frais dans les campagnes lointaines en a fait restreindre l'usage aux *malades* et aux convalescents. Espérons que les procédés de conservation du lait seront perfectionnés et qu'il sera possible de faire entrer ce précieux aliment dans le régime des marins.

Il n'en est pas de même du *fromage* qui est compris dans la ration journalière du marin. La marine n'a adopté qu'une seule espèce de fromage pour les besoins de la navigation, c'est le fromage dit de Hollande ou tête de More. Les têtes de fromage de Hollande sont généralement colorées en rouge à la surface. Pour qu'elles soient réputées de bonne qualité et de bonne conservation, il faut que leur surface soit lisse; qu'elles ne soient ni molles, ni gercées, ni crevassées; que leur intérieur soit sec et qu'elles ne laissent écouler aucun suc laiteux quand on les fend et les divise; qu'enfin leur odeur et leur goût soient également satisfaisants.

Le fromage est délivré à la mer au dîner, à la dose de cent grammes, ce qui est bien suffisant.

Le fromage est composé à peu près des mêmes matières que le lait, moins l'eau. Il contient beaucoup de matières *grasses*, pas mal de matière *albumineuse*, appelée *caséine*, sorte d'albumine semblable à celle du blanc d'œuf et à la chair des animaux; il renferme beaucoup de sels utiles au sang. C'est donc un aliment précieux qui, sous un très-petit volume, contient beaucoup de matériaux de combustion, de nutrition et des sels, tout à la fois.

Comme il est sec, par conséquent privé d'eau, il a besoin d'être fortement mâché et bien imbibé de salive. Surtout quand il est mangé avec le biscuit, ces deux aliments devront être broyés et insalivés dans la bouche avec le plus grand soin. On ne doit les avaler que lorsqu'ils forment une pâte molle, bien unie et assez liquide pour pouvoir se laisser avaler sans effort. Ces aliments demandent aussi que l'on boive passablement pour leur fournir l'eau nécessaire à leur digestion qui se fait un peu dans l'estomac et beaucoup dans les intestins. Le fromage, au résumé, bien conservé est un excellent aliment qui a obtenu et qui conservera longtemps l'estime et la prédilection des marins à bord des navires dans les longues campagnes.

Les conserves de fruits et autres produits semblables sont réservées pour le régime des malades : le raisiné, la gelée de pomme, la gelée de coing, les pruneaux, etc., sont d'excellentes préparations de fruits. Pour les équipages nous verrons bientôt qu'on peut leur délivrer quelques fruits frais dans les pays qui en produisent beaucoup, comme les pays chauds.

Des Condiments. — On nomme condiments ou assaisonnements certaines substances qui servent à donner du goût aux aliments. Nous ne ferons que les nommer ici.

Ce sont d'abord les sels, et le sel de cuisine à leur tête. Outre la proprité qu'il possède de conserver les aliments, le sel marin est nécessaire au sang, comme vous le savez. De plus, il relève la saveur des aliments qui seraient fades et écœurants sans une certaine quantité de sel. Il excite doucement la sortie de la salive dans la bouche; il excite aussi les sucs de l'estomac et de l'intestin à couler sur les aliments et à les bien imbiber et pénétrer. Que pourrait faire l'estomac si on lui ôtait le sel dont il a tant besoin pour faire fermenter et cuire nos aliments? Il serait obligé d'en emprunter au sang qui aurait bien vite épuisé sa provision, ce qui amènerait des troubles graves dans celui-ci, et par la suite dans nos organes. Mais il ne faut pas non plus donner en excès du sel à l'estomac et au sang, car alors le sel marin prendrait la place des autres sels et des substances diverses qui sont nombreuses et qui doivent se trouver aussi dans le sang. On pense même qu'un trop grand excès de sel marin peut disposer l'homme de mer à contracter le scorbut.

La moutarde, les oignons bien conservés et frais, les assaisonnements appelés aromatiques, tels que le persil, la cannelle, le piment, le gingembre, mais surtout le poivre et le girofle, sont d'excellents condiments. Le poivre associé au sel est l'assaisonnement le plus usité. Comme le sel, et plus que lui encore, il appelle la salive sur les aliments; il rougit doucement la bouche et la petite peau située en dedans de l'estomac. Il y appelle le sang qui est si nécessaire à une bonne et prompte digestion. Dans les pays chauds, c'est un précieux agent pour exciter l'appétit qui se perd ou languit sous l'action de la chaleur et de la transpiration. Du reste, comme si la Providence avait bienveillamment placé le remède à côté du mal, c'est dans les régions brûlées par le soleil, où les forces de l'estomac s'épuisent et se fatiguent, qu'elle a placé une foule de substances d'une saveur forte mais agréable, et propres à réveiller l'appétit.

Le sucre et les substances qui en renferment sont utiles pour adoucir et émousser la saveur par trop âcre ou par trop amère de certains aliments. C'est du reste un aliment lui-même, un agent de combustion.

Les assaisonnements et les substances dites aigres ou acides sont d'un emploi utile de temps à autre. L'oseille confite et bien conservée dans des barils ou dans des boîtes de ferblanc, sert à faire de la soupe, principalement la soupe au riz et celle aux légumes secs. C'est un excellent assaisonnement qui relève le goût des substances douceâtres et agit, en les excitant légèrement, sur la bouche et sur l'estomac.

La choucroûte agit dans le même sens: mais aujourd'hui elle pourrait être avec avantage remplacée par les légumes pressés. Les cornichons, les achars sont encore de bons condiments acides.

Enfin le jus de citron préparé en France et conservé avec soin, est délivré dans certains parages fixés par le règlement, aux hommes de l'équipage, dans le but de les préserver du scorbut. Car tous les assaisonnements acides, et surtout les légumes et fruits acides, quand ils sont frais, constituent les meilleurs remèdes et les plus sûrs préservatifs contre cette vilaine maladie.

Il faut donc veiller, quand le commandant et le médecin du navire ordonnent des distributinns de semblables substances, il faut veiller à ce que ces ordonnances soient fidèlement exécutées et qu'aucun homme, par caprice ou forfanterie, ne puisse se soustraire à cette obligation de prémunir sa santé, et alors même qu'il croit ne pas pouvoir être malade plus tard.

Pour en finir, mentionnons les condiments gras, tels que le beurre, la graisse, l'huile d'olive. L'huile d'olive sert à assaisonner les repas en légumes ou en riz. Vous savez combien les équipages sont partagés entre le beurre et l'huile, et sur la préference à donner à l'un ou à l'autre. L'huile est chère aux Provençaux auxquels elle rappelle la patrie absente et dont elle flatte le palais et le goût, habitués dès l'enfance à la saveur grasse de cet assaisonnement. Les gens du Nord, et surtout les Bretons, ont depuis longtemps donné leur préférence au beurre, aliment gras comme l'huile mais certainement plus savoureux, plus parfumé, et qui, associé au sel marin, constitue plus qu'un assaisonnement, un véritable aliment gras. Seulement les difficultés d'une bonne conservation en rendent l'usage assez rare à bord. C'est pour les campagnes du nord qu'il convient surtout: il se conserve facilement dans les climats froids, tandis qu'il rancit et devient détestable dans les pays chauds et humides.

De la ration de l'homme de mer, — De la quantité et de la qualité de la ration. — De son action sur la santé de l'équipage dans les divers climats.

On appelle ration alimentaire du marin la quantité et la qualité des vivres qui lui sont délivrés par jour, aux repas.

Autrefois les équipages étaient nourris par le capitaine du bâtiment qui leur donnait les vivres qu'il pouvait avoir à sa disposition. La nourriture dans ces temps-là était souvent insuffisante et de qualité pitoyable. Il a fallu que l'Etat s'en mêlât. Trois décrets depuis 1800 à 1848 l'ont établie à peu près telle qu'elle est aujourd'hui. Enfin des améliorations partielles y ont été apportées en 1860, en 1866, et même en 1870, pour certains petits détails.

L'homme de mer est sans doute exposé à bien des causes de maladies provenant des climats et des conditions dans lesquels il est forcé de vivre. L'Etat qui a le plus grand intérêt à prendre soin de sa santé, a cherché à adoucir le plus possible le sort un peu rigoureux du marin. Par exemple, pour ce qui regarde les vivres, il n'est guère de sacrifices que l'Etat ne se soit imposés pour assurer le bien-être de l'homme de mer. Il n'a reculé, on peut le dire, devant aucune dépense pour rendre la nourriture des équipages aussi bonne et aussi saine qu'elle peut l'être.

Les procédés de conservation des aliments s'étant perfectionnés et devant encore devenir plus complets, la marine a déjà adopté et adoptera par la suite des conserves alimentaires qui seront destinées probablement un jour à remplacer définitivement le lard salé dans le cours des campagnes. D'un autre côté, la navigation à la vapeur a beaucoup abrégé les traversées : les communications avec la terre sont devenues communes et faciles. Ce qui fait qu'il est aujourd'hui plus aisé de se ravitailler fréquemment avec des vivres frais pris à terre.

Malgré toutes ces améliorations, les navires demeurent dans l'obligation d'emmagasiner et d'emporter dans leurs vastes flancs des provisions et des quantités de vivres qui sont nécessaires pour un temps toujours plus long que la durée présumée des voyages.

Il en résulte donc, en définitive, l'obligation pour les marins de ne prendre avec eux qu'un nombre restreint de substances ou vivres de choix, qui sont dans un état parfait de préparation et faciles à conserver. Cette obligation amène nécessairement aussi une certaine uniformité de nourriture et l'usage d'aliments peu variés si l'on veut qu'ils soient bons.

Cependant la ration du marin compte encore un bon nombre de substances alimentaires diverses.

Les repas, combinés d'après le règlement, ne manquent pas d'une certaine variété qu'il eût été désirable, mais difficile de rendre plus grande.

Voici un tableau abrégé de la qualité et de la quantité des vivres de la ration.

I. — *Tableau de la ration du marin en campagne.*

I° *Aliments solides* :

Biscuit	550	grammes.
ou pain frais	750	—
donné par farine d'armement	550	—
Conserves de bœuf	200	—
ou viande fraîche	300	—
ou lard salé	225	—
Légumes secs { fayols	120	—
fèves décortiquées	100	—
ou pommes de terre desséchées	100	—
Riz	80	—
Fromage	100	—
Café	20	—
Sucre	25	—

II° *Aliments liquides* :

Vin de campagne	46	centilitres.
Eau-de-vie, rhum ou tafia	6	—

III° *Assaisonnements* :

Choucroûte, par repas en légumes ou en riz	20	grammes.
Oseille confite, — — —	10	—
Achars — — —	7,5	—
Vinaigre, 5 millilitres }	1	centil.
— 5 millilitres pour acidulage }		

Beurre	15	grammes.
Huile	8	—
Moutarde	2	—
Sel	24	—
Poivre	15	centigr.

Des repas du marin.

Les repas du marin à la mer se composent : du déjeuner qui a lieu vers cinq heures du matin, du dîner, à midi, et du souper, à quatre heures du soir.

Le déjeuner se compose invariablement de café, eau-de-vie, biscuit ou pain. Chacun des autres repas varie considérablement comme l'indique l'aperçu suivant.

Déjeuners.

Biscuit	183	grammes.
ou pain frais	250	—
Café	20	—
Sucre	25	—
Eau-de-vie, rhum ou tafia	6	centilitres.

Diners.

Biscuit	183	grammes.	tous les jours.
ou pain frais	250	—	
Vin de campagne	23	centilitres.	
Conserves de bœuf	200	grammes.	dimanche. lundi.
ou viande fraîche	300	—	mardi.
ou lard salé	225	—	mercredi.
avec fayols et pois	60	—	jeudi.
ou légumes desséchés	18	—	samedi.
Fromage	100	—	vendredi.

Soupers.

Biscuit	183	—	tous les jours.
ou pain frais	250	—	
Vin de campagne	23	centilitres.	
Fayols	120	grammes.	3 jours par semaine.
Pois	120	—	2 jours.
Fèves décortiquées	100	—	1 jour.
ou pommes de terre desséchées.	100	—	
Riz	80	—	1 jour.
Croucroûte	20	—	pour chaque repas du soir.
Oseille confite	10	—	

Le décret du 21 juillet 1860 accorde aux mécaniciens, chauffeurs et soutiers, quand les machines fonctionnent plus de douze heures consécutives, une deuxième ration de biscuit ou de pain et de vin. Cette allocation est réduite de moitié quand la machine fonctionne douze heures seulement ou moins de douze heures.

D'après le même décret, dans les colonies françaises d'Amérique ou entre les deux tropiques, les équipages reçoivent, par homme et par jour, 10 grammes de sucre cassonade, 25 millilitres de tafia ou d'eau-de-vie, 2 centilitres de vinaigre, qui peuvent être remplacés par des citrons frais ou des oranges amères. Ces substances, ajoutées à l'eau du charnier, forment un mélange qu'on appelle *acidulage.*

II. — En outre de la ration de campagne, il y a la ration de port et de rade. Celle-ci est absolument identique avec la première, avec cette seule différence que la viande fraîche (300 gr.) y remplace les salaisons et que les légumes verts (du prix de 0 fr. 0165 par homme) y remplacent les légumes secs et le riz : au lieu d'un jour maigre, il y en a deux, le lundi et le vendredi, où le dîner se compose de fromage ou de morue (120 gr.)

III. — La ration des marins casernés à terre, dans les divisions, se compose ainsi qu'il suit :

Le déjeuner consiste en 250 grammes de pain frais; le dîner est constitué, pour quatre jours de la semaine, par la même quantité de pain, plus 250 grammes de viande fraîche et une allocation de 0 fr. 0165 par homme, destinée à l'achat de légumes verts; les dîners des trois autres jours se composent de : pain 250 grammes, fromage 90 grammes ou morue 120 grammes.

Le souper est uniforme pour tous les jours de la semaine; il est constitué par la même ration de pain, par 120 grammes de légumes secs ou 60 grammes de riz, avec des assaisonnements variés, huile ou beurre, etc.

IV. — Enfin la composition de la ration alimentaire pour les malades est comprise dans le tableau suivant :

Observations. — Le pain de soupe est prélevé su la quantité prescrite.

Ration du malade à bord du navire.

DÉSIGNATION des ALIMENTS	Poids, mesures, nombres.	Quantités à distribuer par repas à chaque malade selon la prescription du médecin.				
		ration	3/4	1/2	1/4	soupe
Pain frais	grammes	375	281	187	94	50
Vin de campagne	centilitres	25	19	13	7	»
Viande fraîche désossée	grammes	140	105	90	60	»
Conserves { mouton	—	»	105	»	»	»
Conserves { volailles	—	»	»	80	60	»
Poule	nombre	»	»	1/6	1/8	»
Soupes :						
Bouillons gras	centilitres	25	25	25	25	25
Soupe au pain	—	25	25	25	25	25
Soupe au riz	—	25	25	25	25	25
Julienne au maigre	—	25	25	25	25	25
Aliments légers :						
Riz	grammes	60	45	30	30	»
Chocolat	—	»	»	33	30	»
Raisiné	—	90	90	45	45	»
Pruneaux	—	100	100	50	50	»
Fécule de riz	—	»	»	30	30	»
Tapioca	—	»	»	30	30	»
Gelée de pommes	—	»	»	45	45	»
Gelée de coings	—	»	»	45	45	»
Assaisonnements :						
Beurre	grammes	15	15	15	15	»
Lait conservé	centilitres	»	»	20	20	»
Sucre	grammes	15	15	15	15	»

Pour faire le bouillon gras, il est fourni 25 grammes de gelée de viande, lorsqu'on ne peut pas délivrer de viande fraîche. Le beurre doit servir à l'assaisonnement du riz et des pâtes féculentes.

Le lait de conserves, étendu de 20 centilitres d'eau peut être prescrit seul pour servir de boisson, ou pour préparer le tapioca et la fécule de riz. Il en est de même pour le sucre.

Ces tableaux vont nous faire voir que la ration du marin suffit largement et au-delà pour chauffer et et réparer, pour nourrir enfin la machine organisée qui représente le corps. Elle contient, en effet, toutes les substances destinées à entretenir la fonction et la réparation de nos organes, comme nous venons de le voir quand nous avons examiné, une à une, toutes ces matières contenues en abrégé dans nos tableaux.

De nos jours, la science de la médecine a voulu aller plus loin, et elle a cherché les raisons pour lesquelles l'homme a des préférences et même des besoins pour tel ou tel aliment. On a fait des expériences sur les animaux les plus rapprochés de nous, sous le rapport du corps et des organes seulement, cela est sous-entendu. On a vu que leur santé ne pouvait se maintenir avec l'usage unique d'une matière albumineuse ou d'une matière de combustion. Il y a plus, c'est que la santé n'est jamais très-florissante, si l'homme se borne à des aliments uniquement tirés des plantes ou végétaux ou bien s'il se nourrit de viande exclusivement, ou de produits des animaux. Il faut donc à l'homme pour l'exercice d'une bonne santé un *régime*, une ration justement composée d'un mélange proportionné de végétaux et des substances des animaux.

La variété des aliments est donc une nécessité aussi indispensable au maintien de la santé que la proportion ou quantité journalière.

Or, le pain, le biscuit, les farineux, les huiles et le sucre de la ration du matelot fournissent les aliments végétaux dont l'homme a besoin en partie. Ce sont les aliments de combustion ; c'est le charbon des fourneaux de la machine, ou bien, si l'on veut, c'est l'huile de la lampe.

Nous avons le combustible : il ne nous sera pas difficile de trouver les aliments réparateurs des organes.

Ces matériaux de remplacement, ce sont précisément les produits des animaux, nos voisins sous le rapport des organes. Ce sont leurs chairs : le lard salé, le bœuf frais ou conservé, et un peu le fromage, qui nous fournissent ces matériaux semblables aux nôtres et que nous n'avons, pour ainsi dire, qu'à envoyer à notre estomac chargé de les faire rapidement passer dans notre sang.

Eh bien, la science de la médecine a voulu chercher à voir plus clair encore dans ces délicates opérations de notre corps. Elle a emprunté le secours de la chimie qui s'est chargée de peser, de mesurer et de décomposer toutes les matières qui entrent dans le corps de l'homme ou des animaux.

Les chimistes se sont donc mis à peser, avec des balances parfaitement exactes, les matières et les gaz qui pénètrent dans le corps par les poumons dans la respiration : ils ont fait de même pour les aliments et les boissons que reçoit l'estomac. D'un autre côté, les mêmes chimistes ont pesé tout ce qui sort du corps de l'individu qui fait le sujet de l'expérience ; et cela dans un temps dont la durée est fixée. Il ont pu établir la comparaison entre les matières d'entrée et celles de sortie. Ils ont vu que la quantité de ces deux sortes de matières et leurs poids étaient exactement les mêmes.

Voilà comment on est parvenu à se rendre compte de ce merveilleux équilibre, de ce bilan parfait de notre corps, dont nous vous avons déjà parlé au commencement de ce livre. Mais nous savons bien que les matières de sortie de notre corps ne ressemblent plus à celles d'entrée. C'est comme si l'on voulait faire la comparaison entre la houille qu'on jette dans les fourneaux de nos machines et les produits ou résidus dans lesquels cette houille est changée par le fait de la combustion. On voit alors que le poids de la houille brûlée dans les fourneaux est égal au poids des résidus des fourneaux additionné du poids des particules de fumée et des gaz que vomit la cheminée. Cela est si vrai que si on mettait ces deux quantités de matières dans les deux plateaux d'une bonne balance, on vérifierait qu'elles sont parfaitement égales, parce que la balance garderait un équilibre fixe.

La quantité resterait la même, la qualité seule aurait changé.

Voilà ce qui arrive pour le corps humain dans le fait de l'alimentation.

Les mêmes calculs et recherches ont fait comprendre, de cette façon, une chose que l'intelligence de l'homme et l'instinct des animaux mettaient en pratique depuis des siècles: une chose que l'expérience de tous les peuples civilisés avait trouvée. C'est que l'homme a besoin d'une juste proportion de vivres tirés des végétaux et d'aliments tirés des animaux, pour bien équilibrer sa santé. L'homme n'a-t-il pas été créé, du reste, pour ce régime? N'est-il pas *omnivore*, mot qui veut dire mangeur de tout? N'a t-il pas reçu une denture appropriée à ce régime, les incisives des animaux qui rongent les racines et les fruits, les canines du chien et des animaux qui se repaissent de chairs (*carnivores*), et enfin les molaires ou meules des animaux qui broient et ruminent l'herbe de nos prairies?

L'homme qui travaille a besoin d'un tiers de nourriture de plus que celui qui ne fait presque rien. Vous savez que l'homme de mer se trouve dans le premier cas.

Eh bien, on a réuni toutes ces conditions de l'existence du marin, on a calculé ce qu'il lui fallait pour le nourrir et l'entretenir, suffire aux besoins du travail qu'il fournit. On a pesé, par le calcul, tout ce qui pouvait sortir de son corps dans de pareilles conditions, et l'on est arrivé à voir que sa ration, que sa recette était non-seulement égale à sa dépense, mais encore *qu' elle était supérieure aux besoins de n'importe quel homme occupé à n'importe quelle espèce de travail et faisant la plus grande dépense possible.*

Ainsi, en général, dans la ration du matelot, il y a plutôt du superflu en quantité que de la pénurie d'aliments. C'est bien d'un autre côté ce que démontre l'expérience. Sous ce rapport, il y a accord parfait entre les calculs de la science et les résultats de l'expérience.

Pour ce qui est de la qualité, de la variété pour mieux dire, nous avons vu que, tout en demeurant un peu uniforme par la force majeure des nécessités de la navigation, elle était pourtant suffisante.

Les règles que doit suivre l'homme de mer en ce qui concerne son alimentation sont donc presque toutes tracées d'avance.

En vous rappelant ce que nous avons dit de la nécessité où se trouve le corps de faire beaucoup de chaleur dans les pays froids, vous comprendrez qu'on a besoin de manger davantage dans ces climats. C'est là qu'on doit manger des matières de combustion et des corps gras. Le règlement d'ailleurs accorde un supplément de biscuit pour la navigation des mers du Nord.

Et puis, dans certains cas, des rations supplémentaires peuvent être accordées aux hommes atteints de boulimie, c'est-à-dire qui ont un appétit exceptionnel.

La ration réglementaire est appropriée aux besoins de l'existence dans les climats tempérés de nos côtes et de nos mers.

Dans les pays chauds, la consommation ou dépense de nos organes étant diminuée, il faut aussi diminuer la recette, il faut régler son manger sur son appétit qui est moindre. La ration, dans les pays chauds, gagnerait sans doute à être diminuée d'une certaine quantité d'aliments de campagne. Nous verrons que toutes les fois qu'on peut remplacer ces vivres de conserves par des aliments frais du pays où l'on se trouve, la santé n'en est que meilleure.

Les règlements ont prévu et fixé tout ce qui concerne la distribution et la préparation des repas, la disposition des cuisines, les installations des hommes par plats, le matériel des gamelles, etc.

L'art de faire la soupe et le bouillon des équipages est confié au maître-coq, sous la surveillance de l'autorité dont la sollicitude pour la nourriture des hommes veille à la bonne préparation des aliments et à l'observance des règlements. Le maître-coq tient les hommes de mer par la bouche et par l'estomac, deux endroits fort sensibles chez tout le monde et qui méritent bien des égards, puisqu'ils intéressent à un haut degré la santé.

Ce que nous avons dit de la digestion servira à vous faire comprendre que les aliments ne se digèrent pas tous avec la même facilité, de la même manière et dans les mêmes endroits du long canal de la digestion. La viande se digère presque entièrement dans l'estomac. Comme elle est ordinairement imbibée de liquides qu'elle renferme ou qui ont servi à sa préparation, elle n'a besoin que d'être suffisamment mâchée pour l'avaler. Cependant les viandes de conserves Fastier, les sardines à l'huile, le thon mariné, et en général toutes les viandes de conserves qui peuvent se manger dans l'état où elles sont délivrées, par exemple dans le cours d'une expédition à terre, ces viandes plus ou moins sèches ont besoin d'être bien imprégnées de salive et bien mâchées avant d'être avalées. Le fromage est un des aliments qui nécessite le plus une longue mastication. On devra le réduire en pâte bien molle dans la bouche avant de l'envoyer à l'estomac qui n'en digère qu'une petite portion et cède la plus grande à l'intestin. Tous les aliments gras se digèrent aussi presque complétement dans l'intestin. Les farines, les aliments farineux et les sucres commencent leur digestion par leur mélange avec la salive, dans la bouche, et la finissent encore dans l'intestin. Ces aliments nécessitent donc aussi une mastication longtemps continuée.

Mais ce que vous mâcherez le plus longtemps et le plus complétement que vous pourrez, c'est le biscuit. Il contient beaucoup moins d'eau que le pain : il faut l'inonder de salive ; il faut travailler puissamment des mâchoires pour faire couler la salive à flots dans votre bouche. C'est le seul moyen d'obtenir une belle pâte bien molle et bien savoureuse qui commence à se changer dans la bouche en empois et un peu de sucre, et qui finit par être changée en sucre dans l'intestin, d'où le sucre purifié, épuré, passe dans le sang pour le nourrir ou plutôt pour y faire de la chaleur.

Quand vous aurez à manger du biscuit et du fromage à la fois, ou des sardines ou des conserves sèches, vous redoublerez de soins et d'efforts pour bien faire la mastication. Rappelez-vous enfin que bien mâcher, bien insaliver les aliments de votre ration c'est faire la moitié de la digestion.

Or, pour cela, il faut de bonnes dents, et pour avoir et conserver une bonne denture (et non dentition, comme on dit souvent), il saut soigner ses dents et veiller dessus comme sur la prunelle de ses yeux.

Vous prendrez donc le plus grand soin de vos dents, en suivant les conseils que nous avons donnés plus haut. Vous ne les exposerez pas à être touchées par des aliments trop chauds; vous n'y mettrez pas des boissons froides en même temps que des aliments chauds. Vous aurez pour ces précieux bijoux, pour ces instruments utiles tous les ménagements et tous les égards. Sinon, rappelez-vous bien qu'elles vous feront payer cruellement la négligence et le dédain que vous aurez eus pour elles.

Enfin sachez vous modérer dans le manger comme

dans le boire. Arrêtez-vous dès que vous sentirez que votre estomac est suffisamment pourvu. Cet intelligent organe vous indiquera le moment pourvu que vous vouliez l'écouter. Il est même bon de lui laisser toujours un peu d'appétit. Le repas qu'on fait ne doit jamais nuire à celui qui le suit, a dit le proverbe.

Mais nous nous arrêtons ici, car la gourmandise, ce vice honteux des gros mangeurs, n'est pas le péché mignon de l'homme de mer. Au contraire, il a une bien belle sobriété sous ce rapport et mérite les plus grands éloges.

Vous ne connaissez pas les supplices et les tortures d'estomac qu'éprouvent les gens oisifs et adonnés aux orgies de la table! Vous êtes exempts de cette engeance de maux qui viennent tôt ou tard assiéger les gros mangeurs et les gourmets. La goutte, la gravelle, les rhumatismes, l'obésité gênante les affligent et les rendent difformes et impotents; toutes ces maladies et infirmités leur font payer cruellement cher les quelques plaisirs fugitifs du ventre qui les ont si rapidement épuisés. L'homme de mer, lui, le vrai marin possède bon appétit, bon estomac. Sa faim est aiguisée par les rudes exercices du bord; par les pénibles ascensions dans la mâture, par les fatigues et les sueurs dans la machine, par les durs travaux dans les embarcations, par les mouvements continuels et prolongés de ses muscles, par l'exercice et le maniement des pièces d'artillerie, etc.

Mille fois heureux les gens de mer s'ils savaient garder la même sagesse et la même sobriété sur quelques autres points que nous examinerons bientôt!

Cependant nous devons dire toute la verité sans en rien ménager. Il est quelques officiers mariniers, (peut-être bien un peu plus les mécaniciens qui ont une solde plus élevée que les autres), qui contractent volontiers des habitudes de bonne chère. Nous les avertissons ici en passant. Gare à eux, s'ils ne veulent s'exposer aux maux que nous leur prédisons sur leurs vieux jours!

Des aliments tirés des pays étrangers ; des fruits des pays chauds.

« L'homme, dit M. Fonssagrires, doit modifier son régime suivant les climats où il vit, comme il modifie sa manière de se vêtir. Mais les emprunts qu'il fait aux végétaux ou aux animaux des pays qu'il visite, ne doivent avoir rien de hasardeux. »

Pour se guider dans ces occassions, l'homme de mer doit connaitre au moins à peu près quels sont les aliments utiles, quels sont ceux qui sont indifférents, et surtout quels sont ceux qui sont nuisibles et deviennent pour lui des poisons redoutables.

Des aliments utiles des pays étrangers.

Parmi les substances farineuses, les pays étrangers des climats chauds nous offrent les diverses fécules ou farines qu'on retire des palmiers, ces grands et beaux arbres à tronc élancé, à belles touffes de feuilles élégamment découpées, qui font l'ornement des cultures et des forêts de ces pays. Ce sont le *sagou* des îles de la Malaisie, une farine appelée *arrow-root* et diverses autres farines.

La farine de *manioc* provenant d'une racine farineuse de la côte Sud-Ouest d'Afrique et des Antilles est aussi un bon aliment quand elle est bien purifiée de ses principes âcres et vénéneux. Pour cela les naturels font rouir la racine de manioc dans l'eau comme on fait rouir le chanvre et le lin chez nous.

Les autres racines farineuses et fruits farineux sont : la patate douce ou *igname*, originaire de la Chine, cultivée aux Antilles et déjà fort répandue ; les gros fruits de l'*arbre à pain*, sorte de figuier des îles de l'Océan Pacifique, de Taïti et des mers du Sud. Le fruit de l'arbre à pain grillé ou mis en farine constitue un aliment sain et savoureux dont usent beaucoup les Taïtiens. *Le taro* des même îles appelé *Chou caraïbe* dans nos Antilles, est une racine qui contient aussi des farineux en petite quantité.

Les aliments tirés de la viande des animaux des pays divers, sont : la chair des différentes espèces ou variétés de bœuf, comme les buffles, les bisons d'Amérique, le bœuf musqué, les diverses races de moutons, les chèvres et les cabris, le cochon d'Afrique, le cochon des mers du Sud et celui de Cochinchine.

Les mers du Nord peuvent fournir aux équipages d'excellents aliments ; tels que, les marsouins, les dauphins, les phoques ou veaux-marins et tous ces immenses troupeaux de grands animaux marins des glaces du Nord qui ne sont pas des poissons, puisqu'ils ont des mamelles et font des petits comme les grands animaux terrestres. Les chairs grasses et les huiles de ces animaux feront de bons vivres, surtout en cas de disette.

Les oiseaux de mer sont aussi des friandises fort recherchées des équipages. Les goëlands, les pétrels, les albatros et ces infatigables voiliers ailés qui accompagnent les navires sur la plus grande partie des mers ne sont que de maigres gibiers. Leur goût de poisson et leur odeur et saveur d'huile demandent qu'on les fasse bien mariner avant de les cuire et de les manger. Mais les courlieux, les canards, les sarcelles, les oies du Canada, etc., sont d'excellents mets, très-savoureux et très-nourrissants, et que l'on procurera aux hommes le plus souvent possible. Les chasses de Cochinchine sont célèbres aujourd'hui par leur gibier d'oiseaux et surtout de canards sauvages ou sarcelles. Enfin, la volaille de l'Asie, les paons de Chine et de Cochinchine constituent des mets de luxe et de haut goût.

Les reptiles ne fournissent que deux ou trois espèces : les tortues, surtout les grosses tortues de mer de Cayenne et des mers du Sud ont d'excellentes chairs qui, fortement assaisonnées et épicées, donnent de bons aliments. Les grenouilles, dont les cuisses donnent une chair savoureuse et excellente, peuvent aussi s'utiliser dans quelques pays. Enfin, la chair bien cuite des caïmans de Cochinchine constitue un bon aliment.

C'est principalement le poisson, ce roi des mers, qui peut être employé comme nourriture des équipages dans les longues comme dans les courtes campagnes. Il serait bien à désirer que la mer versât ce tribut de ses domaines aux marins beaucoup plus abondamment que la chose n'a lieu. Mais la vie du marin nécessite des occupations qui ne permettent pas toujours de pêcher le poisson. Cependant les pêches au trémail, à la ligne, à la senne, etc., sont d'utiles exercices pour distraire les équipages et leur fournir des vivres frais et excellents. Aussi les commandants des navires ne négligent-ils rien pour procurer aux hommes le double bénéfice d'une agréable distraction et d'une bonne nourriture. Tous les poissons peuvent, en général, être utilisés comme aliments, sauf ceux dont nous parlerons bientôt et qu'il faut fuir comme de violents poisons.

Des fruits des pays chauds.

1° Ce sont d'abord ceux qu'on nomme fruits *sucrés et aqueux*, c'est-à-dire contenant principalement de l'eau et des matières sucrées. Tel sont : la délicieuse *banane* qui renferme du sucre, de l'amidon et un parfum agréable qui rend si appétissantes les *figues bananes*; la *pomme cannelle*, la canne à sucre même, quand elle est bien mûre, les citrouilles et les melons bien à point, mais dont il convient de se défier parce qu'ils peuvent, quant ils sont mangés en excès, donner des cours de ventre. Le *papaye*, les *dattes* et la *noix d'acajou* se rapprochent de la catégorie des fruits sucrés;

2° Les fruits *aromatiques* ou parfumés, comme la *mangue*, le *mangot*, la *sapotille*, le *corossol*, sont fort agréables au goût et à l'estomac quand on y est habitué. Ce sont des fruits de dessert surtout ; ils sont fort utiles à la digestion. La mangue contient un principe résineux et parfumé qui aide beaucoup à la digestion. Le mangot est un peu acide en même temps que parfumé ; il renferme aussi dans sa pulpe, et surtout dans son écorce jaune rousseâtre, des résines et un principe analogue au tannin de l'écorce du chêne. Ces principes sont dits *astringents*, c'est-à-dire qu'ils resserrent le ventre et sont utiles dans les cas de diarrhée ou de cours de ventre;

3° Les fruis aigres ou *acides* sont : les *goyaves* qui sont aussi *astringentes* et bonnes contre les dérangements d'intestins, les *ananas*, les fruits du *tamarin* et de *la casse* qui sont un peu relâchants au contraire; enfin les *citrons* et les *oranges* qui figurent parmi les princes des fruits des climats chauds. Les citrons font d'excellentes limonades et de bonnes boissons rafraîchissantes quand ils sont mêlés à l'eau avec un peu de sucre.

Les oranges sont des fruits presque divins. Leur chair molle contient des substances sucrées, acides et douces tout à la fois. Leur écorce jaune ou zeste renferme des huiles volatiles parfumées qui, avec celles des fleurs d'oranger, servent à de nombreux usages. La petite écorce ou petite peau blanche qui double en dedans la grosse écorce jaune dorée, et qui forme des petites cloisons entre les tranches, est amère et très-fortifiante ; elle sert à faire le *sirop d'écorce d'oranges* amères qui est un bon tonique pour les malades.

L'écorce des oranges entre aussi dans la composition de la liqueur appelée *curaçao*. Il y a encore dans les oranges bien d'autres choses. Voyez et admirez la richesse de ce beau fruit qui désaltère l'homme, le nourrit un peu, le fortifie et lui donne des liqueurs agréables, etc. !

4° Les fruits *gras* ou *huileux* des climats chauds, sont : l'*avocat*, ce beurre végétal des pays chauds, les divers fruits des palmiers, comme celui qui donne l'huile de *palme* à la côte d'Afrique ; les *arachides* du même pays, la noix d'acajou, et les *cocos*.

Saluons, en passant le *cocotier*, ce roi des plantes alimentaires et utiles des pays chauds. A l'état frais la noix de coco fournit un aliment doux, rafraîchissant et nourrissant. L'eau qu'elle renferme ou *le lait de coco* contient du sucre et de la gomme ; la chair ou pulpe contient une huile grasse, espèce de beurre végétal, du sucre et même de l'albumine. Vous voyez, rien n'y manque, qu'un peu de sel pour faire un aliment complet. Aussi le coco sert d'aliments à des peuplades entières. Ajoutons que l'enveloppe filandreuse ou le brou qui recouvre l'amende, sert à faire des tissus fins et solides; le bois sert à faire des colonnes pour soutenir les *cases* des pays chauds, et le feuillage ou les branches donnent la couverture et le toit. C'est l'arbre providentiel de ces pays et de ces populations primitives.

Cependant il ne faudrait pas manger à l'excès de la chair de l'amende du coco, surtout quand elle est un peu mûre et vieille. Car elle est rance alors et demeure comme un poids lourd sur l'estomac. Il faut bien la mâcher, en tous cas, avant de l'avaler.

Les règles d'hygiène concernant les fruits des pays chauds, comme du reste ceux de tout pays, peuvent se résumer en un précepte très-court, que voici : *Les fruits bien murs et pris en quantité modérée sont aussi salutaires qu'ils deviennent dangereux par leurs mauvaises qualités et l'abus qu'on en peut faire.*

Nous avons parlé déjà des agents d'assaisonnements précieux que l'on rencontre dans les pays chauds : comme le poivre, qui en est originaire, comme les piments, le gingembre, le kari, etc.

Il existe une classe de plantes et d'herbes très-utiles pour les équipages qu'elles préservent du scorbut, et dont tout homme de mer doit au moins connaître le nom. Ces plantes sont: le *pissenlit* qui croît au milieu de nos champs et qui se trouve sur de nombreux points de la terre, notamment vers le nord; les légumes, les *choux*, les *navets*, et le *cresson*.

Les *pommes de terre* fraîches, les *pois*, les *fèves*, les *haricots*, quand ils sont aussi fraîchement cueillis, et en général tous les végétaux jeunes et frais, les *bourgeons de sapin, les choux palmistes* et les bourgeons pleins de sève d'autres arbres, constituent des remèdes utiles contre le scorbut. Mais nous savons que le remède par excellence contre le scorbut, c'est le jus de citron de conserves; ou mieux encore le citron lui-même quand on peut se le procurer à l'état frais.

Des substances qui sont des poisons auxquels est exposé l'homme de mer.

Ces poisons se trouvent contenus ou dans des végétaux ou dans des animaux, que l'homme de mer peut manger par erreur. Dans les végétaux ce sont, ou des racines, ou des feuilles et des fruits.

Les racines des végétaux qui sont des poisons, ont ordinairement une odeur forte et repoussante, mais cela est de loin de suffire pour les faire distinguer. Ces racines sont : la racine de *gouet* ou pied de veau qui croît aux Antilles et qui ressemble assez à la racine de taro ou chou caraïbe qui est un aliment; la racine de *bryone* d'Amérique ou racine rampante qui purge violemment et cause des inflammations de ventre; la racine fraîche de *manioc* que les habitants de la côte d'Afrique et surtout des environs du Congo cultivent à peu près comme nous cultivons les pommes de terre. C'est une racine en forme de fuseau, mais plus grosse, blanche, et qui contient un suc dangereux. Plusieurs accidents sont survenus chez des hommes des navires qui stationnent dans ces parages. Il faut au moins faire rôtir par tranches minces cette racine avant de la manger. Les racines des diverses sortes de *ciguës* sont de violents poisons, mais heureusement ces plantes ne sont pas communes dans les pays chauds, au bord de la mer.

Les fruits empoisonnants sont plus nombreux. Ce sont: la pomme d'or d'un jaune vermillon de l'arbre appelé *mancenillier*, à feuilles de houx, qui croît le long de la mer, aux Antilles, où les habitants appellent pomme *zombi* ce redoutable poison; les fruits et les graines du *sablier* élastique qui servent à faire des jouets, mais qu'il faut se garder de manger; les fruits du *calebassier* vénéneux, dit arbre à couis des Antilles, de la *morelle* ou pomme poison; les fruits et graines du *ricin* purgatif et les graines dites *pignon d'Inde*. Dans l'*Inde* et aux Moluques croît aussi un petit arbre portant des fruits semblables de loin à des oranges; c'est le *vomiquier* qui donne la noix vomique, poison qui tuerait infailliblement quiconque mangerait seulement le quart d'un de ces fruits.

Les animaux qui deviennent pour l'homme un poison à la place d'un aliment sont extrêmement nombreux. Nous ne parlerons pas ici des morsures venimeuses des serpents et des animaux de terre; nous signalerons seulement le danger des mille-pieds ou mille-pattes et des scorpions, qui se rencontrent quelquefois à bord des navires dans les pays chauds, apportés du dehors par le foin, ou le bois, ou les objets divers qu'on loge dans la cale. Il faut brûler de suite les morsures, ou mieux, s'adresser au médecin le plus promptement possible. Mais c'est surtout à prévenir ces accidents que l'on devra s'étudier. Or, la meilleure précaution à prendre à cet effet, c'est de visiter soigneusement les objets de matériel, vivres, bois, approvisionnements, etc., avant leur embarquement et avant leur placement à poste fixe, afin d'éviter ainsi l'introduction des insectes vénimeux et des petits animaux dangereux ou nuisibles.

Les animaux empoisonnants peuvent être : ou des *mollusques*, c'est-à-dire de ces animaux de mer à corps faisant une masse molle et gélatineuse; les galères, les méduses ou orties de mer possèdent un suc irritant qui peut causer des inflammations dans les parties qu'il touche. Les coquillages peuvent devenir vénéneux quelquefois : ainsi les huîtres et les moules qui croissent sur les vieilles coques des navires, dans nos ports et dans nos rades. Le doublage en cuivre aigri, ou le vert-de-gris, leur communique des qualités malfaisantes qui font vomir et empoisonnent ceux qui les mangent. Des escargots qui ont vécu sur des plantes vénéneuses, en reçoivent le poison et causent des accidents. Les coquillages appelés buccardes-sourdon et pétoncles sont aussi quelquefois susceptibles d'empoisonner et même de donner la mort. On accuse encore d'être des aliments malsains les gros crabes des Antilles nommés tourlourous.

Les poissons empoisonnants sont fort nombreux. — Voici les principales espèces qui ont produit des accidents. D'abord il y a des poissons qui sont dangereux par les blessures qu'ils font à l'homme. Ces poissons sont : la *morinque* et les congres ou serpents de mer des Antilles, dont on redoute la morsure; la piqûre des poissons hérissés d'épines, comme les poissons-volants, les *diodons* ou perroquets, et tous ces poissons à longues aiguilles ou épines semblables à des broussailles de fer, tels que : les *scorpènes*, les poissons de l'île Maurice appelés *hideux*, l'*araignée* de mer, et même les raies.

Les poissons dont la chair mangée est un poison sont bien autrement redoutables que les premiers. Parmi eux se trouvent des poissons de l'espèce des *perches*, ordinairement de taille médiocre. Tels sont : le serranus ouatabili et le poisson nommé *créole* dans les mers des Antilles ; le poisson appelé petit-nègre, vieille ou grande gueule, qui est l'un des plus dangereux de ces mers; le *mérou arara* de la Havane, le *sarde* à dents de chien, de la Martinique et de la Guadelonpe, que les Espagnols nomment *siguatera.* C'est un superbe poisson d'apparence, pesant jusqu'à quinze livres; les *bécunes*, nommées aussi *sphyrènes,* poissons dont la bouche se termine en museau; la grosse sphryrène, de taille énorme, est également dangereuse par ses attaques, comme le requin de ces parages; de plus, elle empoisonne quand elle est mangée, ce que ne fait pas le requin.

Il y a d'autres poissons, à formes bizarres et étranges, dont la chair est suspecte, quoiqu'ils n'aient pas produit d'accidents mortels. Tels sont : la *poule* des mers des Antilles, le crapaud de mer appelé aussi *rascasse;* enfin, quelques espèces de thons, pêchés dans ces mers, auraient produit des accidents. D'autres poissons très-dangereux sont : les *tassards* de la Martinique, les *carangues*, les petits poissons de Pondichéry (Inde), appelés dans le pays *calou-oulouvé*, les *orphies* de la Guadeloupe, le *cailleu-tassart* ou hareng de la Martinique et des côtes du Brésil, quelquefois les *coffres* et les *balistes*. Les *diodons* ou orbes, qui sont tout ronds et possèdent deux dents, les *tétradons* qui en ont quatre et qui pullulent au cap de Bonne-Espérance, sont dangereux. Quand les navires mouillent sur rade de *Simon's-Bey*, au Cap, la Santé vient prévenir des accidents qui arriveraient aux équipages s'ils venaient à manger de ces poissons vénéneux.

Mais de tous les poissons vénéneux, les plus dangereux, ceux qui ont le plus souvent occasionné la mort, ce sont les poissons des mers de la *Nouvelle-Calédonie*. Il existe une sorte de sardine, dans les pays chauds, dite *sardine* des tropiques, qui se mange souvent sans accidents, mais qu'il faut éviter de manger, parce qu'elle a causé quelquefois des accidents redoutables.

Une autre sorte de sardine, nommée *mélette* vénéneuse, est celle qui peuple les mers de Calédonie En 1853, elle occasionna des empoisonnements parmi les équipages des corvettes le *Prony* et le *Cattinat*, toutes deux mouillées sur la rade de Ballade. Déjà, à plusieurs reprises, les hommes du *Cattinat* avaient mangé de ce poisson, qu'ils avaient trouvé bon et sain. Mais un jour, sur cinquante qui en avaient mangé bouilli, trente furent empoisonnés et cinq moururent au bout de quelques heures. A bord du *Prony*, il y eut quinze hommes empoisonnés, mais moins gravement, car il n'y eut pas de mort. Les animaux, chats et cochons, qui avaient mangé du même poisson, furent comme foudroyés par la mort. Les signes de ces empoisonnements consistaient dans des douleurs d'entrailles, des vomissements, des douleurs et des crampes atroces qui faisaient crier les malades, des convulsions, du délire et enfin la mort ou le rétablissement un peu lent. Les intestins étaient violemment enflammés et tombaient en gangrène chez les individus qui en étaient morts. Ces poissons étaient tellement vénéneux, que le maître armurier du *Cattinat*, qui en avait à peine mangé un, mourut au bout de six heures. On fit des recherches pour connaître la nature du poison, mais rien ne fut trouvé. Cependant, les médecins firent remarquer que ces mélettes étaient pleines d'œufs ou de frai qui sentait mauvais, et qu'elles avaient été pêchées dans la saison où fleurissent les coraux, dont probablement se nourrissent ces poissons.

D'autres poissons de la Nouvelle-Calédonie causent aussi la mort : tels sont le *mambo*, mais surtout le *tétraodon scélérat*, qui a quatre dents et se gonfle comme les perroquets. Il a causé quatre empoisonnements, dont deux morts, sur le navire le *Styx*, en 1857.

CHAPITRE V

DES BOISSONS DE L'HOMME DE MER.

Les boissons sont des liquides destinés à étancher la soif. On les divise d'après leur nature et leur provenance, en: boissons *aqueuses* (de aqua qui veut dire eau), *aromatiques* et *fermentées* ou *alcooliques*.

De l'eau : *Des boissons aqueuses.*

L'eau est la boisson naturelle de l'homme. C'est une substance qui est extrêmement répandue dans la nature. La pluie, la neige, la glace, les fleuves et les rivières, les lacs, les courants souterrains, et la masse immense des océans sont de l'eau, sous des formes diverses et à des degrés de pureté différents. La vie ne peut ni se développer ni se maintenir sans l'eau.

Le corps humain, vous le savez, renferme de l'eau dans la proportion des deux tiers. Le calcul des savants, dont nous avons déjà parlé, a démontré qu'un homme ordinaire, dans l'espace de vingt-quatre heures, rejette au dehors une quantité d'eau équivalente à 500 grammes par l'expiration ou par les poumons, à 600 ou 800 grammes par la peau, à l'état de vapeur dans l'un et l'autre cas, à 1000 ou 1500 grammes par les reins sous forme d'*urine*, à l'état liquide. Ce qui porte la moyenne de la quantité d'eau rejetée par 24 heures à deux kilogrammes et demi ; et cela dans l'état de santé.

La recette de cette même quantité d'eau se fait par l'estomac uniquement.

L'eau entre dans l'estomac sous forme de boisson ordinaire, sous forme d'aliments ou mieux avec les aliments qui contiennent, même les plus secs, une forte proportion d'eau ; elle fait aussi la base des boissons alcooliques ou fermentées et des liqueurs. Si bien que dans tout ce que nous avalons, il y a toujours beaucoup d'eau. Mais il s'agit ici de l'eau naturelle.

Différentes espèces d'eau. — Les différentes eaux que l'homme de mer peu employer comme boissons, sont :

1° Les *eaux de fontaines* et d'*aiguades* où se puisent d'ordinaire les provisions d'eau du navire pour une partie de la campagne, quelquefois pour tout le cours d'un voyage. C'est l'eau modèle, l'eau qui sert d'échantillon pour faire la comparaison et l'appréciation des autres que l'on recueille pendant la campagne. Puisée aux aiguades de nos cinq ports militaires, elle est d'excellente qualité ; elle est ordinairement pure, limpide, agréable au goût et bien fraîche; elle se conserve très-longtemps dans les caisses en tôle, quand elle est bien aménagée ;

2° L'*eau de pluie* peut être recueillie à bord des navires, au moyen de tentes de gaillard, au centre desquelles on place un boulet. Cet eau, en mer, provient des eaux salées qui ont été distillées par la chaleur du soleil. Elle est pure, trop pure même, car elle est fade, sans goût, écœurante; elle renferme, a-t-on dit, des matières nuisibles. Médiocre comme boisson, on peut s'en servir pour faire le pain, mais surtout pour le blanchissage.

Si l'on n'avait que cette ressource, elle serait précieuse après tout ; et pour un temps, l'eau de pluie, avec la précaution de la saler un peu et de la battre avec une verge pour lui donner de l'air, constituerait une assez bonne boisson ;

3° Les *eaux de neige et de glace* sont comme celles de pluie, lourdes, renfermant peu d'air et peu ou pas de sels ; elles sont donc aussi fades et désagréables au goût. Comme les précédentes, assaisonnées et aérées de même, elles deviennent *potables*, c'est-à-dire buvables.

Ces eaux de glace fournissent une précieuse ressource aux navigateurs des mers glaciales, Pour en faire provision, on choisit les glaçons les plus pesants, les parties qui dépassent le niveau de la mer; on les fait égoutter en tas sur le pont; on en fait fondre une partie dans la chaudière, puis on verse l'eau qui en provient sur le reste des glaçons renfermés dans les pièces à eau. On doit battre longtemps cette eau avant de la consommer et la saler même quelquefois un peu ;

4o Les *eaux de rivières* regardent spécialement l'homme de mer parce qu'elles lui servent fréquemment de boissons dans les stations des pays chauds.

Les eaux des grandes rivières de ces climats sont ordinairement pleines de matières venant des végétaux qui y ont subi la pourriture ; elles sont jaunâtres, louches, troubles, ont une odeur fétide ou puante, et un aspect repoussant. Telles sont les rivières de la côte d'Afrique, le Sénégal, le Congo, les grandes rivières d'Amérique et les fleuves de Chine et de Cochinchine, etc. De plus, les marées les rendent souvent saumâtres et non buvables. Cependant, quand on n'a que cette ressource, il faut les puiser à marée basse, en remontant le plus possible; les mettre à déposer pendant quelque temps, les soutirer et les purifier par les moyens que nous ferons connaître bientôt.

5° Les *eaux de puits* valent quelquefois presque celles des sources ou fontaines ; mais souvent elles sont chargées de sels de chaux, lourdes et difficiles à digérer. Il faut se défier de l'eau des puits, en pays étranger, et surtout dans les pays chauds. Les habitants de ces pays la souillent quelquefois en y jetant des dépouilles d'animaux et des choses impures ou malsaines, et cela, soit à dessein pour nuire aux Européens qui en boiraient, soit aussi par hazard et par mégarde. C'est ainsi que les Annamites, au commencement de notre occupation de la Cochinchine, jetaient souvent leurs chapelets de pièces de monnaie dans leurs puits sans doute pour les y cacher. Or, ces monnaies dites *sapecs*, sont surtout composées de *cuivre*, d'*antimoine* et d'autres métaux qui, en se rouillant au contact de l'eau, produisent des substances très-nuisibles capables de donner des vomissements, des coliques et des inflammations de l'estomac et des intestins. De pareils accidents se sont manifestés quelquefois en Cochinchine et ils ont cessé avec la cause qui les engendrait.

6° Les eaux *dormantes* ou *stagnantes*, comme celle des étangs, des mares, des lacs et surtout des marais, sont fangeuses, limoneuses et impures. Elles renferment quelquefois des sangsues qui causeraient des accidents graves dans la gorge ou dans l'estomac, si elles étaient avalées. Elles sont pleines de millions de petits animaux de toute espèce; elles sont imprégnées de débris des plantes mortes et pourries qui leur donnent une odeur infecte. Mais surtout, c'est un fait bien certain, elles donnent des fièvres, des cours de ventre, de la dyssenterie et beaucoup des maladies des climats chauds. Il faut donc les fuir comme la peste. Et si on était absolument forcé d'en boire, il faudrait les purifier longtemps et avec soin auparavant. Les hommes devront bien se garder de boire de ces eaux quand ils descendent à terre, car ils boiraient, à coup sûr, la maladie et souvent même la mort.

7° Vous connaissez déjà l'*eau de mer* : nous vous en avons parlé. Elle est amère, saumâtre, elle révolte l'estomac et produit des vomissements et des purgations. Cela est si vrai que le marin mourrait de soif au milieu de l'Océan, s'il n'avait que l'eau de la mer. Pourtant, aujourd'hui, la science a trouvé le moyen de distiller l'eau de mer, c'est-à-dire de la purger, par l'entremise de la chaleur et dans des appareils spéciaux, des sels qu'elle contient et qui la rendent non buvable à l'état naturel. Vous connaissez tous l'immense bienfait de la découverte de l'eau *distillée*.

L'homme y a mis du temps et des efforts, mais enfin il est arrivé à imiter, en petit, le soleil, ce grand et puissant distillateur, qui pompe l'eau des mers pour en faire de splendides nuages qu'il lance dans les cieux et promène au-dessus de la tête des marins comme pour les garantir de l'ardeur de ses rayons. Puis, le soleil livre ces légères troupes de nuées aux vents qui les chassent sur les terres des continents qu'elles arrosent et fertilisent, pour enfin revenir, par les fleuves et les rivières, au sein de l'Océan, d'où les eaux n'étaient sorties que pour y rentrer, après avoir répandu les bienfaits, dans tout leur parcours, sur l'homme et sur la nature tout entière ! Tel est cet admirable mouvement perpétuel qui se fait comme dans un cercle à travers une suite de changements, qui sont le secret du Créateur, mais qui font le bonheur et l'admiration des hommes.

Pendant longtemps on ne fit que des tentatives peu fructueuses pour obtenir la distillation convenable de l'eau de mer. Les cuisines distillatoires que chaque bâtiment emporte avec lui dans les longues campagnes, sont la preuve que le succès a été obtenu.

On a perfectionné ces appareils distillatoires. Ils sont annexés à la machine à vapeur du navire qui, par un mécanisme spécial, condense en eau la vapeur des chaudières, filtre ou purifie cette eau, la rafraîchit et même lui donne de l'air en la battant fortement avec ce gaz. Il n'est donc plus permis de craindre, à l'avenir, la disette d'eau douce à bord des navires à vapeur qui sont pourvus de ces précieux appareils inventés et construits par les ingénieurs de nos ports. On a reproché à l'eau distillée ainsi obtenue d'être lourde, fade, indigeste, en un mot, d'avoir tous les inconvénients des eaux de pluie, de neige et de glace. Cela est certainement exagéré, surtout quand cette eau est bien battue et qu'elle a été suffisamment chargée d'air. D'ailleurs, on peut toujours la saler un peu, si elle est par trop douceâtre. En rémusé, il est permis de classer les eaux en trois grandes divisions, qui sont :

1° Les eaux courantes, jaillissantes, qui sont claires, limpides, légères et bien aérées, agréables au goût et à l'estomac : ce sont les meilleures, celles qu'il faut rechercher ;

2° Les eaux lourdes, dures, dites aussi *séléniteuses* parce qu'elles renferment beaucoup de sels de chaux qui font le plâtre ; elles sont pesantes à l'estomac, ne cuisent pas les légumes secs ou frais et ne dissolvent que fort mal le savon ; elles manquent d'air, de légèreté et ne sont pas buvables ;

3° En dernier lieu, les eaux dormantes des marais qui sont bourbeuses, sales, exhalant une odeur infecte et ne doivent jamais être employées comme boisson.

Des qualités de l'eau potable. — Voici les principales qualités que doivent posséder les eaux buvables, dans toutes les circonstances de navigation ou autre :

L'eau est buvable quand elle est claire, légère, limpide, contenant beaucoup d'air, douce sans être fade ; elle doit être tiède en hiver, froide en été ; elle doit être sans odeur, d'une saveur fraîche, vive et agréable ; elle ne doit être ni trop fade, ni trop piquante, ni trop salée, ni douceâtre, ni amère, ni sulfureuse (ne pas avoir l'odeur d'œufs pourris). Elle doit bouillir sans se troubler ni déposer ; elle doit bien cuire les légumes secs et les viandes sans les durcir ; elle doit bien dissoudre le savon sans laisser de grumeaux ; elle ne doit occasionner aucune gêne, aucune pesanteur d'estomac, ni aucun trouble dans la digestion.

Voilà sans doute bien des conditions à remplir.

Il faut que l'eau en remplisse au moins les plus importantes.

Comment reconnaître les bonnes qualités des eaux que l'on est obligé de faire dans les pays étrangers, durant les longues campagnes? On puisera autant que possible des eaux de source dans un endroit bien aéré, dans un terrain sablonneux et loin des marécages, loin des tourbes, des terrains crayeux ou bitumineux. On évitera de les recueillir immédiatement après les grandes pluies et les orages. Dans la plupart des cas, du reste, c'est le médecin du navire qui sera chargé, de concert avec le commandant, de présider à l'approvisionnement des eaux.

De la conservation et de la purification de l'eau. — L'eau reconnue bonne à boire était conservée à bord des navires de guerre, au fond de la cale, dans des tonneaux appelés barils de galère, qui ont été généralement abandonnés de nos jours. C'est en effet dans des caisses en tôle que l'eau est renfermée aujourd'hui pour l'approvisionnement. L'usage des vases en zinc ou des jarres en terre vernissée, est à rejeter toutes les fois qu'on possède des caisses en fer. Le métal de ces caisses répand dans l'eau une petite quantité de rouille ou d'oxyde de fer, que l'on avait d'abord cru être nuisible, mais qui en réalité est plutôt un avantage, puisque la rouille de fer est un médicament qui convient, à petites doses, dans l'affaiblissement occasionné par les pays chauds.

Pour purifier et amender les eaux qui sont malsaines ou qui ont des vices de qualité, on a employé divers moyens dont voici les plus simples, les plus pratiques :

1° Le *refroidissement* par l'exposition des eaux chaudes dans des lieux frais, à l'abri de la chaleur et de la lumière ;

2° Le *repos* prolongé des eaux bourbeuses et limoneuses des rivières, dans de grandes caisses en tôle ; le soutirage de ces eaux laisse la vase au fond des caisses et donne quelquefois des eaux fort potables ;

3° L'*aération* des eaux lourdes, distillées ou de pluie et de neige, au moyen du battage longtemps continué de ces eaux au milieu d'un air pur ;

4° La *filtration* ou procédé de purification au moyen de filtres divers. Ces filtres sont ordinairement composés de sable et de charbon pilé. Le sable retient les impuretés et les particules qui salissent l'eau ; la poudre de charbon retient les gaz nuisibles, les odeurs fétides. Malheureusement en retenant les mauvais gaz de l'eau, le charbon retient aussi l'air qui est indispensable à une bonne eau ; les eaux filtrées, devenues lourdes, ont donc besoin d'être battues à l'air avant d'être consommées ;

5° L'*alunage* purifie bien les eaux des grands fleuves. On se sert de la poudre d'alun ou d'un cristal ou morceau d'alun que l'on suspend à un fil et qu'on promène dans le vase contenant l'eau à clarifier. Les Chinois, les Cochinchinois et les peuples des terres de l'Asie placent la poudre d'alun au milieu d'un bâton de bambou qui est creux et percé de trous. En promenant ce bâton dans l'eau, ils parviennent à la purifier rapidement. Un gramme d'alun bien pulvérisé suffit pour clarifier dix litres d'eau;

6° Comme ressource extrême, si l'on n'avait que de l'eau infecte et boueuse des marais ou de certaines rivières, on aurait recours au procédé le plus simple qu'on peut toujours avoir sous la main. Car on peut toujours se procurer rapidement, surtout à bord, de la cendre, des escarbilles à la rigueur; à terre un feu est vite allumé et l'on obtient de la cendre. Il faudrait, dans ces cas extrêmes, laisser reposer l'eau malsaine, puis prendre la partie la moins impure, l'agiter longtemps avec des cendres ou des résidus de charbon; la laisser déposer de nouveau. On pourrait enfin consommer la partie limpide qui surnage sur le dépôt du fond du vase.

De la distribution de l'eau. — La distribution de l'eau à bord des navires est prévue et ordonnancée par le règlement ou par l'autorité. C'est le *charnier* qui est la tasse commune de l'équipage. Autrefois les tuyaux des charniers dont les joints étaient faits de plomb, quand les tuyaux eux-mêmes n'étaient pas entièrement composés de ce métal, occasionnaient des accidents et des maladies, notamment la colique de plomb. On a remplacé ces tuyaux ou siphons par des tubes en cristal épais, doublés d'un manchon en buis ou munis d'embouts en buis. C'est un progrès qui assure la propreté et la bonne qualité des eaux à la fois. Dans la saison des fortes chaleurs, on a coutume d'aciduler l'eau des charniers avec une petite quantité de vinaigre. Dans certains cas même, l'acidulage se fait avec un peu d'eau-de-vie. Nous avons vu l'amélioration apportée à l'acidulage des boissons pour les gens de la machine.

Usage de l'eau. — Que vous dirions-nous de l'usage de l'eau en hygiène, qui n'ait déjà été dit plusieurs fois? L'eau a pour effet instantané d'étancher la soif, ce sentiment d'ardeur et de sécheresse de la bouche, du gosier et de l'estomac. Ce besoin de la soif est produit par les pertes continuelles d'eau qui sort de notre corps et dont nous avons évalué la somme totale à plus de deux kilogrammes par vingt-quatre heures. Cette dissipation de l'eau du corps qui ne cesse pas amènerait nécessairement la mort, si la soif ne nous ordonnait, de la façon la plus pressante, de contenter le désir irrésistible des boissons. Nul besoin satisfait ne donne un plaisir plus vif et plus rapide que celui de la soif étanchée. Nul liquide n'apaise la soif avec plus de sûreté que l'eau pure ou les boissons qu'elle compose en grande partie. La soif, par le fait de l'eau touchant les parties de la bouche, du gosier et de l'estomac, se trouve satisfaite et éteinte comme par enchantement, bien avant que l'eau ait été portée dans le sang. Un charbon ardent n'est pas plus tôt éteint dans l'eau que l'ardeur de la soif.

Les neuf-dixièmes des habitants de la terre ne boivent que de l'eau. La vigueur de la constitution et de la santé, la force musculaire, la fraîcheur du teint, la beauté du sang, la longévité, sont assurées aux personnes qui se contentent ordinairement de boire de l'eau. Mais il ne faut rien exagérer. Si l'eau est la boisson convenable aux individus robustes, à la constitution puissante, au tempérament sanguin; les personnes faibles et maladives, valétudinaires comme on dit, les hommes adonnés aux rudes travaux, ont besoin d'ajouter à l'eau une quantité modérée de boissons fermentées. L'homme de mer se trouve dans ces conditions. Au milieu des divers exercices de sa profession, ses forces seraient vite minées s'il était condamné à ne boire que de l'eau. C'est principalement dans les campagnes des climats froids et des climats chauds, que le marin doit surveiller et modérer ses besoins d'eau. Pour tempérer cette soif inextinguible qui le tourmente sous le ciel brûlant des tropiques, il doit prendre les plus grandes précautions. Il serait dangereux de la satisfaire tout d'un coup, avec trop d'avidité. Car alors le corps devient comme une éponge, comme une gargoulette qui laisse échapper l'eau à mesure qu'elle la reçoit.

Il en résulte une grande faiblesse ; le corps est continuellement en sueur ; le sang perd une certaine quantité de ses précieux globules rouges; l'estomac noyé dans l'eau perd son appétit, les forces de la vie s'en vont par les sueurs et l'anémie arrive, l'anémie qui, vous le savez, est le fond commun des maladies des climats chauds. Une précaution qu'il ne faut jamais négliger, c'est de ne pas boire quand le corps est encore tout en sueurs. Des accidents divers, comme le vomissement, le refroidissement subit du corps qui est comme glacé par le contact subit de l'eau froide, les coliques, les cours de ventre, la diarrhée, la dyssenterie, quelquefois le choléra, n'ont souvent pas d'autres causes. La mort même peut arriver brusquement dans cette révolution violente que subissent l'estomac et le corps tout entier par les effets de l'eau glacée sur nos organes dans les climats chauds.

On a cité plus d'un exemple de cette fin déplorable due à l'imprudence ou à l'ignorance. Il faut donc que les hommes de l'équipage soient bien avertis des dangers qu'ils courent en avalant, comme ils le font quelquefois, d'énormes quantités d'eau froide, subitement, et le corps étant tout couvert de sueurs. On doit, dans ce cas, savoir attendre la fin de la sueur pour calmer la soif. Il faut boire à petits traits, à petites gorgées. Les malheureux naufragés que dévore la soif encore plus que la faim, ont assuré, du moins ceux qui se sont sauvés, que l'on apaise mieux sa soif en buvant petit à petit une maigre ration d'eau, qu'en l'avalant tout d'un coup. C'est un fait que chacun connaît : il faut donc en profiter. Il serait même à désirer qu'un factionnaire ou un surveillant intelligent et consciencieux, un quartier-maître par exemple, fût placé près des charniers dans les moments de grande chaleur. Là il devrait veiller à ce que les hommes ne gaspillent pas l'eau, mais surtout à ce qu'ils n'en boivent pas coup sur coup une trop grande quantité. Ceux qui sont en sueur attendraient qu'ils soient un peu refroidis avant d'obtenir la permission de boire. L'hygiène verrait avec plaisir la consommation de l'eau limitée et fixée à certaines heures réglementaires, soit le jour, soit la nuit, principalement pendant la navigation dans les pays chauds. Cette mesure excellente, que pourraient d'ailleurs prendre le commandant et le médecin, préviendrait plus d'un abus et plus d'une indisposition.

Ces conseils qu'il nous semble juste d'adresser aux hommes quand ils sont à bord sous la surveillance de l'autorité, combien ne sont-ils pas plus applicables encore de tout point à la conduite que doivent tenir les équipages quand ils descendent à terre, hors de la portée de l'œil de leurs chefs.

C'est à terre que l'homme de mer a une funeste tendance à violer les règles de l'hygiène et à compromettre les intérêts les plus chers de sa santé. Il doit s'abstenir de boire des eaux qu'il ne connaît pas, surtout des eaux bourbeuses et malsaines des marais, qui lui donneraient la fièvre, la dyssenterie, les coliques, et même quelquefois le cholera, comme en Cochinchine. Il ne boira pas non plus de l'eau de puits ni d'aucune boisson étrangère, et il attendra le retour à bord pour satisfaire sa soif, à moins pourtant, ce qui est rare, qu'il ne trouve des sources fraîches et pures comme celles que nous avons signalées plus haut.

Des boissons acides. — Les boissons acides et rafraîchissantes, telles que les limonades faites avec du jus de citron, de l'eau et un peu de sucre, les limonades dites gazeuses, que l'on vend maintenant beaucoup dans les pays chauds, sont saines et désaltèrent bien. On ne saurait qu'en recommander l'usage qui remplacerait si avantageusement les boissons fermentées, les vins alcoolisés et les eaux-de-vie de ces pays.

DES BOISSONS AROMATIQUES : *du thé et du café.*

Nous ne dirons que peu de choses des boissons dites *aromatiques*. Ce sont les infusions faites avec diverses plantes renfermant des huiles essentielles, dont les plus usitées sont le thé, l'ayapana de la Guyane et des Antilles, le maté de l'Amérique du Sud et surtout le café. Le thé est une excellent moyen de rendre saines les eaux fades et limoneuses des pays chauds; et l'on sait la consommation qu'en font les Chinois pour assainir leurs eaux louches et désagréables. Quant au café, c'est plutôt un aliment qu'une boisson rafraîchissante, quoiqu'étendu et coupé d'eau, avec ou sans une petite quantité d'eau-de-vie, il désaltère à merveille en fortifiant le corps contre les sueurs. Nous avons vu qu'une boisson ainsi confectionnée est venue remplacer l'ancien acidulage des boissons pour les gens de la machine; nous avons dit que c'est une excellente amélioration.

Quant au café qui, avec l'eau-de-vie et le pain ou le biscuit, constitue le déjeuner ou repas du matin, il est d'une très-grande utilité pour réveiller l'activité un peu engourdie des hommes. Il excite doucement le cerveau et donne des forces pour aider à supporter les travaux qui vont commencer de nouveau. Car le café possède, comme nous l'avons déjà dit, la précieuse qualité de diminuer la dépense des organes pendant le travail ; c'est un aliment conservateur des forces. Vous voyez que la science est d'accord ici, comme pour la ration des marins, avec l'expérience. Le café, en effet, est dans les goûts et les besoins des gens de mer. Les avis sont unanimes sur ce point aujourd'hui, et surtout ceux des intéressés, c'est-à-dire des matelots.

DES BOISSONS FERMENTÉES OU ALCOOLIQUES :

Du vin. — De la bière. — Du cidre. — Des alcools.

Du vin. — La principale boisson fermentée que consomme le marin, c'est le vin, qui entre dans la ration journalière pour une quantité ordinaire de 46 centilitres.

Le vin est le jus ou moût fermenté du raisin, fruit d'un arbrisseau fécond et délicieux, la vigne. Vous savez déjà, que le jus du raisin contient beaucoup de sucre semblable à celui qui se fait dans nos intestins. Par la vertu d'un peu de matière albumineuse qui se trouve aussi dans le jus de la vigne, ce sucre fermente, c'est-à-dire qu'il fait en grand ce que fait en petit la pâte pour faire du pain. Le sucre se change en *alcool*, esprit-de-vin ou eau-de-vie, et en acide carbonique. Celui-ci se dégage ; l'alcool demeure dans le vin avec les sels du raisin, avec d'autres matières encore, le tout étant dissous, c'est-à-dire invisible dans l'eau qui compose les huit ou neuf dixièmes de nos vins ordinaires.

Les vins que la marine fait entrer dans ses approvisionnements, sont :

1° Le vin dit *de Bordeaux*, dont on approvisionne spécialement les ports de l'Océan et de la Manche. Il contient de dix à quinze parties d'alcool sur cent parties. C'est le vin de choix, le vin de campagne par excellence.

2° Le vin de *Saintonge* se conservant mal, n'est pas employé pour les campagnes de long-cours; il fait des vins de journalier et de rade ; c'est une ressource de nécessité ou d'occasion ;

3° Le vin de *Provence* est d'un goût relevé et chaud, il est agréable aux équipages, mais il se conserve mal aussi. Il est trop âpre et aurait besoin d'alcool surajouté pour avoir quelques chances de conservation;

Les vins de *Bourgogne* ne figurent pas à bord des navires comme vins de ration ; tout au plus peut-on en donner aux malades.

Tout ce qui regarde la conservation et l'aménagement des vins à bord est régi par le règlement et confié à des hommes spéciaux. Il en est de même des soins à donner aux vins pour les corriger ou les conserver. Les vins peuvent être mauvais, défectueux pour diverses raisons : ils sont trop aigres ou trop doux ; ils ont le goût de fût, passent à l'état gras et deviennent troubles, etc. Dans ces conditions, ils ont perdu leurs qualités bienfaisantes et il faut les rejeter ou essayer de les améliorer en les corrigeant au moyen de procédés dont nous n'avons pas à nous occuper ici. L'essai des vins avant de les recevoir, quand on les achète en pays étranger, est l'affaire de la commission des recettes des navires.

De la bière, du cidre. — La *bière*, boisson légèrement alcoolique et rafraîchissante, est fabriquée avec du houblon et de l'orge germée, c'est-à-dire fermentée. Boisson agréable à terre, elle ne se conserve guère à bord. Il en est de même du *cidre*, autre boisson acide et peu alcoolisée, résultant de la fermentation du jus de la pomme.

A cause de leur prompte altérabilité, le cidre et la bière ne figurent pas sur les navires à titre de boissons réglementaires pour les équipages.

Quand les marins descendent à terre et qu'ils ont absolument besoin de se rafraîchir ou de s'exciter doucement avec des boissons fermentées, nous leur conseillons volontiers l'usage de ces liqueurs agréables, contenant peu d'alcool, et plus désaltérantes que les vins trop souvent fraudés qu'ils trouvent dans les débits.

L'usage modéré de ces boissons les satisfera sans les rendre ivres ou même malades, comme le font les vins et les eaux-de-vie qu'on leur vend dans les mêmes lieux.

De l'eau-de-vie et du tafia. — Nous nous occuperons, dans le chapitre suivant, des alcools proprement dits, dont l'abus est si pernicieux pour l'homme de mer.

L'administration de la marine ne délivre aux équipages que deux sortes d'alcools, à titre de ration : l'*eau-de-vie* ordinaire et le *tafia*. Les six centilitres de ces liqueurs qui reviennent à chaque homme, au repas du matin, avec le café et le biscuit, constituent un excitant qui, d'ordinaire, n'est point nuisible. Le *boujaron* d'eau-de-vie, auquel semblent tenir beaucoup les vieux matelots contribue, sans doute, à les réchauffer et leur donne un coup de fouet utile, principalement quand on navigue dans un climat froid, humide et brumeux. Cependant l'hygiène peut regretter que l'eau-de-vie soit prise à jeûn , car dans ces conditions elle peut devenir nuisible à l'estomac et aux autres organes, comme nous le verrons plus loin. Dans les pays chauds surtout, cet inconvénient est à craindre, et il serait avantageux pour la santé des équipages qu'on la remplaçât par un quart de vin.

Du reste, nous conseillons fortement aux hommes qui n'en éprouvent pas le besoin, de s'en abstenir complétement dans les pays chauds. Leur santé ne s'en trouvera que mieux.

Il est une recommandation grave que nous adresserons à tous les équipages, et aux officiers mariniers comme aux hommes. Plusieurs d'entre eux ont la mauvaise habitude de conserver du vin ou d'autres boissons alcooliques dans des vases mal lavés, malpropres, et surtout dans de vieilles boîtes de conserves ou autres ustensiles en ferblanc soudé. Tous ces vases contiennent une grande quantité de plomb de soudure, qui se dissout dans le vin qui est un peu acide, pour former des sels de plomb invisibles dont se charge la boisson devenue maintenant un violent poison. C'est un poison d'autant plus dangereux qu'il est invisible et qu'il n'agit souvent que longtemps après avoir été avalé. Une grande quantité des coliques sèches et des paralysies des mains, à bord des navires ainsi que dans les stations à terre aux colonies, n'ont pas d'autre origine. Nous ferons ici, en passant, la même recommandation pour les vivres. On s'empoisonne en voulant s'obstiner à conserver quelques mauvais restes d'aliments dans ces vases malsains. S'il est une chose dont l'homme de mer a besoin, après sa propreté individuelle, c'est à coup sûr, la propreté des vases et ustensiles qui lui servent pour manger.

De l'usage du vin. — Le vin est un aliment et une boisson à la fois. Un litre de bon vin ou 1000 gram. environ, renferme 990 grammes d'eau, 8 à 10 grammes d'alcool, des sels minéraux, des acides rafraîchissants, du sucre et des huiles volatiles odorantes ou parfumées qui lui donnent cette odeur agréable qu'on nomme le bouquet.

Les vins de la marine appartiennent à la classe des vins rouges dits de Bordeaux. Outre leur quantité moyenne d'alcool (10 à 15 pour 100), ils contiennent des sels utiles, des substances qui leur donnent leur belle couleur rouge et surtout du *tannin*, matière analogue à celle du tan de l'écorce du chêne et qui est fortifiante. Les vins de Bordeaux sont donc excitants par leur alcool, fortifiants par leurs sels, la matière colorante et le tannin : ils sont généreux dans toute l'étendue de ce mot. — Les vins blancs qui ne contiennent que 6 à 8 pour 100 d'alcool, donnent pourtant une excitation violente et malsaine, parce qu'ils sont dépourvus de matière colorante et de tannin, qui sont les contrepoids et comme les correctifs de l'alcool. Ils sont donc moins réparateurs et plus dangereux que les vins rouges. — Les vins alcooliques secs, tels que *Madère*, *Ténériffe*, *Porto*, etc., qui ont jusqu'à 20 pour 100 d'alcool, et les vins sucrés ou vins de liqueurs, comme le *Malaga*, sont quelquefois délivrés aux marins malades et affaiblis pour donner au corps une sorte de coup de fouet salutaire, mais à petite dose, car ils sont fort enivrants.

Le vin est donc un aliment, surtout un aliment de combustion. Aussi il convient merveilleusement pour les pays du nord et pour réparer les pertes que font les hommes qui travaillent et fatiguent beaucoup.

L'usage modéré du vin donne une douce chaleur, une excitation générale à tous les organes. Il soutient la machine humaine, il en modère la consommation en chaleur et en dépense ; c'est un aliment d'épargne. De plus, le vin est un excellent digestif à doses modérées. Il réchauffe l'homme de mer sous les glaces des pôles ; il le fortifie sous le ciel dévorant des tropiques contre cette faiblesse menaçante qui résulte de l'excès de la transpiration ; sous nos climats, il donne cette gaieté saine, cet entrain qui pousse au travail et fait oublier les misères de la vie. C'est le nerf du matelot en campagne, comme il est celui du militaire dans les mêmes conditions sur terre. Enfin, il est un des meilleurs excitants du cerveau, où il fait germer et épanouir des idées joyeuses.

Il donne à l'homme de mer de la bonne humeur et du courage au milieu des tristesse et des rudesses de son métier. Il berce ses ennuis durant les longues campagnes, et souvent il lui inspire quelque bonne et franche chanson.

Voilà le beau côté de la médaille. Tournons la page et nous verrons l'affreux revers, le côté hideux.

CHAPITRE VI

DE L'ABUS DES BOISSONS ALCOOLIQUES OU FERMENTÉES. — DE L'IVRESSE, DE L'IVROGNERIE.

De ses effets chez l'homme de mer. — De ses causes et de ses remèdes.

Ce chapitre et le suivant pourraient avec juste raison porter le triste titre de : *Vices et défauts pernicieux de l'homme de mer.* En effet, nous commençons ici une bien vilaine campagne. Des écueils nombreux et terribles sont semés sur notre route incertaine. Nous allons entrer dans des mers dangereuses et trop célèbres en naufrages.

Que de milliers de victimes infortunées y ont perdu la santé et la vie ! Ce qui n'empêche pas que, de nos jours, une foule de marins, s'avançant hardiment dans les eaux où périrent les premiers, courent aveuglément vers l'abîme qui ne pardonna jamais.

Nous aurons le pénible courage de dévoiler la profondeur et l'étendue du mal, de dire toute la vérité. Il ne faut pas qu'un seul marin ignore la gravité du danger qu'il brave si souvent et si témérairement. Il faut que personne ne puisse même prétexter de cette ignorance sur un sujet aussi capital. Que quiconque a des oreilles pour entendre nous prête attention !

Vous venez de voir, à la fin du dernier chapitre, que le vin est un excitant généreux du cerveau, à doses modérées. Augmentez un peu la dose, et vous donnerez au cerveau une excitation plus forte, plus vive, une activité plus grande. Vous lui donnez, de plus, une sorte d'agitation, l'esprit prend une autre tournure. On commence à voir les choses de la vie sous l'aspect le plus flatteur. On a une singulière tendance à voir tout en beau, tout en rose.

Voilà le commencement du danger, voilà le point périlleux qu'il faut se garder de franchir, car au delà sont les écueils cachés sous l'abîme, au delà ce sont les accidents de l'ivresse et tous les maux de l'ivrognerie.

D'où vient donc cette source du mal dans le vin que vous avez pris en trop grande quantité ? Elle vient de l'*alcool*, cet esprit du vin, à la fois généreux et fatal à l'homme, de l'alcool qui est l'agent excitant du vin comme de toutes les boissons fermentées.

Des diverses sortes d'alcool.

L'alcool est tellement répandu, de nos jours, sous toutes les formes, que nous ne vous mentionnerons que les espèces les plus pernicieuses pour que vous puissiez les éviter. D'bord, c'est l'eau-de-vie commune que débite le cabaret : c'est de l'acool coupé de son volume d'eau. Autrefois cette eau-de-vie provenait de la distillation des vins de qualité inférieure ; prise en petite quantité, elle était bienfaisante. Mais aujoud'hui la qualité est mauvaise comme la quantité dans la plupart des eaux-de-vie que l'on vend dans les débits de boissons.

Ces eaux-de-vie proviennent des alcools de grains, de betteraves et d'une foule de matières farineuses qui ont été changées en sucre, par les procédés de la chimie, puis en alcool et distillées. Car c'est un triste privilége pour la race humaine, que cette découverte qui a permis de facilement changer les farines et l'amidon du blé en alcool, et de remplacer ainsi la matière bienfaisante du pain, la nourriture et la force de l'homme, par des flots d'esprit de vin détestable que le commerce et l'industrie ont répandus dans la consommation ! Le prix de ces alcools impurs permet de les vendre à bon marché, autre danger.

Cet alcool pernicieux a revêtu toutes sortes de formes et pris toutes sortes de noms trompeurs, tels que : *trois-six*, cette eau-de-vie commune des buveurs ; *tord-boyaux* et autres appellations servant à peindre les effets violents de ce brûlant poison. C'est avec cet alcool, très-fort et très-rectifié, qu'on fait les liqueurs d'*absinthe*, qui renferment deux poisons au lieu d'un, le *macis*, le *bitter*, le *gin* et ces incroyables mélanges d'alcools et de substances empoisonnantes appelés *mêlés* dans l'argot des buveurs.

Par dessus tout, c'est l'eau-de-vie, mais cette eau-de-vie artificielle faite avec des alcools de grains, de betterave ou de pommes de terre, c'est cette eau-de-vie commune et pernicieuse qui cause les plus grands ravages parmi les gens du peuple. C'est la même boisson qui se débite à grands flots dans nos ports de France, comme dans tous les pays du globe, dans toutes les mers, sur tous les rivages. C'est elle qui empoisonne la santé de l'homme de mer.

Du reste, la fureur des alcools a conquis le monde. Les colonies donnent le *rhum* et surtout le tafia, provenant du jus fermenté de la canne à sucre. Le vin de palme enivrant de la côte d'Afrique, le *rack* des Indiens, l'eau-de-vie de *riz* des Chinois, le *kava* des populations des îles de l'Océanie, et une foule d'autres boissons fermentées des peuples sauvages, annoncent suffisamment la fatale passion de l'homme pour cette jouissance enivrante. On serait donc vraiment tenté de se demander si l'homme, fait à l'image du Créateur, n'a pas oublié qu'il a reçu le don sublime de la raison, puisqu'il consent si facilement à éteindre dans l'ivresse le plus beau de ses attributs, celui qui le distingue des animaux. Le genre humain est-il donc si vieilli et si fatigué du fardeau de la vie qu'il cherche à ajouter un fléau de plus aux maladies, pourtant si nombreuses, qui troublent sa santé?

Quelle que soit la source ou la provenance d'une boisson alcoolique, elle ne détermine jamais des effets aussi funestes que lorsqu'elle est prise à jeun. Toute boisson alcoolique, vin, bière, cidre, eau-de-vie ou liqueur, quand elle est prise en dehors des repas, agit bien plus vite et avec beaucoup plus d'énergie sur nos organes, et particulièrement sur l'estomac et le cerveau. L'usage de boire le matin à jeun, cette mode banale de *tuer le ver*, en se tuant soi-même, l'habitude de boire avant le repas du soir sont au plus haut point funestes. Cette excitation artificielle de l'estomac est le plus cruel ennemi de l'appetit et de la santé........................

Effets des abus alcooliques.

L'alcool étant, à haute dose, un poison violent, il produit des effets divers suivant la quantité et la durée de son action.

De l'action rapide des abus de l'alcool. — De l'ivresse. — *L'ivresse* a des dégrés, depuis la bruyante excitation jusqu'à l'anéantissement et la mort apparente, quelquefois définitive. Le premier dégré est représenté par cet état d'excitation du cerveau dont nous avons parlé il n'y a qu'un instant. La figure s'anime et devient rouge, l'œil est brillant, la chaleur est augmentée et les forces semblent accrues; une ardeur inconnue circule dans le sang agitant tous les organes. Le buveur a devant lui un miroir trompeur qui lui fait voir la vie en rose. Cet état est trés-périlleux. Si le buveur s'arrête et s'en tient là, la fumée de l'alcool se dissipe, la raison reprend le dessus et l'esprit rentre en possession de lui-même. Mais s'il continue à boire, les idées se troublent et s'obscurcissent. La raison achève de se perdre et fait place au délire insensé.

La conscience des actions est perdue. Le corps qui se soutenait encore sur les jambes mal assurées finit par tomber sur le sol comme une masse inerte. Le vertige a gagné l'homme ivre ; c'en est fait, il a perdu à la fois l'équilibre et le plus noble des attributs qui le distinguait de la brute. Maintenant c'est un homme *ivre-mort.* Voyez plutôt cette sorte d'état d'apoplexie dans lequel il est plongé ; tout mouvement dépendant de la volonté a disparu ; la vie du cerveau et des nerfs semble engourdie. Seuls les organes de la vie dite organique continuent leurs fonctions avec peine. L'estomac révolté a déjà quelquefois rejeté au loin l'alcool qui l'étouffe; il en résulte un soulagement passager. Cet homme ou plutôt cette sorte de cadavre n'a plus qu'un pouls à peine sensible, une respiration très-oppressée, son souffle est froid, sa peau devient glacée et assez souvent, si on ne le ramasse pour le ranimer, la mort vient terminer misérablement une scène si douloureuse. C'est le troisième et dernier dégré de l'ivresse ou de l'empoisonnement alcoolique appelé aigu ou court parce que cet état n'a pas une longue durée. Si la mort n'arrive pas, le sommeil profond calme l'homme ivre et répare peu à peu le trouble causé par l'alcool qui est en partie brûlé par le sang et en partie rejeté au dehors du corps par les poumons, par les sueurs de la peau et par l'eau des urines.

De l'action prolongée des abus de l'alcool. — Comme tout poison redoutable, l'alcool produit sur son organes qu'il attaque des effets divers, mais qui se suivent et s'enchaînent en détruisant rapidement ou lentement ces organes, et par conséquent aussi leurs fonctions. L'étude attentive et raisonnée des accidents qu'il produit, étude que nous allons faire brièvement, permet de distinguer trois degrés ou états successifs de ces effets funestes et destructeurs de l'alcool.

Premièrement, c'est une *excitation* qui est causée par une très grande quantité de sang qui inonde les organes et précipite le jeu de leurs fonctions.

Deuxièmement, par l'action de ce sang en excès qui excite continuellement les organes les fonctions sont changées ou perverties, altérées. Exemple : Le cœur qui d'abord battait fort mais régulièrement, ne bat plus que d'une façon tumultueuse et désordonnée ; le cerveau où naissaient en foule des idées, est en proie au délire, c'est-à-dire au déraisonnement.

Troisièmement, toutes les fonctions du corps s'affaiblissent et s'éteignent, parce que le sang et les organes sont peu à peu réduits comme en poussière de graisse, étant minés et désorganisés par le poison de l'alcool. Ainsi qu'un édifice dont les matériaux sont vermoulus, de même le merveilleux monument du corps humain finit par tomber en ruines.

Cette destruction des organes n'est pas l'œuvre d'un jour; elle est le résultat de l'alcool pris en grande quantité et pendant longtemps.

Ce n'est pas l'ivresse même répétée à de rares intervalles qui la produit. Non, c'est le vice honteux de l'*ivrognerie*, c'est-à-dire l'usage excessif et prolongé des boissons alcooliques.

De l'ivrognerie. — Voulez-vous savoir ce que c'est que l'ivrognerie et à quels signes on reconnaît les ivrognes?

Voyez cet homme qui chante et vocifère au coin des rues: son nez rouge trognonne, il est bouffi et gras comme s'il était plein du jus des raisins; il passe sa vie à boire, et sa conduite comme ses chansons est un scandale pour tout le monde. C'est un ivrogne.

Et cet autre qui a l'air violent et féroce, qui se querelle avec tout venant, qui paraît animé d'une sombre fureur, concentrée en dedans ou faisant explosion au dehors par intervalles; cet homme que la boisson a rendu fou et insociable, c'est aussi un ivrogne.

Regardez passer ce marin que, de bon matin, deux gendarmes reconduisent à son bord, à la division ou ailleurs. Il a l'air abruti, il a l'œil hagard, les traits décomposés, la démarche encore vacillante et mal assurée; il porte sur toute sa personne les traces parlantes de l'ivresse de la veille, ou bien encore il a couru une longue bordée qui n'a été qu'une ivresse perpétuelle. Il est harrassé de fatigue et d'alcool. Voilà encore un ivrogne, ou un homme ivre qui est près de devenir un ivrogne.

Contemplez cet homme au teint blême, à l'œil mort, à la démarche chancelante, qui semble fuir le grand jour et cherche les cabarets sombres pour boire. Si vous pouviez lui demander, comme nous le faisons, nous autres médecins, pour nous éclairer sur l'origine du mal, si vous lui demandiez ce qu'il éprouve, il vous répondrait, en admettant qu'il fût sincère :

Qu'il est bien souffrant ; que, dès le matin, au lever du jour, il est dévoré par un besoin irrésistible de boire de l'alcool ; qu'il n'a de repos que quand il a donné à son estomac un peu de cette liqueur qui apaise ses souffrances et calme la pituite et l'envie de vomir, qui sont pour lui un affreux tourment.

Dites-lui d'étendre les bras et les mains ; vous le verrez trembler comme un octogénaire, comme une feuille agitée par les vents. Il n'a pas d'appétit, sa langue est chargée, mauvaise, elle est aussi agitée de petits tremblements ; la parole est gênée et difficile. Sondez plus profondément le mal. Demandez à cet homme comment il passe les nuits. Ah ! ici il se répandra en plaintes. Le sommeil, vous dira-t-il, lui a été ravi. Il est agité continuellement. Mille rêves effrayants ou absurdes, mille cauchemars, mille visions d'objets chimériques ne cessent de le tourmenter et se jouent de son repos. Il est comme affolé par la peur, par la frayeur, par la terreur ; il voit sans cesse des persécuteurs : tout être, toute chose devient pour lui un ennemi implacable. La fièvre, les sueurs, le délire torturent ce malheureux qui implore, mais en vain, un peu de doux sommeil. Cette malheureuse victime de l'alcool finit misérablement ; ou bien elle attente à ses jours dans un accès de folie, ou bien elle s'éteint petit à petit, ou bien elle s'éteint brusquement. Cette forme de l'ivrognerie est loin d'être rare parmi les marins. Nous en avons observé bien des exemples. Nous en rapporterons un des plus frappants.

« D..., âgé de 37 ans, est capitaine d'armes à la division des équipages de la flotte à Brest. Il entre à la salle des sous-officiers ; il arrive du Mexique où il n'a séjourné que peu de jours sur un navire qui a servi à rapatrier des militaires. Il est d'un tempérament sanguin, d'une constitution vigoureuse, quoique maintenant affaiblie. En 1866, il était venu une première fois à l'hôpital pour une attaque de *délire tremblant*, vraie attaque de folie qui dura huit jours et qui était occasionnée par de longs excès d'alcool. De retour d'un voyage en mer, D... rentre, en 1867, à l'hôpital pour un accès d'alcoolisme ou d'ivrognerie, plus violent encore que celui de 1866. Durant toute la campagne du Mexique, cet officier-marinier s'est journellement livré aux excès d'alcool, soit à bord, soit à terre, nous disent les renseignements sur son compte donnés par le médecin du navire. Il sort de l'hôpital rétabli, mais non guéri de sa fatale passion; car une troisième entrée, le 9 juin 1868, ramène à l'hôpital D..., dans un état pitoyable. En continuant ses déplorables habitudes, il en est arrivé à un degré inouï de passion. Durant les huit derniers jours qu'il a passés chez lui, à terre, il allait à la barrique d'eau-de-vie et là, couché sous le robinet, il humait à longs traits la boisson qui l'enivrait et le tuait à la fois. Aujourd'hui (9 juin 1868), il est dans un état de délire si violent qu'on ne parvient à le maintenir qu'au moyen de la camisole de force, et en le plaçant dans un cabinet à part, sous la surveillance d'un infirmier. Ce malheureux est devenu la proie du délire et des visions les plus terribles; tous les objets qui l'environnent lui figurent ses chefs qui l'accablent de reproches, ou bien des matelots qui se révoltent contre lui et l'injurient, qu'il ne peut punir, lui capitaine d'armes ! — Il est pris de tremblements et de convulsions des bras et des mains. Sa figure est rouge, animée, ses yeux hagards ; des sueurs abondantes couvrent son corps. Il s'agite et se démène comme un fou furieux qu'il est. C'est en vain qu'on lui prescrit des remèdes : il ne peut en avaler qu'une minime partie. Il meurt pendant la nuit du 9 au 10 juin. L'autopsie de ce malheureux fit voir que tous les organes étaient altérés, le sang plein de graisse, et que tout le corps n'était plus qu'un amas de poussière graisseuse, impropre à maintenir la vie. »

Mais la forme la plus commune de l'ivrognerie,

la voici. Les buveurs ont une santé dont ils se plaignent, se disant mal portants. Ils ont perdu l'appétit ordinairement. Ils ont souvent, surtout la nuit, un peu de chaleur et de mal à la tête, de petites sueurs. Ils ont mauvaise bouche. Ils sont pris d'envies de vomir le matin et sont obligés de rendre des glaires qui les incommodent en les faisant tousser et cracher. Ils ont aussi des renvois d'estomac. Tout cela ne se calme que lorsqu'ils ont bien tué le ver, soit avec du vin blanc, soit avec de l'eau-de-vie ou toute autre liqueur alcoolique. La nuit, ils ne sont pas tranquilles, ils ont des rêvasseries, ils font des rêves bizarres, ils voient des animaux, des fantômes. Leur démarche est mal assurée, leur langue est empêchée et sale, leur parole, quoique animée par moments, est gênée et hésitante. Ils ont des idées bizarres et le caractère changé.

Voilà quelques-uns des traits principaux du portrait le plus ordinaire de l'ivrogne. C'est cette ivrognerie-là qui hante toutes les classes de la société, que vous trouverez, malheureusement trop souvent, à bord des navires, dans les stations à terre, dans les divisions. Car, hélas ! il menace de nous envahir, le fantôme hideux de l'ivrognerie; déjà, il encombre les salles des hôpitaux des ports de la Manche et de l'Océan. Rien que dans l'espace de deux ans, deux salles seulement de l'hôpital de Brest, dont l'une était celle des sous-officiers, ont reçu plus de cent malades qui n'avaient pas d'autres maladies que ces formes de l'ivrognerie. Avis à qui de droit !

Maintenant, voulez-vous savoir la raison de ces troubles affreux que l'ivrogne jette dans toutes les parties de son corps ? Voulez-vous pénétrer avec nous, le scalpel à la main, et l'œil armé du microscope, dans le corps de l'ivrogne, autrefois magnifique palais de la santé, aujourd'hui vieille ruine qui tombe en poussière ?

Des désordres produits dans le corps par l'abus de l'alcool. — En voici le tableau. C'est un miroir vivant et parlant. O vous, qui êtes sur la pente d'un tel vice, vous tous qui pourriez être un jour peut-être tentés de succomber à ce mal, passez et repassez devant le miroir fidèle ; venez contempler le hideux portrait des ivrognes ! Surtout n'oubliez pas que ce sont des médecins qui vous parlent, des médecins qui ne vous diront toute la vérité que parce qu'ils s'intéressent à vous, et par devoir et par amour pour vous, pour l'humanité. Vous montrer toute l'étendue et la profondeur du mal de l'ivrognerie, sans rien cacher, sans rien exagérer, voilà notre seul but et le seul moyen que nous ayons pour faire suivre nos conseils. Crier au loup, c'est charité pour les brebis, dit le proverbe.

Puisque vous avez des connaissances élémentaires sur la structure et les fonctions des organes, nous pourrons être bref : car vous comprendrez à merveille.

L'estomac est le premier de nos organes qui reçoit les mauvais traitements des abus de l'alcool. Ce n'est pas sans protester ni se plaindre. La chaleur brûlante qu'y produit la boisson, la perte de l'appétit, les envies de vomir, les vomissements, la pituite du matin, les crampes d'estomac, sont autant de plaintes de l'estomac, mais qu'étouffe le buveur au lieu de les écouter. Les maladies produites dans l'estomac par l'abus des boissons, sont : les inflammations violentes ou lentes de cet organe, les ulcères et les cancers qui causent aux ivrognes des douleurs déchirantes; les diarrhées, la dyssentérie, surtout dans les pays chauds, la maigreur, ou l'enflure et la mort. L'ivrogne a fermé l'oreille aux avertissements de son estomac : celui-ci malade devient le ver rongeur de cette existence ruinée.

Le foie reçoit vite, lui aussi, les effets pernicieux de l'alcool, qui passe par ses petits canaux du sang pour aller au cœur. Il y cause des inflammations, de la jaunisse, qui est fréquente chez les ivrognes et amène quelquefois la mort. Le foie des ivrognes devient gras comme celui des volailles qu'on engraisse pour avoir leur foie, qui est si recherché des gourmets sous le nom de terrines de foie gras. Quelquefois le foie disparaît presque chez l'ivrogne; cette maladie produit le gros ventre, et le malheureux ivrogne meurt *hydropique*.

Les maladies de la rate et des organes contenus dans le ventre sont communes dans l'ivrognerie : ce sont, nous l'avons dit, les cours de ventre, les coliques, les hydropisies, qui font périr l'ivrogne en l'étouffant sous le poids de cette masse d'eau qui envahit tout le corps.

Les organes de la respiration souffrent bien vite chez les ivrognes. Vous n'en serez pas surpris, en apprenant que l'alcool, qui remplit le sang de l'ivrogne, sort en partie par les poumons, qu'il irrite continuellement. Aussi les rhumes, les troubles de la voix (voix rauque et enrouée de l'ivrogne, appelée voix de rogomme), la toux, les crachements pénibles et d'odeur puante, les fluxions de poitrine, si communes et si mortelles chez les ivrognes, les catarrhes, qui les étouffent souvent, l'asthme ou courte haleine, la phthisie des poumons ou mal des poitrinaires, qui sont souvent devenus tels par l'abus des alcools; voilà un nombreux cortége de maux qui viennent les uns ou les autres, quelquefois plusieurs à la fois, fondre sur l'ivrogne.

Le cœur et les autres organes de la circulation s'altèrent promptement chez les ivrognes. Le cœur souffre de palpitations douloureuses, d'angoisses déchirantes nommées angine de poitrine; il est distendu, élargi, énervé par l'alcool qui, en l'irritant sans cesse, l'use et le fait vieillir vite; il devient incapable de pousser le sang avec assez de force dans les artères. Ces derniers canaux eux-mêmes perdent leur force et leur souplesse, ils deviennent durs, rigides et cassants. Ils ne peuvent plus faire circuler assez vite un sang qui, lui aussi, est vicié, qui est devenu huileux et gras comme de l'huile ou de la graisse finement divisée dans de l'eau. Ce sang, impropre à la vie, va empoisonner les organes. Il en résulte des hydropisies qui étouffent l'ivrogne, ou bien des ruptures de canaux, des apoplexies qui tuent subitement, quelquefois une mort lente et misérable.

Rien au monde ne vieillit autant l'homme que l'ivrognerie. Quand il devrait être jeune encore par l'âge et les années, l'ivrogne est déjà arrivé à la vieillesse et à la décrépitude la plus avancée par les maladies du cœur, des canaux du sang, et du sang même.

Buveurs, qui vous flattez de l'espoir d'être toujours jeunes, vous courez chaque jour vers la vieillesse et vers la mort avec une rapidité dont vous ne vous doutez guère!

L'alcool sort aussi hors du corps par les reins et les urines, avons-nous dit plus haut. De là, chez les ivrognes, les maladies fréquentes de la vessie et des reins : les pissements de pus ou de sang ; la gravelle et la pierre qui font tant souffrir et nécessitent de cruelles opérations ; de là des impossibilités de pouvoir rendre l'urine ou de pouvoir la retenir, ce qui rend les ivrognes gâteux et en fait un objet de saleté et de dégoût pour tout le monde. Les maladies et les inflammations des reins, si communes chez eux, causent des hydropisies qui rendent tout le corps gonflé comme un tonneau, et amènent une mort dégoûtante et douloureuse.

L'abus des alcools frappe de même sur *les parties sexuelles* ou organes de la reproduction ; il les excite d'abord, pour les vite épuiser et les rendre stériles ou incapables de créer des enfants sains et vigoureux. L'alcool, en irritant la peau à travers laquelle il sort en grande partie, y cause des sueurs affaiblissantes, des clous ou furoncles, des charbons, une foule de dartres.

C'est l'alcool qui allume et rougit la figure et le nez de l'ivrogne (nez qui trognonne) ou bien encore lui donne le teint pâle et blême et flétrit les traits de la physionomie qui devient stupide et hébêtée. Voilà le masque hideux le plus habituel à l'ivrogne.

A l'intérieur, dans la profondeur des organes, l'alcool altère la merveilleuse contexture, la trame si délicate dont les organes sont tissés. Les petits canaux du sang, les petites cellules ou chambrettes où se fait et se défait sans cesse le canevas de notre corps, les petits globules rouges du sang qui portent de l'oxygène aux organes, tous ces milliards de milliards de petits instruments sont déformés, décomposés par l'alcool qui les réduit comme en une fine poussière de graisse. Ils sont devenus incapables de faire leur besogne délicate; ils meurent, et avec eux diminue puis s'éteint aussi le flambeau de la vie.

De tous nos organes, le cerveau et les organes nerveux sont ceux qui ressentent le plus vivement l'action malfaisante de l'alcool. Ce prince de nos organes est le premier empoisonné par l'alcool qui s'y accumule comme dans un magasin. Aucun ivrogne n'ignore les effets violents de l'alcool sur son cerveau, et c'est précisément cette excitation malsaine qu'il recherche avec le plus d'avidité. C'est principalement ici que nous voyons bien les trois degrés d'action de l'alcool sur nos organes.

D'abord il y a excitation, cette excitation chère à l'ivrogne, puis il y a perversion ou altération de l'intelligence ; enfin, il ne reste plus que de l'affaissement, de la stupeur ou de l'abrutissement. Mais ces choses-là ne se passent pas de la même façon suivant que l'alcool agit sur le cerveau, passagèrement dans l'ivresse ou pendant longtemps, ou continuellement, comme dans l'ivrognerie. Cela dure seulement pendant quelques heures dans le cas d'ivresse ; cela dure plusieurs jours quand l'ivresse est renouvelée et entretenue ; cela dure enfin des années et ne se produit que lentement dans le cas de l'ivrognerie.

Des torts de l'ivrogne envers ses semblables. — C'est ici que commence le tort que l'individu ou l'ivrogne font à la société. Jusque-là ils n'avaient nui qu'à eux-mêmes, à leur propre intérêt. Ils vont nuire aux autres par le fait du désordre de leurs actes violents ou insensés, par le trouble profond de leur raison, par la révolte contre la loi, contre la discipline, et par le scandale d'immoralité qu'ils donnent.

Nous avons déjà dit que l'homme empoisonné par la boisson, devient d'abord exalté; puis il est en proie à des idées mauvaises; il s'abandonne à la fureur, à la violence, comme la brute, n'étant plus retenu par sa raison qu'il a perdue; enfin l'épuisement arrive par le fait même et l'excès de cette horrible excitation; et la masse de l'homme ivre-mort tombe par terre. Mais auparavant, il se livre à toute espèce d'imprudences, de bravades; il recherche les querelles et les rixes.

C'est alors que le matelot entre dans une véritable rage de se battre. Il jure, il vocifère, il pleure même au besoin de colère et il s'abandonne à toute espèce d'actes de violence. Il est possédé du démon de l'alcool qui lui donne un penchant irrésistible vers le crime. Voilà le danger, voilà la menace de l'homme ivre pour la sûreté publique. C'est une bête dangereuse qu'il faut absolument enfermer pour l'empêcher de nuire.

De la folie produite par l'ivrognerie. — Si les accès d'ivresse se reproduisent fréquemment, l'ivrogne est pris de *délire tremblant*, vraie folie par l'abus de l'alcool, folie furieuse dans laquelle le malheureux est en proie au délire violent, au tremblement des membres, aux visions horribles, aux cauchemars affreux et aux tortures les plus poignantes. Rappelez-vous l'exemple que nous avons rapporté tout à l'heure, et vous n'aurez qu'une faible idée de ce supplice épouvantable.

Quelquefois l'ivrogne arrivé à ce degré, tombe en attaques d'épilepsie; il a des convulsions, ou bien il demeure paralysé et perd l'usage de sentir ou de voir. Il perd la mémoire de ce qu'il fait ou de ce qu'il dit. Il tombe dans la folie complète et va végéter ou mourir dans les maisons d'aliénés. C'est là, souvent, qu'il finit ses jours dans un état d'abrutissement lent ou dans un état de fureur bruyante et douloureuse à voir.

Et gardez-vous bien de croire qu'il y ait ici la moindre exagération de notre part. Lisez plutôt. En l'année 1871, un savant médecin aliéniste, qui est en même temps inspecteur-général des maisons d'aliénés de la France, a constaté que le nombre des cas de folie par suite de l'ivresse ou de l'ivrognerie avait augmenté depuis vingt ans, d'une façon étonnante. Voici des chiffres qu'on ne peut pas contredire:

C'est dans les départements de l'Ouest de la France que cette augmentation a eu lieu sur une vaste proportion. Ainsi, dans le département de la *Sarthe*, le médecin aliéniste a trouvé quinze fous par suite d'ivrognerie sur cent aliénés. Dans le département du *Finistère*, il y a eu quarante et un ivrognes devenus aliénés sur une même proportion de cent fous, ce qui fait presque la moitié d'ivrognes parmi les aliénés des maisons de fous de ce malheureux département ! C'est au moins la proportion à laquelle on arrive si avec les fous par l'ivrognerie on veut comprendre les idiots et les infirmes qui naissent de parents ivrognes, dans le même département. La moitié des nombreux fous du Finistère proviendrait donc du fait de l'ivrognerie ! Quoi de plus navrant !

Les ivrognes qui ne deviennent pas fous et épileptiques, ou abrutis sont exposés aux maux suivants : à la congestion du cerveau, à l'attaque d'apoplexie, qui les tue et les rend infirmes ; à des douleurs et à des maux de tête insupportables qui ne leur laissent plus de repos et qui les poussent à satisfaire leur passion inexorable. Souvent encore l'infortuné ivrogne met fin à ses jours par un coupable suicide.

Des maladies produites chez les marins par l'ivrognerie ou l'ivresse. — Voici maintenant, et à part, en dehors des accidents et des maux mentionnés ci-dessus, voici les maladies auxquelles l'homme de mer s'expose quand il se livre à l'ivresse ou à l'ivrognerie. Toutes les maladies épidémiques des pays chauds, comme les fièvres de toute espèce, la fièvre jaune surtout, le choléra, le typhus, etc., se jettent de préférence sur l'ivrogne comme sur une proie facile. Comment en serait-il autrement ? L'ivrogne ou le marin ivre est déjà malade, il est déjà empoisonné et affaibli par l'abus de l'alcool. La fièvre ou la maladie attaquent donc facilement ce corps tout préparé et désigné d'avance à leurs coups.

Le marin ivre, dans les pays chauds court tous les dangers possibles, surtout quand il est à terre. Il peut être frappé d'un coup de soleil qui le tue sur le champ ou lui cause une fièvre qui le tuera quelques jours plus tard, malgré tous les soins qu'on lui pourra donner. C'est dans cet état qu'il prend la dyssenterie, les maladies du foie, les fluxions de poitrine, parce qu'il s'expose aussi bien à la fraîcheur des nuits qu'à la chaleur brûlante du jour, parce qu'il brave tout et commet toutes les imprudences et les folies imaginables. C'est encore dans cet état qu'il prend facilement les maladies honteuses dont nous parlerons bientôt et qui le rongent en l'affaiblissant, quand elles ne le tuent pas par suite des accidents terribles que ces maux dégoûtants causent dans les pays chauds. Nous nous bornerons à cela pour en finir; mais qu'on retienne bien cette parole vraie d'un médecin sur ce sujet :

« L'ivrogne qui échappe aux maladies épidémiques en continuant ses excès, c'est un homme qui tombe d'un quatrième étage, sans se tuer. Allez donc compter sur cette chance! »

Si l'on pouvait encore douter après cela de la disposition de l'ivrogne à contracter toute espèce de maladies, qu'on jette les yeux sur les accidents qui viennent aggraver son état quand il est blessé, par exemple. Et malheureusement ce ne sont pas les blessures qui lui font défaut. Les coups dans les rixes et les batailles, les chutes à l'eau et les noyades, les morts subites et les accidents horribles si fréquents parmi ces malheureux marins et ouvriers des ports de la Manche et de l'Océan, les blessures de tête, les fractures du crâne et des membres chez les hommes ivres tombés du haut des quais, des escaliers ou de la mâture, tous *ces accidents* à eux seuls font un gros chiffre de maladies, d'infirmités ou de morts que nous ne voulons pas omettre dans notre calcul.

Mais quand une blessure atteint un ivrogne, si légère qu'elle soit, elle amène de redoutables conséquences. Il se déclare une fièvre maligne particulière aux ivrognes; le sang vicié par l'alcool empêche la guérison de la blessure. La plaie s'envenime, s'enflamme, donne lieu à du pus qui infecte, à la gangrène, à l'érysipèle, aux pourritures qui empoisonnent le sang à leur tour et amènent infailliblement la mort. Une simple égratignure, chez l'ivrogne, devient une cause de perte. Allez plutôt demander aux médecins des nouvelles des blessés de la *Commune* pendant l'horrible guerre de Paris. Ils vous répondront que c'est à peine si on pouvait en sauver un sur cent, tant ils étaient empoisonnés et perdus d'avance par les excès de l'alcool.

Du tort que les ivrognes font à leurs enfants, des maladies et des vices qu'ils leur transmettent. — Non-seulement l'ivrogne ruine sa propre constitution, épuise sa santé, court vers une vieillesse prématurée, à une mort rapide, ou tombe dans la folie ou dans des infirmités incurables qui en font un sujet de pitié et de dégoût, mais encore il est soumis à la triste nécessité de transmettre l'héritage de ses vices et de ses maux à tous les enfants auxquels il donnera le jour! Autre et déplorable exemple de la tache *originelle*, tache indélébile, vengeresse, inévitable!

Tout médecin sait que l'ivrogne engendre des enfants scrofuleux et phthisiques. Vous en avez un bien triste exemple dans cette dégénérescence des populations maritimes et côtières de la Manche et de l'Océan, principalement sur les côtes de Bretagne. Demandez ce qu'est devenue cette belle population de marins de ces côtes, qui était renommée pour la beauté et la pureté de son sang, par sa vigueur et la solidité de la santé ? Elle a été dévorée par l'abus de l'alcool, elle a été flétrie par l'ivrognerie ; la phthisie des poumons, la scrofule ou la maladie des écrouelles, les maladies de la misère et des privations l'ont ravagée, et n'ont plus laissé à la place que des habitants chétifs, malingres, qui ont subi la dégradation physique et morale.

C'est un danger bien connu que de s'exposer à engendrer des enfants quand on est en état d'ivresse. En tout cas, l'ivrogne met au monde des enfants épileptiques, convulsionnaires, paralytiques, et souvent infirmes. Épilepsie, chorée ou danse de Saint-Guy, idiotie, imbécillité, faiblesse d'esprit, démence, infirmités de toute sorte, telle est la file de maladies que l'ivrogne transmet presque forcément à ses enfants. Triste et fatal privilége de l'hérédité dans ce cas malheureux !

L'ivrognerie dégrade l'homme au moral comme au physique. Le marin ivre manque à la discipline, au devoir et à l'honneur. — La perte des sentiments de la famille, la chute au moral comme au physique comme la perte de la raison, résultent nécessairement de l'ivrognerie. Ce vice considéré comme défaut social et individuel, comme *vice rédhibitoire*, est un bien grand fléau, surtout pour l'homme de mer. En effet, qu'elle profession offre plus de dangers à l'ivrogne que la profession de marin ? D'abord ce vice honteux ne fait qu'augmenter les périls dont est remplie la carrière de l'homme de mer : métier pénible où il faut de l'adresse, de la force, du courage, de l'obéissance, le sentiment de l'honneur et la foi dans le devoir et la discipline. Allez donc chercher à réveiller la conscience du devoir et de l'honneur chez cet homme excité ou abruti par les fumées de l'alcool. Mais sa raison est altérée, quand l'ivresse le domine ou quand l'alcool a pris prossession de lui, à plusieurs reprises; il devient facile et prompt à entrer en colère ; il cherche toute occasion de discuter les ordres qu'on lui donne ; il devient violent et insociable même pour ses camarades. Le marin ivre ne croit plus qu'à lui, à la supériorité de sa capacité et de son talent ; il se vante de choses qu'il ne connaît même pas. Cette nature généreuse et pleine de dévouement autrefois, maintenant est devenue la proie des illusions et des conseils malsains de la boisson. Cet homme a le dégoût de son métier. Il en est arrivé à maudire ou à railler la discipline. Il ne tardera pas à entrer en révolte ouverte avec ses supérieurs, et à méconnaître les ordres de service qui jusque-là lui étaient sacrés. De serviteur le plus doux et le plus soumis, le marin devient tout à coup, dans l'ivresse, le rebelle le plus deraisonnable, et offre le portrait de la brute violente et d'épourvue de raison.

Alors aussi, spectable navrant, le marin comme le soldat, s'il était brave et courageux, devient un lâche ! Il fuit devant l'ennemi comme devant le devoir ; il se couvre de honte et il déshonore son uniforme ! Oui, l'ivrogne est bien le grand fléau des armées de terre et de mer ! Nous voudrions à tout jamais détourner nos regards affligés de scènes douloureuses, heureusement rares et qui n'ont été que des faits isolés dans la guerre infortunée à tant de titres que nous venons de traverser. — Nous voudrions ne plus jamais nous laisser dire que quelques hommes ivres et affolés ont déshonoré jusqu'à la défaite et devant l'ennemi auraient pris une fuite coupable conseillée par l'ivresse et l'ivrognerie...

Heureux les marins qui nous ont épargné cette dernière douleur; qui, partout se sont montrés à la hauteur du devoir et de la discipline, et qui ont si largement payé leur dette de sang et d'honneur à la patrie envahie ! Gloire et reconnaissance à ces braves qui n'ont pas un instant oublié la tâche noble et sacrée qu'ils avaient à remplir ! Mais nous devons les avertir que parmi eux aussi le mal de l'ivrognerie menace de faire de nombreuses victimes.

Des causes et des remèdes de l'ivrognerie chez l'homme de mer. — L'accès d'ivresse aiguë est surtout le vice du matelot qui descend à terre. Pourquoi donc, au lieu de chercher des distractions et des plaisirs convenables, va-t-il droit au cabaret pour y perdre sa raison, sa santé et sa carrière tout à la fois? Car l'ivresse est la pire conseillère; c'est elle qui le fait tirer bordée, qui lui fait infliger des punitions motivées à cause des fautes graves qu'elle lui fait commettre contre la discipline. La fatale passion de l'alcool, non-seulement ruine la santé et la bourse du marin, et compromet l'existence de ses enfants, s'il vient à en avoir ou s'il en a déjà, mais encore elle peut arrêter court sa carrière honorable. Une punition, en effet, a chance d'en entraîner une deuxième, et ainsi de suite. Au bout dequelque temps l'homme glisse ainsi petit à petit sur la pente fâcheuse de la désobéissance et de l'indiscipline. Un jour, qui n'est pas éloigné, le voit condamner et envoyer aux compagnies de discipline de la marine. Demandez aux détenus de ces compagnies combien d'entr'eux ne doivent accuser du sort rigoureux, mais juste, qu'ils endurent, pas autre chose que l'ivresse ou l'ivrognerie? Ils vous répondront que les actes répréhensibles qui les ont amenés là ont été, au moins la plupart du temps, accomplis ou conçus, prémédités au milieu et sous l'influence pernicieuse de l'ivresse.

Le vice de l'ivrognerie étant donc à la fois le chemin qui conduit à la folie et au crime, à la maison de fous, à la compagnie de discipline et même au bagne, que de motifs et de raisons graves le marin n'a-t-il pas pour s'en préserver ou s'en corriger !

L'ivrognerie est le vice honteux et sordide du vieux marin qui n'a pas su se préserver contre les tentations trompeuses et perfides de l'alcool. Autrefois le personnel de la maistrance n'était que trop enclin lui-même à cette funeste passion. C'était surtout parmi les équipages du nord, dans les ports de Cherbourg, de Brest et de Lorient que l'ivresse et l'ivrognerie étaient répandues.

On voyait souvent ces victimes infortunées de la boisson entrer à l'hôpital pour y chercher du soulagement à leurs souffrances et à l'état vraiment maladif dans lequel les avait plongées leur inconduite. De nos jours ces faits regrettables se produisent encore trop fréquemment. Mais c'est en vain que ces malades, essayant de déguiser la cause de leur dérangement, prétextent les fatigues du service ou bien encore le retour des fièvres contractées pendant leurs campagnes précédentes; il est facile au médecin de découvrir la raison de leur mal. Certes, l'intérêt de la santé de tout malade est sacré pour le médecin ; aussi les soins leur sont-ils donnés dans les hôpitaux de la marine comme à tout être humain qui souffre et qui a droit au soulagement que réclame la souffrance. Mais tout en confondant ces malades dans les mêmes sentiments de bienveillance et d'humanité, on ne peut, on ne doit pas fermer les yeux sur la source déplorable de leur mal. Il faut les avertir sévèrement des dangers qu'ils font courir à leur santé, du préjudice qu'il causent à l'État par leur obstination à se complaire dans une passion honteuse dont ils doivent rejeter le joug en faisant appel à leur énergie et à leur volonté d'honnête homme.

Le matelot devra fuir surtout, quand il descend à terre les entraînements de ses camarades qui auraient du penchant pour la boisson. Il faut bien qu'il sache qu'un premier pas dans cette voie funeste a quelquefois suffi pour pervertir l'homme le plus sobre jusque-là. Il devra éviter les dangereuses excitations du cerveau, qui ne donnent qu'une jouissance grossière et malsaine. Qu'il prenne garde à ces illusions trompeuses et perfides qui égarent son esprit non-suffisamment cultivé pour voir du premier coup la conséquence de pareilles actions. Car malheur à lui s'il se laisse aller à contracter ces habitudes de la boisson. Son estomac brûlé par la soif ardente de l'alcool, ne lui laissera plus de repos qu'à la condition de recevoir une nouvelle et plus grande quantité de poison. Son cerveau perverti ne sera plus sensible qu'aux ébranlements violents et grossiers produits par l'action de l'alcool. Qui a bu, boira! dit le proverbe, et il y a tout à craindre que cette lugubre vérité ne se confirme une fois de plus. Que si enfin le buveur vient à tomber dans l'état désespéré de l'ivrogne consommé, alors le mal devient vite irremédiable, car les altérations des organes ne tardent pas à amener la ruine irréparable du corps et de l'esprit.

Depuis longtemps les lois, les décrets et la discipline ont essayé de combattre l'ivresse et l'ivrognerie. En France, à propos des désordres causés par les abus de l'alcool, dans la dernière guerre, il s'est produit une grande émotion. Des médecins, des moralistes, des hommes considérables de toute profession se sont élevés contre le flot toujours grandissant de l'ivrognerie dans notre malheureux pays. On a fait et l'on fait chaque jour, dans les livres, dans les journaux, dans les cercles, dans les réunions, on a fait une véritable croisade contre ce vice honteux et dégradant. Et l'Assemblée nationale vient d'édicter les peines les plus sévères contre l'ivrognerie et contre les désordres de l'ivresse.

Dans la marine, le règlement et l'autorité imposent, à bord des navires, la sobriété à l'homme de mer qui, dès qu'il viole les lois de la discipline sur cette matière, devient un coupable que doit punir la loi. Ainsi la première faute du marin qui s'enivre, c'est de s'exposer à coup sûr à la justice de la punition disciplinaire. C'est donc déjà une première raison pour ne pas commettre une action qui lui sera préjudiciable sous tous les rapports.

Ce funeste penchant de l'homme de mer vers la recherche des émotions brutales et grossières de l'excitation par l'alcool, il faut le corriger par l'attrait de plaisirs plus nobles, en offrant à son intelligence des jouissances plus relevées et plus saines. L'instruction, c'ést-à-dire la culture de cette intelligence qui trop souvent est pleine de ténèbres : le goût des jeux, des exercices du corps, la lecture, les distractions permises à bord, voilà les principales ressources dans lesquelles il devra chercher un remède contre la ruine de sa santé et contre la source de ses plus grands maux, qui est l'ivrognerie.

Au nom de l'hygiène, tout homme de mer, simple matelot ou officier marinier, doit être dûment averti de la responsabilité énorme qu'il encourt en s'écartant des règles de la sobriété.

Quand il a eu le malheur de tomber une fois dans le vilain cas de l'ivresse, ou qu'il a déjà frappé à la porte de l'ivrognerie, il faut bien qu'il sache que sa guérison dépend de l'énergie de sa volonté. C'est ici que le médecin peut justement lui dire : *malade, guéris-toi toi-même*. Pour ceux qui resteraient sourds à ces conseils désintéressés et bienveillants, il ne reste d'autre ressource, que l'obligation de sévir contre eux avec les armes vengeresses de la loi.

CHAPITRE VII

DE QUELQUES AUTRES ABUS ET EXCÈS DE L'HOMME DE MER

Ce sont encore des habitudes contraires à la santé ou des vices honteux, nuisibles à la fois à la morale et à la santé, qui vont faire le sujet de ce chapitre.

De l'usage et de l'abus du tabac chez l'homme de mer.

Une herbe puante a conquis le monde, a dit un écrivain en parlant du tabac. Depuis longtemps, surtout de nos jours, le tabac a été l'objet de louanges ou de blâmes qu'il est loin de mériter. Car l'usage modéré du tabac n'est pas en soi une chose fort blâmable, dans la condition spéciale où se trouve l'homme de mer. Il n'offre de dangers que parce qu'il peut vite mener à l'abus.

Les principaux effets du tabac à fumer sont : une excitation ordinairement légère et douce de tout le corps, une grande facilité pour rejeter les crachats de la poitrine et de la gorge, effet utile et bienfaisant pour les hommes qui travaillent dans les endroits poussiéreux du navire, pour les caliers, les chauffeurs, les charbonniers et même les boulangers. L'usage du tabac excite également l'estomac et les intestins et il entretient par là une certaine liberté de ventre qui est nécessaire chez l'homme de mer le plus souvent échauffé à bord des navires, dans les longues navigations. Il offre l'inconvénient de faire couler la salive en trop grande abondance, et de la répandre au dehors chez les personnes qui crachent beaucoup en fumant. Or la salive est un suc précieux, nécessaire même [pour la digestion des aliments secs du marin, et c'est une grande perte pour lui que celle de la plus petite quantité de salive. Enfin le tabac agit agréablement sur le cerveau : il berce l'ennui des traversées, il endort doucement les sens et l'imagination, il calme les malaises et quelquefois les douleurs, il procure des rêves dorés et enchantés qui n'ont rien de violent ni de dangereux comme ceux de l'alcool. Pour les habitués, c'est un baume qui répand bien des consolations sur les petites misères de la vie de bord. Or, quel médecin ne connaît l'empire tout puissant de l'habitude, dont la non satisfaction devient un supplice insupportable? Qui de nous ne connaît aussi le supplice de l'homme de mer lors qu'il est violemment et tout à coup privé du plaisir, du besoin de fumer? Voilà les avantages et l'utilité de l'usage du tabac. Mais voici ce que nous devons placer dans l'autre plateau de la balance. L'abus du tabac remplace trop facilement son usage. Il épuise la santé quelquefois par les crachements de salive trop abondants : il fatigue l'estomac. Il altère la bouche et les lèvres, surtout quand on fait usage du *brûle-gueule*: il amène la carie et la chûte des dents. Il produit des ulcères dans la bouche, sur les lèvres. De graves médecins l'ont accusé de causer un très-grand nombre de cancers de la bouche; ce qui n'est que trop vrai. Il cause souvent des maux de gorge et entretient dans toute la bouche un état de malpropreté qui s'ajoute à la malpropreté ordinaire de cette partie chez le marin.

L'abus du tabac émousse ou éteint la vivacité de l'intelligence et produit l'affaiblissement, quelquefois la perte de la mémoire. Mais un reproche très-grave qu'on doit lui adresser, c'est d'affaiblir et de faire perdre même la vue. Nous en avons vu des exemples non rares, surtout chez des mécaniciens qui abusaient à la fois des boissons et du tabac. Rien n'est plus pernicieux que l'abus du tabac, doublé de celui de l'alcool. La ruine de l'intelligence et du corps ne se fait pas longtemps attendre chez celui qui mène ces deux jouissances à la fois. Du reste le tabac aggrave beaucoup les accidents et les maladies produites par l'ivrognerie. L'action combinée de ces deux poisons produit des maux de nerfs, la folie et la démence.

L'usage du tabac à priser est à peu près inconnu de l'homme de mer : il a succombé sous le ridicule; il ne pourrait résister à la verve moqueuse du gaillard d'avant. La cigarette a fait des progrès sensibles parmi certaines classes des équipages des navires. Elle est usitée chez les officiers mariniers, principalement chez les mécaniciens, même chez les gabiers et les canotiers. Il faut savoir que le papier à cigarettes contient un peu d'huile empyreumatique et un principe âcre qui, consommés en trop grande quantité, peuvent irriter les poumons, l'estomac, la gorge et amener des rhumes et surtout des maux de gorge, de nez et d'estomac.

La pipe est peut-être ce qui conviendrait le mieux pour l'homme de mer, mais à condition que le tuyau soit assez long pour préserver les lèvres et la bouche de la chaleur et de l'irritation qui causent les cancers.

Enfin reste la chique, l'horrible et dégoûtante chique, que nous condamnons et bannissons sans pitié. Elle fait perdre, elle aussi, beaucoup de salive, ce qui est un mal. Si la salive est avalée, alors on s'expose à l'empoisonnement lent, mais certain, par le principe empoisonnant du tabac. Ce poison terrible, c'est la *nicotine*, dont une seule goutte mise dans la gueule d'un chien, suffit pour le faire mourir en quelques minutes. Si, par accident, un homme vient à avaler sa chique, il faut le faire vomir de suite en lui donnant de l'eau tiède abondamment avec de l'émétique, ou en lui grattant et chatouillant la luette, jusqu'à ce qu'il ait rendu le poison maudit.

La bouche du chiqueur ressemble à un affreux trou noir et puant. Son haleine empeste. Ses dents noires et gâtées tombent par pièces et morceaux. Il perd un par un ces instruments si précieux et il arrive, avant l'âge, à n'avoir que de mauvais chicots qui, sans lui faire d'usage, lui causent d'affreux tourments. Il ne peut plus mâcher ni biscuit, ni nourriture sèche. Il est la proie des maux de gorge et d'estomac. Loin de contribuer à prévenir le scorbut, suivant un préjugé vulgaire, l'usage de la chique peut l'amener en altérant les dents et les gencives.

En fin de compte, il faut bien savoir que le tabac est un poison. Ce poison réside dans la nicotine, sorte d'huile horriblement puante et brûlante qui donne l'odeur du culot de pipe. Cette substance est entraînée par la fumée de tabac, vers les poumons, par la salive vers l'estomac, et de là dans le sang qu'elle empoisonne peu, il est vrai, mais continuellement chez les grands fumeurs. De plus, le tabac est une lourde charge pour la bourse légère du pauvre marin. Pour toutes ces raisons, il vaudrait peut-être mieux s'en priver complétement. Mais il ne faut pas être trop rigoureux, il faut accorder l'usage du tabac à fumer à tout homme qui ne pourrait s'en passer sans inconvénient. En général, fumer seulement deux à trois pipes par jour ne peut faire aucun mal au marin bien portant.

Se laisser aller à la tentation de fumer l'*opium* ou le *bétel* comme les Chinois et les Annamites, ce serait vouloir s'empoisonner sûrement et vite et tomber dans l'abrutissement complet des fumeurs d'opium

Hygiène des fonctions de la génération. Du libertinage. De la vérole.

S'il est un sujet sur lequel les préceptes et les conseils de l'hygiène soient utiles comme ceux de la morale, c'est certainement l'ensemble des soins à prendre et des règles à suivre dans l'exercice des fonctions de la génération. Il n'est rien dont on soit plus porté à abuser que de cette précieuse et merveilleuse faculté de se reproduire en communiquant la vie à des êtres semblables à soi.

Nous allons, ici, toucher à un sujet délicat. Nous n'en dirons rien que ce qui regarde l'hygiène. Nous ne donnerons que des conseils et des avertissements justes aux intéressés. Ce sera à eux d'en profiter.

Il est vrai, comme on l'a dit souvent, que le corps de l'homme a été muni d'organes pour s'en servir suivant le but du Créateur. Ceci s'applique aussi bien aux organes de la reproduction qu'au reste des autres organes.

Mais, vous le savez bien, la société a ses nécessités spéciales. La profession de marin, plus que toute autre, est dans ce cas exceptionnel. Ce qui veut dire que l'homme de mer devra, en général, garder la *continence sexuelle* ; ce qui signifie s'abstenir, se priver de tout rapport sexuel ou commerce avec les femmes, quand il est embarqué, durant le cours d'une campagne. Vous allez voir pourquoi. Il est bien entendu que nous ne traiterons, ici, que le côté médical de cette grave question. Le côté moral est encore plus important, mais nous n'en parlerons pas, parce qu'il regarde une science plus autorisée que la nôtre pour vous en instruire.

D'abord, s'il arrive que l'homme de mer est souvent atteint, dans les climats chauds surtout, et au commencement, d'une certaine ardeur qui l'excite puissamment : cette ardeur d'un instant tombe vite sous la faiblesse et l'anémie qui envahissent l'européen dans ces régions. Patience donc pendant quelques jours, et un calme bienfaisant remplacera l'agitation du premier instant. Ce calme est un excellent moyen d'entretenir la continence pendant toute la campagne : le but sera atteint.

Si, au contraire, le marin cède à l'entraînement malsain des premières excitations, s'il vient à lâcher la bride à sa passion, il ne tarde pas à tomber dans les honteux excès des plaisirs sexuels qu'on a désignés sous le nom de *libertinage*. Mais la satisfaction de ses désirs déréglés coûte cher au libertin. Dans le commerce impur des femmes, il fait courir à sa santé des dangers de plus d'un genre. Il est de notre devoir de l'en prévenir. Nous le ferons sincèrement. Il en jugera par ce qui suit :

1° D'abord, il fait courir les chances les plus défavorables à son existence et à sa santé, en dehors des accidents particuliers dont nous parlerons plus loin. Il affaiblit et il épuise son corps par le seul fait de l'accomplissement trop fréquent de ses désirs.

L'*acte sexuel* nécessite une grande dépense de forces. Cet perte de la semence que la nature a réservée seulement pour la fécondation, c'est-à-dire ponr la reproduction de l'espèce humaine, pour créer des enfants, cette perte ne tarde pas à amener une grande faiblesse chez celui qui s'y livre avec excès, surtout dans les pays chauds. L'abus des plaisirs vénériens vient uniquement de l'imagination pervertie et exaltée. C'est une excitation factice, artificielle, qui, pour un plaisir plus fugitif que l'éclair, laisse à sa suite une foule de maux : du brisement des membres, de la lassitude qui ne cesse plus, la perte de l'appétit et le dégoût de la vie.

Un médecin de la marine, qui avait été surtout témoin de maux que cette fatale passion entraîne, dans les pays chauds, a écrit qu'elle était au moins aussi funeste à l'européen que l'ivrognerie dans ces climats; il avait parfaitement raison.

Oui, il est juste de dire que les excès vénériens engendrent toutes les maladies: depuis les plus légères jusqu'aux plus profondes. Ils dégradent l'homme au physique comme au moral. C'est un affreux précipice couvert de fleurs.

Sous nos climats, la passion des plaisirs sexuels produit : des maux d'estomac; des pertes de semence involontaires, ce qui affaiblit, attriste la victime et la pousse au suicide; des paralysies, la folie, des attaques d'apoplexie, d'épilepsie ou de haut mal, et la phthisie des poumons ou mal des poitrinaires.

Dans les pays chauds, c'est bien pire encore. Ce vice produit l'anémie ou l'augmente, et amène un tel degré de faiblesse que la mort peut en résulter. Il affaiblit les sens et la vue; il occasionne des maladies des reins, de la vessie, l'impossibilité de garder ou de pisser l'urine, etc. Il dispose aux épidémies terribles des colonies, et surtout il occasionne la dyssenterie. Les victimes nombreuses de cette maladie sont presque toujours des hommes adonnés à l'abus de l'alcool ou à l'abus des plaisirs vénériens; assez souvent, d'ailleurs, aux deux à la fois.

Or, sachez-le bien, abuser de l'alcool et des

plaisirs sexuels c'est, à coup sûr, *user sa vie par les deux bouts.*

L'homme qui s'abandonne à cette passion est une pâture désignée d'avance aux maladies si graves des climats chauds.

Ces dangers-là menacent tout le monde. Marins mariés ou célibataires, prenez garde, et fuyez des périls dont vous connaissez maintenant la portée et la gravité.

2° Il existe d'autres dangers plus terribles encore, résultant des maladies qui se contractent dans le commerce impur avec les femmes prostituées. Les médecins ont distingué ces maladies en deux classes, pour les mieux faire comprendre et les mieux soigner.

Ce sont d'abord les maladies dites *vénériennes*, auxquelles on est exposé le plus souvent. Ces maladies sont, sur les parties sexuelles : les maux de la verge, les écoulements de pus et de sang appelés chaude-pisse dans le langage vulgaire ; des inflammations de la verge, douloureuses, insupportables, d'une durée sans fin. Ces maladies attaquent les *parties* mêmes (chaude-pisse tombée dans les parties), causent des maladies de vessie, rétrécissent le canal de la verge et nécessitent des opérations cruelles, etc.

Puis ce sont les *chancres* ou *ulcères*, ces plaies horribles et puantes qui rongent la verge, produisent la gangrène et, assez souvent, la perte du membre viril. Puis des *bubons*, de vastes abcès et des dépôts de pus qui se déclarent dans les aînes, au haut de la cuisse, et empêchent le malheureux malade de faire un mouvement, en le clouant longtemps sur un lit de douleur.

Ces accidents ne sont cependant que les moins graves. Il est un autre mal de même provenance, mais de nature plus perfide encore; c'est un poison plus violent et plus subtil à la fois: invisible à nos yeux tout d'abord, ce poison se glisse traîtreusement dans nos chairs pendant l'acte du commerce impur. Il n'apparaît à la vue qu'au bout de plusieurs jours, jamais avant la première huitaine au moins, ordinairement vers le vingt-cinquième jour, mais souvent beaucoup plus tard, après l'accomplissement de l'acte sexuel.

C'est habituellement sur la verge qu'on voit poindre une toute petite écorchure, quelquefois un un petit bouton qui devient dur, s'élargit et se creuse un peu vers le milieu.

C'est encore le chancre, mais cette fois c'est celui de la *vérole*, qu'on appelle aussi chancre *infectant*, parce qu'il est le signe absolument certain que le sang et tout le corps ont été infectés par le poison de la vérole. On a encore appelé ce chancre: chancre *induré*, à cause de l'induration ou durcissement que le toucher fait sentir dans les parties situées au-dessous du siège de cet ulcère de la vérole.

C'en est fait alors, le sang est empoisonné. Alors aussi, au bout de quelques mois apparaîtront des maladies nombreuses qui se succèderont dans le corps de l'infortuné vérolé, comme des fantômes terribles dans un rêve affreux. Il aura des croûtes et des plaies puantes dans la gorge, dans le nez et dans la bouche. Ses cheveux tomberont sans qu'il sache pourquoi ; il aura aussi des croûtes dans les cheveux. Des légions de taches pousseront sur sa peau comme des champignons de toute sorte sur le fumier; des boutons, des suppurations, des ulcères rongeurs de la peau en feront un objet de dégoût, et lui laisseront des cicatrices horribles qui le défigureront pour le reste de ses jours. Les glandes des cuisses et des aînes, des aisselles, du cou, de derrière la tête et de la nuque deviendront dures, enflammées et très-douloureuses.

Alors si le malheureux vérolé n'est pas soumis à un traitement très-énergique et continué pendant longtemps, quelquefois même malgré cela, alors le mal fait encore des progrès. Comme un clou qui s'enfonce dans les chairs à mesure qu'on frapperait dessus, le venin subtil et perfide de la vérole pénètre de la surface du corps jusqu'au fond des organes. Une lèpre hideuse vient ronger les chairs jusque sous la peau. Le foie est comme rongé, ratatiné et flétri par la vérole. Les poumons sont ulcérés; le cerveau est envahi par des tumeurs qui produisent des paralysies, des apoplexies, des maux de tête affreux qui ne laissent pas de repos. Les os deviennent durs, enflés et très-douloureux. Le malheureux vérolé y ressent des douleurs semblables à celles que lui occasionnerait l'éclatement de ces os. Les membres, le tronc, les côtes deviennent la proie de toute sorte de suppuration et de pourriture. Les os du nez tombent, les dents déchaussées tombent aussi, la bouche est puante; des ulcères rongeurs dévorent la face qui n'offre plus, souvent, qu'un masque hideux, sous lequel il est impossible de reconnaître les anciens traits de la victime.

Voilà le portrait horrible, mais complet, mais fidèle de la vérole : il n'est en rien chargé. C'est ce que voit chaque jour, en partie, tout médecin qui hante les hôpitaux.

Que devient l'homme de mer accablé par ces fléaux, ou seulement, par un seul, car la mort arriverait avant qu'un seul homme puisse les supporter tous ensemble? S'il se trouve aux colonies, dans des lointaines stations des climats chauds, malheur à lui! Nous le plaignons. Car la vérole est encore bien plus féroce dans ces pays que dans le nôtre. De plus l'anémie affaiblit si vite le vérolé qu'il devient très-difficile de lui faire un bon traitement qu'il ne pourrait supporter sans risquer de périr. D'un autre côté la vérole va le ronger avec une rapidité extraordinaire. La dyssenterie et d'autres maladies de ces pays vont s'abattre sur lui. C'en est fait de cette proie humaine, si le médecin ne peut le soigner rapidement ou le renvoyer le plus vite possible en France pour y être traité, dans les hôpitaux.

En effet, nos hôpitaux des ports comptent un assez grand nombre de vénériens et de vérolés. Un exemple : en 1852 et 1853, les équipages de la flotte de

Brest comptaient, en moyenne, 1640 hommes. Sur ce nombre on comptait 443 vénériens qui entraient à l'hôpital, c'est-à-dire trente hommes sur cent, presque le tiers! Aujourd'hui, grâce aux mesures prises par l'administration de la marine, le nombre des vénériens a beaucoup diminué; il est à peine de 1 sur 10 à 15 hommes dans les équipages. Mais c'est encore trop. Tout cela entraîne une grande perte de temps pour l'État, une perte d'argent pour l'homme, de mauvaises notes qui souvent arrêtent son avancement en grade, mais surtout des suites bien plus graves.

Car nul ne peut se flatter d'être guéri de la vérole pour toujours et surtout de ne pas la communiquer à sa femme et à ses enfants, quelle que soit l'énergie du traitement qu'on fasse, et quel que soit le temps écoulé depuis les derniers accidents jusqu'au mamariage. Car la vérole est un poison, non à temps, mais à vie, mais à perpétuité. Quelle terrible responsabilité devant la famille et devant la société! Preuve douloureuse à ajouter aux autres si nombreuses, de l'hérédité et de la transmission de la fatale tache originelle. En recevant au sein de sa mère le souffle de la vie, le malheureux et innocent petit être humain ne reçoit qu'un souffle empoisonné, un germe empesté. Il communique souvent le poison paternel à la mère qui est infectée à son tour et finit par avorter le plus souvent. Si l'enfant du vérolé vient au monde, il naît avec le poison. Il y vient couvert de croûtes hideuses, de la lèpre de la vérole; son sang est vicié; ses organes sont altérés; le plus souvent, il meurt au bout de quelque temps. Mieux vaut pour lui la mort que la perspective et l'attente certaine d'une vie de douleurs. Dans les cas les plus nombreux, l'enfant apporte avec lui, au monde, des maladies qui tirent leur source de la vérole. Ce sera, ou un *scrofuleux* (maladie des écrouelles), ou un bossu (un rachitique), un boiteux; il sera mal formé, malingre, débile; il deviendra poitrinaire et sera voué à une foule de maux.

Digne compagne de l'ivrognerie, la vérole a flétri de son souffle empesté ces populations jadis si belles de nos côtes maritimes. C'est un fléau égal à celui de l'ivrognerie pour l'homme de mer. Ces deux poisons le ruinent au physique et au moral, et le rabaissent au-dessous de la bête. Et comme si ce n'était pas assez d'une seule proie, la vérole et l'ivrognerie poursuivent leur coupable victime jusque dans ses enfants, jusque dans sa postérité!

Quel remède peut-on proposer à un si grand mal? Le guérir le mieux possible au moyen des ressources que la science a mises entre nos mains; c'est là notre devoir et notre bonheur, à nous autres médecins. Mais c'est à le prévenir qu'il faut surtout s'attacher.

C'est encore l'ivresse et l'ivrognerie qui, souvent, conduisent le matelot à la source empoisonnée de la vérole. Le marin saoûl, quand il est à terre, va s'exposer à contracter la vérole : c'est proverbial.

Quelle coupable insouciance et quel aveuglément le poussent donc à affronter les périls de ce honteux mal avec tant de forfanterie? C'est évidemment encore le démon de l'alcool.

Quand il s'est exposé à ces chances fâcheuses, le marin devra se surveiller avec attention. Il prendra garde à la plus petite écorchure, au plus petit bouton qui apparaissent aux parties sexuelles, au moindre écoulement du canal. Il s'observera au moins tous les jours pendant le premier mois, et pendant le mois suivant. Au moindre doute sur son état, il demandera à passer la visite du médecin. Celui-ci fait ordinairement des inspections de santé et de propreté sur l'équipage; mais cela ne suffit pas pour celui qui craint d'avoir couru les chances de la vérole. Il doit se visiter lui-même afin d'être à même de demander les soins du médecin dès qu'il découvre quelque accident.

Il y a sans doute des punitions sévères que l'on pourrait infliger au coupable qui ne déclare pas son mal dès qu'il s'en aperçoit. Mais le marin qui a du cœur et de la conscience, l'homme qui a de l'honneur et de l'honnêteté ne doit pas attendre qu'une juste punition le rappelle à son devoir. Que dire, après cela, de ces insensés qui, sachant qu'ils ont du mal, vont s'exposer à le communiquer à coup sûr aux malheureuses femmes avec lesquelles ils ont un commerce aussi honteux que coupable?

Mais pensez donc que c'est là un crime de la pire espèce que vous commmettez avec tant de légèreté.

Songez aux nombreuses existences que vous allez empoisonner à votre tour. Songez à cette belle maxime chrétienne : *Ne fais pas à autrui ce que tu ne voudrais pas qu'on te fît.* Il n'y a pas longtemps encore, un grave médecin, après avoir étudié la question dans l'un de nos grands ports de commerce, en est venu à accuser les marins d'être les propagateurs de la vérole, dans le monde, sur la surface du globe entre les nations. Ce reproche est sans doute exagéré et immérité. Mais la honte ne doit-elle pas monter au visage de tout homme de mer devant une semblable accusation, en face d'un soupçon aussi grave? Tout marin atteint de maladie vénérienne doit se présenter de suite au médecin et déclarer le nom de la femme qui la lui a communiquée, afin que l'on puisse éteindre le mal dans sa source, et le plus vite possible.

Nous regrettons beaucoup de ne pouvoir donner à nos lecteurs que des moyens incomplets et peu sûrs de ne pas contracter la honteuse maladie. Il faut qu'il sachent qu'il n'existe aucun moyen de les préserver du mal de la vérole s'ils s'exposent à la contracter. Ce sont eux qui doivent être leurs propres médecins. C'est leur ferme volonté de ne pas courir le danger qui seule doit et peut les en garantir.

En tout cas, il faut, autant que possible, ne s'adresser qu'aux femmes qui sont soumises à la visite médicale faite avec soin. Il faut apporter une propreté extrême dans le soin de ses organes sexuels, car la malpropreté est souvent cause de plus d'un accident dans ces cas.

La morale a élevé de justes objections contre tous les moyens de précaution conseillés dans le but de changer les conditions naturelles des rapports sexuels. Et elle a raison, puisqu'elle condamne absolument tout commerce de ce genre lorsqu'il n'est pas légitime. L'hygiène déplore que l'homme de mer, entraîné par sa passion aveugle, ne veuille pas écouter les avis de la morale, pas plus qu'il n'écoute les siens. Cependant elle doit essayer de le protéger contre le mal alors même qu'il viole ses préceptes. Car elle est une science purement humaine, et rien de ce qui est humain ne peut lui demeurer étranger.

Nous ne ferons pas l'énumération des moyens réputés préservatifs de la vérole. Il n'existe aucun moyen véritablement efficace, et ceux qu'on a voulu vanter ne servent qu'à donner une fausse sécurité à ceux qui les emploient, et à leur fermer les yeux sur des dangers trop souvent inévitables. Si pourtant le marin a cédé à cette fâcheuse imprudence, nous lui conseillons les plus grands soins de propreté immédiatement après l'acte sexuel. Il s'empressera d'uriner abondamment et lentement. Il baignera et inondera ses parties sexuelles avec de l'eau étendue de vinaigre, d'eau de toilette, d'eau-de-vie, de jus de citron ou encore avec de l'eau fortement salée ou savonneuse, etc.

Mais qu'il n'aille pas se fier à ces moyens qui ne

peuvent pas être des préservatifs sûrs, puisqu'il n'y en a pas. Qu'il se surveille et qu'il ait souvent l'œil sur les parties qui doivent être soupçonnées pendant au moins deux mois.

De quelques autres habitudes vicieuses de l'homme de mer.

Encore un mot, nous aurons épuisé enfin ces vilains entretiens sur les défauts du marin.

De la masturbation. Il est une honteuse habitude qui devient la passion cachée des mousses et des novices, et quelquefois même des matelots à bord des navires. Le médecins l'ont nommé *onanisme* ou *masturbation*, ce qui veut dire : souillure avec la main; car la main est le complice hideux et l'instrument qui servent à accomplir cette malsaine opération. L'homme ou le mousse qui y est enclin devient pâle, maigre; sa figure est cave, ses traits, flétris et vieillis avant l'âge; il est faible, essoufflé, perd haleine au moindre effort. Il éprouve des douleurs dans les membres, il est cambré et voûté; il est triste, sombre et recherche des lieux retirés pour se livrer, hors de la vue de l'équipage, à ces manœuvres qui ont si grandement troublé sa santé.

Une foule de maladies sont occasionnées par ce vice détestable, surtout chez les mousses et les novices. Ils deviennent abrutis, ils s'étiolent, ils ne croissent et ne se développent plus : ils sont boiteux, bossus, ont des maladies des os et des membres qui les rendent infirmes et difformes; ils sont rabougris, scrofuleux, et souvent deviennent poitrinaires ou meurent d'une mort misérable. Quand ils survivent, ils sont chétifs, faibles, perdent la vue ou l'ouïe, deviennent épileptiques et peuvent encore périr dans l'affreuse maigreur ou la folie. C'est aux hommes raisonnables, mais surtout aux maîtres à surveiller les malheureux qui n'ont pas encore la volonté assez ferme pour se conduire eux-mêmes. Ces jeunes marins sont les officiers mariniers de l'avenir : leurs aînés leur doivent par conséquent de bons conseils, et surtout de bons exemples et des corrections s'il le faut. On les fera surveiller, au besoin, par un factionnaire. Mais le meilleur préservatif, c'est de les occuper au travail durant le jour, suivant leurs forces. La fatigue leur procurera un sommeil rapide et vraiment réparateur en les empêchant de songer à leurs mauvaises habitudes. On les fera lever, de bonne heure, le matin, et on les surveillera durant le jour. On n'oubliera pas que c'est la nuit, dans le hamac, qu'ils se livrent surtout à leurs habitudes dépravées et malsaines.

Il est enfin un autre vice plus sale et plus dégoûtant, inconnu de la brute, et qui devrait être aussi inconnu de l'homme de mer. C'est le vice de *Sodome*, qui attira la vengeance du ciel sur cette immonde cité. C'est l'opprobre de la lie de la société, et le marin devrait rougir d'être même soupçonné d'une pareille infamie. Nous ne nous arrêterons pas sur le danger de ces pratiques honteuses qui révoltent la nature. Elles ont la réprobation de l'hygiène comme celle de la morale, comme celle de tous les honnêtes gens. Les règlements de la marine, ainsi que la discipline, frappent justement ce vice hideux : et l'autorité ne tarde pas à rejeter hors de la marine ces dangereux coupables en les livrant aux rigueurs de la loi.

Du tatouage. C'est une pratique en usage parmi les marins principalement, et qui peut causer quelques accidents. En tout cas, elle est à bannir au nom du bon goût, et tel marin qui s'est fait *tatouer*, le regrette un jour amèrement. Nous ne décrirons point l'art du tatouage ni les nombreux procédés à l'aide desquels on l'exécute. Tout cela mérite de tomber dans un profond oubli. Il suffit de savoir que c'est au moyen de substances colorantes variées, introduites d'une façon spéciale dans la peau et les parties environnantes, que l'on obtient ces dessins représentant des images grotesques ou ignobles qui sont indélébiles ou ineffaçables.

Cette sotte et sale pratique, imitée des sauvages, n'est point cependant inoffensive pour celui qui la subit. Le tatouage a produit plusieurs fois des accidents graves. Un médecin de la marine qui s'est occupé particulièrement de ce sujet, a établi que l'on comptait au moins huit cas de mort bien connus, sans compter ceux qu'on ne connaît pas, à la suite de l'opération du tatouage. Le tatouage a conduit souvent à l'amputation des membres, aux inflammations, aux abcès et à l'empoisonnement semblable à celui qui est produit par les plaies venimeuses. Cette pratique nuisible autant que barbare commence à tomber en désuétude parmi les gens de mer. Du reste, le Ministre de la marine en a défendu l'usage parmi les marins qui sont au service de l'État.

Ainsi, au nom du bon goût, de l'hygiène et de la discipline, il faut que les marins s'abstiennent de toute espèce de tatouage, s'ils veulent éviter les dangers qu'ils font courir à leur santé, les punitions auxquelles ils s'exposent, et les regrets qu'ils éprouveront certainemeut un jour, mais trop tard, de ne pouvoir se débarrasser de ces marques hideuses dont ils auront plus d'une fois l'occasion de rougir devant les autres. . . . .

CHAPITRE VIII

DES PUNITIONS ET RÉCOMPENSES DE L'HOMME DE MER. — DES EXERCICES ET DES DISTRACTIONS. — DES PASSIONS. — DE L'INSTRUCTION ET DE LA CULTURE INTELLECTUELLE.

De la discipline. De l'action des punitions et des récompenses sur la santé. — Le mot discipline veut dire, proprement, l'obéissance et le respect que l'élève ou l'écolier doit à son maître. Sous le rapport militaire la discipline est l'obéissance absolue de l'inférieur au supérieur. Mais la discipline c'est encore autre chose, vue de plus haut. C'est l'âme des équipages, c'est l'honneur de la marine. C'est ce qui fait sa force, sa gloire, et ce qui tout dernièrement encore lui a valu des louanges si pures !

L'hygiène, elle aussi, a grand intérêt à la bonne observance de la discipline. Car le marin qui fait bien son devoir, qui est animé du seul désir d'exécuter les ordres qui lui sont donnés par l'autorité, celui-là écoutera aussi les conseils de l'hygiène qui sont des ordres concernant sa santé. Et puis, voyez les nombreux inconvénients qui menacent la santé par le fait lui-même du manquement à la discipline. Les punitions justement infligées à la désobéissance sont à la fois corporelles et morales : elles intéressent donc doublement la santé.

Autrefois, dans la marine, les châtiments corporels étaient durs, même un peu barbares : c'étaient la *cale*, les coups de corde au cabestan, la *bouline*, etc. Ils ont été justement abolis. Aujourd'hui ils se composent des punitions suivantes :

1° Le *piquet*, punition qui détermine une assez grande fatigue occasionnée par l'immobilité dans la même position, la station debout ;

2° Les *haubans* ou *enfléchures* et *la vigie* sur les barres de perroquet. Cette punition, en outre de la fatigue musculaire qu'elle entraîne comme le piquet, présente le danger des intempéries de la mer et du ciel, et la privation absolue du sommeil (1).

Au point de vue de la santé, ces peines corporelles ne sont que des fatigues imposées, en surcroit, à la somme des travaux du jour. Et c'est précisément cet excès de fatigue qui constitue toute la punition. Le marin a donc le plus grand intérêt à en préserver sa santé, sans compter le point d'honneur.

Les punitions par privation consistent dans le retrait de quelque condition de bien-être, d'alimentation ou d'argent.

1° Le retranchement de vin est une des punitions qui sont les plus sensibles au marin; cela se conçoit d'après ce que nous savons du prix inestimable qu'il attache à sa ration de vin, avec une juste raison.

2° *La diminution de solde*, l'abaissement de grade, le retrait d'emploi, ne concernent l'hygiène, que parce que ces punitions nuisent à l'intérêt actuel et à venir du marin, et qu'elles retentissent nécessairement sur son bien-être et sur son moral, qui sont aussi, comme nous l'avons dit, des éléments de la santé.

Ces peines peuvent être appliquées aux officiers mariniers, aux quartiers-maîtres et marins *trouvés en état d'ivresse*, l'intempérance constituant par elle-même le fait d'inconduite. (Décret du 2 juin 1872).

(1) Ces dernières punitions sont rarement infligées. Une circulaire ministérielle recommande de n'en plus faire usage.

3° La *séquestration* ou isolement est une punition qui consiste dans les *fers*, dans la *prison*, dans les *arrêts* pour les *officiers-mariniers*, dans la *consigne*, et quelquefois dans les campagnes hors-tour pour les marins de commerce qui se sont rendus coupables d'insubordination. Ces punitions sont moitié corporelles, moitié morales.

Il ne faut pas confondre la consigne, c'est-à-dire la privation de sortie hors du bâtiment ou de la caserne, quand elle est infligée comme punition, avec celle qui est ordonnée par le commandant pour tout l'équipage comme mesure d'hygiène. Celle-ci, en effet, dans les pays où règnent de graves maladies, est une sage précaution qui a pour but et pour effet salutaires, de préserver les marins contre les risques du fléau, en interdisant la communication avec la terre à tout homme que n'y appellent pas les besoins du service.

Toute punition est inscrite sur le *cahier de punition*, et lue solennellement chaque soir en présence de l'équipage.

Les *récompenses* sont : les bonnes notes des supérieurs sur la conduite et la valeur du marin; l'avancement en grade et par conséquent la perspective du bien-être physique et moral. Il convient d'y ajouter les récompenses honorifiques, telles que : décoration de Légion d'honneur, médaille militaire, médaille d'honneur, témoignage de satisfaction, etc. Inutile de dire que ce sont là d'excellentes garanties pour la santé. Mais l'hygiène fait, en outre, des vœux pour que l'on récompense les hommes qui, pendant toute une campagne, ou toute une série de temps de service, se seraient signalés non-seulement par leurs bons services, mais aussi par les soins qu'ils auraient apportés à entretenir leur propreté personnelle, à se préserver des maladies qu'ils doivent éviter et à s'exempter complétement de toute espèce d'abus des boissons alcooliques.

Ces vœux sont, il faut en convenir, la plupart du temps accomplis. En effet, les meilleurs marins ne sont-ils pas en même temps ceux qui se font remarquer par le dévouement, la capacité, l'application et la soumission à la discipline, et ceux qui ont à cœur les soins de leur propreté personnelle et de leur santé? Nous redirons donc en finissant ce que nous avons dit plusieurs fois et ce que nous avons fait pressentir en commençant cet article, que l'*hygiène et la discipline* se rencontrent et se donnent la main dans l'intérêt du marin, pour assurer à la fois et la conservation de sa santé et le bénéfice des récompenses qu'il a justement méritées.

Quel sort différent et contraire est celui du marin indiscipliné, débauché et ivrogne ! L'indiscipliné et l'ivrogne finissent presque toujours d'une façon triste et misérable : ils vont mourir à la compagnie de discipline ou à l'hôpital, bien avant d'avoir atteint un âge avancé. L'un meurt des suites de la vie dure que lui a infligée son esprit de révolte insensée et d'insubordination; l'autre, des suites dégradantes de ses excès crapuleux. Mais souvent, comme nous l'avons dit, l'ivrogne et l'indiscipliné ne font qu'un; ils sont, comme on dit, logés à la même enseigne. Et quelle enseigne! l'hôpital et la prison, ou les deux à la fois!

De l'influence des actes du marin sur sa santé. Des travaux, des exercices, des jeux et distractions, des passions et de l'état moral des gens de mer.

L'effet des choses extérieures provenant du navire, de l'air, de la terre et des mers, l'usage ou l'abus des aliments et des boissons ne sont donc point les seules causes qui agissent puissamment sur la santé du marin.

Nous venons de voir que ses propres actions, selon qu'elles sont bonnes ou mauvaises, contribuent à son bien-être ou font son malheur, en retentissant sur sa santé. Ses occupations, ses travaux, ses exercices, ses passions, ses mœurs, tous ses actes journaliers exercent aussi une influence que nous allons expliquer en peu de mots.

Du travail. Le travail est la loi ou la fonction de l'homme; il est aussi une condition indispensable de la santé; c'est un bienfait et une nécessité pour tous.

Les travaux des gens de mer développent leurs muscles : Voyez plutôt la vigueur et la large carrure des marins en général, du gabier, du canonnier, du canotier, du chauffeur, etc. Comme les poumons, mais comme de très-nombreux petits poumons, les muscles du corps respirent, c'est-à-dire consomment de l'oxygène emprunté au sang et font de l'acide carbonique qu'ils lui renvoient à la place, avec d'autres résidus qui sont rejetés par les urines. Ils font ainsi de la chaleur qui, elle-même, produit des mouvements avec lesquels sont exécutés les travaux et les exercices de toute nature.

Le surplus de la chaleur qui n'est pas dépensé en mouvements, se dégage, échauffe le corps et produit souvent des sueurs à la peau. Voilà la raison qui fait que le travail échauffe le corps quand on s'y livre avec énergie et continuité.

Comme tout se tient dans notre organisme, le jeu des autres organes est aussi augmenté : le cœur bat plus fort et plus vite, les poumons respirent plus largement, les urines coulent plus abondamment, la peau devient et plus chaude et plus moite, la digestion plus rapide : en un mot les combustions sont plus actives, la lampe brûle avec plus d'éclat et de vitesse.

Le travail et l'exercice sont donc un grand bienfait pour nos organes qu'ils excitent, pour notre corps entier dont ils renouvellent les matériaux de composition. Mais le travail et l'exercice doivent remplir deux conditions principales pour être utiles à la santé : ils doivent être modérés et suivis du repos et de la réparation par les aliments. Nous savons comment et dans quelle mesure on doit réparer les pertes dues aux travaux par les aliments : nous avons dit aussi comment le sommeil efface les fatigues du travail journalier. Nous ajouterons que le grand régulateur de notre machine, le système nerveux, obéit à deux lois contraires, l'action et le repos. Il impose ces deux états alternatifs à tous les organes; voilà pourquoi la vie de l'homme, ainsi que du reste celle des animaux, est faite de deux parts : d'activité et de travail, qui tendent à épuiser les forces du système nerveux; de sommeil et de repos, qui réparent la perte des forces et les renouvellent sans cesse.

Vous comprenez maintenant pourquoi le travail et l'exercice des gens de mer leur deviennent une précieuse ressource dans les climats froids, pour combattre les rigueurs du froid par le développement de la chaleur corporelle. Vous voyez que c'est le contraire qui a lieu pour les pays chauds, où les travaux trop rudes et trop prolongés pourraient devenir nuisibles. C'est pour cela que l'on ménage, le plus possible, le travail des équipages dans ces dernières contrées où la chaleur de l'air et d'autres causes d'affaiblissement nombreuses ne les énervent que déjà trop. C'est enfin pour la même raison que l'homme ne peut déployer toute la force et l'activité dont il est capable, que dans les pays tempérés. D'après tout cela il est encore facile de voir que l'excès ou le défaut de travail et d'exercice sont également nuisibles au maintien de la santé, quoique d'une manière différente.

Mais les travaux des gens de mer, les exercices nécessités par les diverses occupations du marin remplissent-ils toutes les conditions désirables pour procurer l'accord, l'harmonie dans le développement ou l'entretien des forces si compliquées du corps? Évidemment non! Rappelez-vous ce que nous avons dit des professions et du genre de travail que nécessite chaque spécialité; vous serez convaincus que le travail du gabier est fort loin de demander les mêmes exercices et les mêmes forces que celui du chauffeur, que le métier de canonnier est tout différent, comme exécution, de celui de timonier, et ainsi de suite.

Il est un art qui a pour but de régler, de diriger et de développer, d'une façon égale, les mouvements et les forces, de manière à perfectionner le plus possible, la force et l'adresse, la souplesse et l'agilité du corps. C'est art se nomme *la gymnastique*.

De la gymnastique envisagée sous le rapport de la santé, chez l'homme de mer. Le mot gymnastique tiré du grec, signifie exercice que l'on fait en ayant le corps nu. En effet, cet art a été en grand honneur chez les grecs, qui se mettaient tout nus et souvent se frottaient d'huile dans le but de mieux lutter et de faire plus librement les exercices de cette espèce. Tous les peuples civilisés ont cultivé et encouragé la gymnastique. De nos jours les gymnases (lieux où l'on s'exerce à la gymnastique) sont très répandus en Europe, principalement en Suisse, en Belgique, en Allemagne et en France, ainsi qu'en Angleterre.

Voici les raisons principales de cette pratique universellement recommandée aujourd'hui.

La réflexion ne tarde pas à nous apprendre que l'homme a besoin de cultiver, pour le développer, son corps comme son esprit. Il est né maladroit, autant que faible. Il est sans force et sans adresse, comme on l'a dit par comparaison, en sortant des mains de la nature. Car la Providence a voulu qu'il travaillât lui-même à se perfectionner.

Il y a donc, pour l'homme, nécessité de presque tout apprendre par l'instruction et l'exercice du corps et de l'esprit.

Quelques exemples nous feront mieux comprendre le sens de ces paroles.

Voyez le soldat qui arrive au régiment, ou le marin provenant du recrutement ou de l'engagement volontaire entrant à la division; et comparez sa maladresse, sa gaucherie, son ignorance de toutes les choses du métier avec l'air dégagé, la souplesse, l'habileté et la tournure élégante du même homme qui a fait son congé. Vous diriez deux hommes absolument différents, tant l'exercice et l'instruction l'ont complétement changé à son grand avantage.

Revenons aux applications de la gymnastique dans la marine. Cet art est le meilleur moyen d'acquérir vite et sûrement les qualités d'habileté et de force qui sont nécessaires à l'apprenti-marin dans sa nouvelle carrière. Il augmente le savoir et la capacité du marin déjà fait aux habitudes et aux pratiques de sa profession. Enfin il est utile encore pour maintenir et perfectionner les qualités physiques de tous les hommes d'un équipage. Il leur donne surtout une faculté précieuse : l'adresse, c'est-à-dire l'épargne et l'utilisation de la force. Vous savez que le nombre des gros travaux qui exigeaient surtout de la force semble diminuer de jour en jour dans les manœuvres de la marine. Plus de pièces de canon de gros calibre à manier seulement avec les mains : plus de haches d'abordage lourdes et pesantes (la légende seule a conservé le marin armé de cet engin de guerre démodé dans quelques tableaux de la dernière guerre). Mais partout des machines formidables par le poids et les dimensions, se manœuvrant par des mécanismes délicats qui demandent de l'adresse, de l'accord et de la précision dans les efforts, sous peine d'être dérangées, brisées ou inefficaces. Tels sont les canons des navires cuirassés; telles sont les armes de précision mises entre les mains des hommes.

L'on peut donc prévenir de tout cela le marin et l'avertir que dans sa profession *l'adresse prime la force.*

D'un autre côté, la gymnastique s'applique principalement aux hommes qui arrivent pour la première fois au service de la marine militaire, et, par conséquent, aux jeunes gens.

La jeunesse est, en effet, l'âge où les exercices sont le plus profitables. La constitution est alors semblable à la cire molle qui reçoit et garde fidèlement les empreintes qu'on lui donne. Elle ressemble encore, suivant une autre comparaison fort juste, au jeune arbre qu'il est facile de redresser et de façonner suivant les usages auxquels on le destine plus tard. Telle est l'influence de la gymnastique sur l'avenir des marins.

Ce n'est pas tout. Ces exercices, bien combinés et bien exécutés, accoutument à supporter les fatigues modérées; ils aguerrissent contre les effets dangereux des refroidissements brusques, en habituant les hommes à couper le travail par de courts intervalles de repos. Ils donnent comme un coup de fouet salutaire aux jeunes constitutions qui sont encore un peu engourdies et en quelque sorte empêchées dans le développement de leurs forces faute de soins et de culture.

Ajoutons encore que la gymnastique est un des plus puissants et des meilleurs remèdes contre l'ennui et l'oisiveté, contre les mauvaises passions, et vous serez suffisamment convaincus qu'elle est, pour les gens de mer, un excellent moyen d'amélioration et de perfection du corps et de l'esprit, ou comme l'on dit, un progrès au *physique* et au *moral.*

L'administration de la marine, bien pénétrée de l'importance des bienfaits de la gymnastique, a pris toutes les dispositions propres à encourager et à répandre le goût et la pratique de ces exercices parmi les marins.

Un décret dn 10 juillet 1867 institua des brevets et des suppléments de solde pour les marins chargés de l'enseignement de la gymnastique et de l'escrime, dans les divisions des équipages et à bord des bâtiments de la flotte. Des seconds-maîtres et des quartiers-maîtres sont envoyés, chaque année, suivre durant un an entier, les cours et les exercices de l'*École normale de gymnastique*, établie à Joinville-le-Pont (Seine), par le département de la guerre. Ces marins, après avoir subi des examens de capacité, sont munis d'un brevet d'*instructeur* pour la gymnastique ou pour l'escrime, qui leur donne droit à un supplément de solde, et qui les fait employer en cette qualité dans les gymnases et les salles d'escrime des divisions et à bord des bâtiments armés.

Durant le cours de cette année, les marins à l'école de Joinville, dans la section de gymnastique, reçoivent une instruction complète sur la théorie et la pratique de la gymnastique, sur la natation. l'équitation, l'escrime, et même des notions élémentaires sur l'*anatomie* (structure du corps humain). Ceux qui sont rangés plus spécialement dans la section d'escrime reçoivent une instruction complète concernant cette partie de la gymnastique. Ils sont pourvus, après examen, de brevets de maître ou prévot d'armes.

Aujourd'hui, les exercices de gymnastique et d'escrime sont réglementaires dans la marine, et leur enseignement se fait à bord des navires de la flotte et dans les divisions. A l'entrée des hommes à la division, tous ceux qui arrivent pour la première fois au service (mécaniciens exceptés), et provenant de l'inscription maritime ou de l'engagement volontaire, sont maintenus (sauf le cas de force majeure), quinze jours au moins en dehors des corvées et de l'embarquement, et reçoivent, pendant ce temps les premières notions de gymnastique et d'escrime. Quant aux apprentis-marins provenant du recrutement, ceux qui ne sont pas pas désignés pour une école spéciale, reçoivent aussi cette instruction préparatoire. Ceux qui sont tenus en réserve pour des écoles spéciales, reçoivent une instruction aussi complète que possible sur la gymnastique et l'escrime.

L'enseignement de la gymnastique est donné, à terre et à bord, suivant un plan ou ensemble d'exercices arrêté et développé dans l'*Instruction pour l'enseignement de la gymnastique dans les divisions et à bord des bâtiments de la flotte*, Paris 1868, avec figures, et publié avec l'approbation du Ministre de la Marine et des Colonies.

Nous n'avons pas mission pour vous exposer à cette place les détails de cet enseignement. Nous devons seulement en faire ressortir, à vos yeux, l'utilité et les bienfaits au point de vue de l'hygiène, sur quelques points généraux.

Remarquons d'abord que l'enseignement de la gymnastique vous est fait d'une manière simple et profitable, à la portée de tous. On commence par les exercices les plus faciles et les plus naturels pour arriver aux plus savants et les plus difficiles. Il est divisé en trois partie :

1° Exercices élémentaires;

2° Exercices d'application ;

3° Exercices ne devant être exécutés que par les élèves dont l'instruction est presque terminée.

1. La *première série* d'exercices comprend les exercices dits élémentaires ou du commencement. Ce sont: Des mouvements divers de la tête, du corps et des membres; des exercices d'équilibre; des exercices propres à développer la force des muscles; enfin des exercices de chant.

Les exercices de la tête, du tronc et des membres se composent de mouvements servant à fléchir, à étendre, à tourner rapidement ces parties isolément ou plusieurs à la fois. Ils vous apprennent à exécuter avec facilité et précision, avec ordre, des mouvements qu'on ne fait d'ordinaire qu'en désordre, avec roideur et maladresse. Cette série d'exercices est plus particulièrement propre à assouplir les mouvements, à faciliter le jeu des muscles et des jointures, et à dégrossir ou dégourdir les nouveaux-venus.

Les exercices d'équilibre ont pour but d'apprendre à soutenir le poids entier du corps sur quelques parties seulement, par exemple, sur une seule jambe, ainsi que dans les positions les plus variées et les plus difficiles, et cela sans faire de chûte. Le poids du corps est ainsi porté en avant, en arrière, sur les côtés, dans diverses directions. Le maintien de l'équilibre est obtenu par la mise en jeu de certains groupes de muscles, de certains mouvements spéciaux qui développent puissamment les parties qui servent de point d'appui, pendant que les parties opposées se roidissent aussi pour servir de contre-poids. Ce sont d'excellents exercices pour donner de la sûreté dans les mouvements et pour développer la force de quelques muscles ou de quelques parties du corps plus faibles que les autres.

Les exercices propres à développer, d'une manière générale, la force des muscles, sont : l'art de lancer les poings, de porter, de soulever et de lancer des boulets, des barres de fer ; ensemble des mouvements qui exercent surtout le jeu des jointures des bras et développent la force des muscles du haut de la poitrine et des bras (pectoraux et biceps). Les exercices avec les *mils* persans, sorte de massues, est un travail qui prépare admirablement au maniement du fusil.

Les mouvements des jambes, tels que fléxions et redressements alternatifs, port de boulets avec les pieds, marche sur la pointe du pied, sur les talons, sur une seule jambe, en descendant, en montant, etc., assouplissent et fortifient les jointures et les muscles des jambes et des cuisses.

Les différentes sortes de luttes, avec les doigts, avec les poignets, avec les avant-bras, les bras, les épaules, au moyen de poignées et d'objets divers, à 2 ou 3 personnes, développent la force de ces diverses parties. La lutte de traction ou action de tirer en sens contraire, à deux; l'action de tirer sur un point fixe, à un, à plusieurs ensemble, ne sont pas autre chose que la gymnastique des travaux des hommes de pont quand ceux-ci sont occupés à tirer sur les manœuvres. Ces exercices développent surtout la force des poignets, des mains, des reins et de la poitrine.

Enfin l'exercice du chant et de la voix figure dans la gymnastique du marin. Des cours de chant, par la méthode *Chevé* (ancien médecin de la marine), sont professés, à bord des grands bâtiments armés, par des instructeurs provenant de Joinville-le-Pont, ou par des marins et mousses pourvus de certificats d'aptitude, délivrés par le directeur de l'enseignement du chant, à Brest et à Lorient. Une bibliothèque musicale est mise à la disposition de ces instructeurs.

Vous savez que la voix est produite dans le larynx, par de petites cordes membraneuses qui vibrent comme des cordes de violon ou mieux comme des anches de haut-bois, par exemple. C'est l'air de la poitrine qui, en sortant, détermine les vibrations, pendant l'expiration. Or le chant n'apprend pas seulement à *moduler* la voix; il apprend aussi à respirer largement, à remplir les poumons de la plus grande quantité d'air possible, afin de filer petit-à-petit et le plus longtemps cet air dont le courant produit la voix. Le chant est donc le plus sûr et le plus puissant moyen d'exercice pour développer et fortifier la poitrine. Quelques médecins en ont même fait un remède contre la faiblesse et certaines maladies de poitrine. Il faut encore ajouter que le chant ou la voix humaine exercée et soumise aux lois de la musique constitue une excellente distraction et procure des jouissances d'un ordre élevé aux équipages.

II.[1] La *deuxième série* d'exercices ou exercices d'application est non moins importante pour l'hygiène. Une première section comprend : les exercices dits de translation, tels que franchir des fossés, des terrains remplis d'obstacles, etc. ; tels sont les sauts, les exercices par suspension et les exercices des poutres. Une deuxième division se compose des exercices propres à escalader ou à passer par-dessus des obstacles haut placés.

Ici figurent les exercices divers des échelles, principalement des échelles de cordes, des cordes à nœuds, des cordes lisses, etc., ainsi que les pièces et agrès du portique et les exercices des mâts. Nous sommes donc en plein dans les les occupations maritimes et les manœuvres navales habituelles au métier de gabier. Tous ces exercices font acquérir de la souplesse, du coup d'œil,de l'agilité et de la sûreté des mouvements ; ils sont d'excellents moyens préparatoires aux travaux dans la mâture.

L'action d'escalader des planchers isolés et élevés, exercices de l'*octogone,* mais surtout celle de se suspendre par les doigts accrochés dans les rainures, de monter ou de descendre ainsi le long des murs verticaux, sont éminemment utiles pour développer la force et l'agilité des doigts, et préparent aux travaux de la voilure.

La troisième et dernière division des exercices appliqués s'occupe des courses, ou action de courir, telles que la course au pas gymnastique, les courses de vélocité ou de vitesse; les exercices de voltiges sur la poutre, sur les barres et sur le trapèze sont des sortes de courses ou plutôt de mouvements rapides que l'on exécute en se fixant dans l'air au moyen de ces engins sur lesquels on s'enroule et on s'appuie le plus ordinairement par les bras.

Dans cette série d'exercices appliqués apparaissent des mouvements plus compliqués que dans la première ou celle du début.. Les principales combinaisons de ces mouvements se rencontrent dans la marche, dans le saut et dans la course.

Dans la marche, le poids du corps est supporté et projeté en avant successivement par l'une et l'autre jambe; ce qui développe considérablement celles-ci et surtout les muscles des mollets et des cuisses. Mais les bras jouent, dans la marche, le rôle de deux balanciers qui font agir les muscles de la poitrine, les pectoraux principalement, et contribuent par là au développement de la poitrine. La marche est donc un exercice efficace qui fortifie la santé, développe de la force, et hâte les phénomènes de la combustion en activant la respiration et la circulation.

Dans le saut apparaît le phénomène de l'effort que nous avons dit consister dans une large et forte inspiration suivie d'une immobilisation de la poitrine ainsi élargie. Les jambes et les cuisses d'abord fléchies avec le tronc, se détendent tout-à-coup comme un ressort et lancent le corps au-dessus du sol sur lequel il retombe quand la force de projection est épuisée. Le saut développe donc à la fois, énergiquement, les poumons et la poitrine, les jambes et le tronc; il donne de la souplesse, de l'agilité; il communique aux muscles et aux articulations de l'élasticité (ou flexibilité) et de la solidité comme la trempe, à l'acier.

La course n'est qu'une suite de sauts successifs et modérés. Elle développe bien les muscles des jambes et des cuisses; elle exerce puissamment la poitrine et précipite la respiration. Mais elle amène souvent des essoufflements, des oppressions, des palpitations de cœur, quand elle est poussée trop loin. Elle produit la fatigue des muscles et un épuisement rapide; c'est un bon exercice, mais dans lequel il faut ménager ses forces si l'on veut atteindre le but.

III. Nous ne dirons qu'un mot touchant la *troisième* et dernière *série* des exercices gymnastiques. C'est la perfection ou le degré le plus avancé des qualités qui sont la force, la souplesse et l'adresse. C'est dire combien l'hygiène est intéressée à la culture et au développement de ces heureuses dispositions qu'elle encouragera toujours de tous ses vœux.

Les autres exercices qui font partie de la gymnastique enseignée aux marins sont : la boxe, le bâton, la natation, et l'équitation pour les instructeurs.

La *boxe* n'est autre qu'une sorte d'escrime aux armes naturelles de l'homme, avec les poings fermés : c'est la lutte à poings clos. C'est à la fois un exercice et une joûte qui développent les muscles des bras et la poitrine, qui donnent de l'adresse, du coup d'œil, de la vigueur et de la rapidité dans les mouvements. La boxe aguerrit contre les chocs et les contusions et constitue, en cas de nécessité, un puissant moyen de défense. Nous en recommandons la pratique surtout dans la gymnastique du bord, aux marins qui ont besoin d'exercer leurs bras.

L'exercice du *bâton* rappelle celui de l'escrime à l'épée avec des variantes. Les jointures des bras et surtout des poignets, des épaules sont bien exercées par la combinaison des mouvements rapides et précis nécessités par cette gymnastique à deux.

La *natation* ou l'art de nager est l'exercice des marins par excellence. Quoique nous en ayons déjà parlé dans la première partie de ce Manuel, nous y revenons à dessein pour montrer l'importance capitale que nous y attachons.

L'homme de mer qui ne sait pas nager devrait être considéré comme n'ayant qu'une instruction incomplète dans son métier. N'est-il pas appelé à passer sa vie, au moins durant le service, sur le gouffre des mers ouvert devant lui comme une menace perpétuelle ? Quel aveuglement insensé peut donc lui fermer les yeux sur ce péril de chaque instant ?

Mais c'est principalement l'avantage de la natation considérée comme exercice d'hygiène que nous voulons lui faire sentir en ce moment. La pratique de la natation a toujours occupé le premier rang dans les exercices utiles à la santé parmi tous les peuples civilisés.

Les Grecs et les Romains la cultivaient avec un juste orgueil et celui qui ne savait pas nager était, chez eux, traité avec le même mépris que l'ignorant qui ne savait pas lire. Ils possédaient non-seulement de magnifiques gymnases, mais encore des bassins artificiels ou grands réservoirs remplis d'eau pour les usages de la natation. Un grand nombre de villes, en Angleterre, ont conservé cette pratique qui attire aux bains une foule de nageurs. Les peuplades même les plus sauvages des contrées les plus reculées cultivent la natation. Les peuples des mers du Sud, les Chinois, les Japonais savent nager de bonne heure, et l'on peut dire que la masse des marins d'Europe sont moins avancés, sous ce rapport, que les peuples qu'ils visitent.

La natation est, à elle seule, une gymnastique complète. Elle nécessite des efforts modérés, mais continuels pour maintenir la poitrine gonflée d'air afin d'alléger le poids du corps. Elle met en jeu constant les muscles du cou et du dos pour faire flotter la tête au-dessus de l'eau.

Le nageur écarte et rapproche, fléchit et raidit,

plie et redresse alternativement les membres, par des mouvements secs et rapides, cadencés ou d'ensemble, afin de prendre des points d'appui dans l'eau pour s'y maintenir horizontalement ou à plat et y faire avancer son corps en le déplaçant au travers du milieu mobile.

Ces mouvements divers développent merveilleusement la poitrine et les poumons, ainsi que les muscles des membres. L'action de tirer la *brasse* ou la *coupe* sont des opérations fatigantes pour les commençants; mais rien n'égale ces exercices pour accroître et fortifier la poitrine et les bras, pour donner de l'haleine et du ressort.

La température des bains à l'air libre abaisse ordinairement la chaleur de la peau et augmente un peu celle de l'intérieur du corps. Mais à ce refroidissement momentané (quand toutefois la durée du bain est modérée) succède un mouvement de sang et de chaleur en retour vers la peau qui devient plus rouge, plus chaude et plus animée qu'auparavant. Cette sorte de fluxion s'appelle en médecine la *réaction* ou action de retour. Ces changements d'état de la peau sont fort avantageux pour le bien-être et la santé : ils communiquent aux chairs de la couleur, de la fraîcheur et de la fermeté. Sous ce rapport, nous dirons que les bains de mer sont les meilleurs tant à cause de l'action excitante des sels qu'il contiennent que par l'effet salutaire du choc des lames contre le corps.

Rien ne vaut donc, pour fortifier le marin, la

salûre de la mer et le mouvement continuel des eaux de l'Océan; et c'est ainsi qu'il peut faire tourner au profit de sa santé et de sa vigueur les qualités des éléments dont se compose son vaste et périlleux domaine.

Pour éviter les accidents susceptibles de se présenter durant la natation, il est certaines précautions qu'on ne devra jamais négliger. Il est prudent de ne se mettre à l'eau que lorsque le corps n'est plus trop en en sueur: il ne faut jamais se baigner de suite après le repas; il faut changer de position dans l'eau, et ne pas faire de violents efforts en gardant les membres tendus et immobiles, afin d'éviter et de prévenir les *crampes*. Si cet accident se présentait, il faudrait faire la planche pour se défatiguer en attendant la fin de la crampe; en tout cas, il ne faut jamais perdre son song-froid et au besoin appeler du secours. En prenant courage, sans s'effrayer, il arrivera presque toujours que l'on se tirera d'affaire.

L'équitation ou l'exercice du cheval développe avant tout les muscles des jambes, des cuisses et du tronc qui sont mis en jeu pour maintenir le cavalier en équilibre. Les mouvements du cheval communiqués au cavalier lui impriment aussi des secousses qui se transmettent aux organes dont elles activent les fonctions. Cet exercice peut servir à redresser les positions vicieuses du torse; il augmente l'appétit comme la natation et donne un coup de fouet salutaire à l'organisation entière.

L'escrime ou exercice des armes (art de faire des armes) est à la fois pour les marins un exercice de la profession et un puissant moyen d'hygiène. La variété des positions, la rapidité, la précision et la vigueur des mouvements qu'elle nécessite contribuent beaucoup à faire acquérir de la force, de l'adresse, de la justesse dans le coup d'œil, et de la hardiesse dans les travaux et les exercices divers.

L'escrime active, augmente la respiration et la circulation, la chaleur du corps, et les mouvements de combustion et de nutrition. Elle conviendra, à bord des bâtiments, dans les relâches et dans les moments de repos, particulèrement aux mécaniciens et chauffeurs, aux caliers, aux agents des vivres, aux magasiniers et aux hommes que leur profession prive d'exercice au grand air, sur le pont ou dans les batteries bien aérées. C'est du reste, autant que possible, en plein air, que les champions devront joûter et exercer leur force et leur adresse. On a quelquefois reproché à l'escrime de ne développer puissamment tout un côté du corps (ordinairement le côté droit) qu'aux dépens de l'autre. Si cela se faisait par trop sentir, on pourrait rémédier à cet inconvénient en s'exerçant aussi avec les membres du coté gauche, afin de rétablir l'équilibre.

L'utilité des exercices militaires, du maniement du fusil, pour la santé. — Ces exercices, comme du reste la gymnastique, sont devenus obligatoires aujourd'hui dans les colléges et dans les écoles primaires. — Dans la marine, comme dans les écoles, les manœuvres du fusil constituent d'utiles agents de gymnastique. Le maniement de l'arme, les mouvements en sens variés, la marche, la course, etc., offrent de bonnes conditions pour le développement ou le maintien de la force et de l'agilité. Cet exercice habitue à la discipline, à la tenue, à l'obéissance, à la régularité C'est une école profitable pour l'instruction et pour la santé.

En résumé, on peut embrasser d'un seul coup d'œil l'utilité de la gymnastique de la façon suivante :

Quand le marin arrive pour la première fois au service de l'État, à son entrée dans les divisions, il est le plus ordinairement faible, lourd, maladroit et inhabile aux exercices du corps. Il est un art qui peut en faire un homme de mer vigoureux, adroit et propre aux spécialités du métier, tout en développant sa constitution et en améliorant sa santé. Cet art qui opère un si heureux changement, c'est la gymnastique.

Le travail et l'exercice de chaque profession ou de chaque spécialité du service de la marine sont, comme nous l'avons vu, fort différents. Ces différences d'occupations ne tardent pas à amener des disproportions semblables dans le développement et dans l'état des forces partielles ou générales du corps. En un mot, les exigences des divers métiers de l'armée de mer tendent à rompre l'harmonie qui doit régner parmi les organes et dans les fonctions, et menacent l'équilibre de la santé. Eh bien ! l'art merveilleux et bienfaisant tout à la fois qui est capable de conjurer les accidents et de rétablir l'accord parfait entre les diverses parties et les forces de notre corps, c'est encore la gymnastique.

C'est à chaque homme à choisir, parmi les exercices si variés de la gymnastique, celui qui convient le mieux à sa constitution pour en redresser et fortifier le côté faible, et pour corriger les inconvénients résultant du genre de la spécialité de sa profession.

De l'action de la navigation, de la durée et de la nature des campagnes sur la santé et l'état moral des équipages.

L'on a beaucoup parlé de l'étrangeté de l'existence et du caractère des gens de mer. Plusieurs écrivains célèbres en ont fait des tableaux et des portraits quelquefois inexacts, mais presque toujours pleins de grandeur. Notre intention n'est point de présenter ici aux marins un miroir plus ou moins fidèle de ce qu'ils sont. Nous voulons seulement leur rappeler l'influence que les diverses circonstances de la navigation exercent sur leur moral et sur leur santé.

Il est bien évident que l'existence du marin est composée, en grande partie, des choses les plus différentes et les plus contraires. Passer une partie de la vie sur une habitation mobile et souvent isolée au milieu de l'Océan, entre les mers et les cieux, loin de la terre et du reste des hommes, voilà certes une singulière condition qui est bien propre à imprimer aux mœurs et au caractère du marin un caractère tout spécial.

La mer est un des éléments qui agissent le plus énergiquement sur le moral et sur l'esprit de l'homme de mer, comme sur son physique.

Dans les longues navigations, dans les campagnes autour du monde, n'a-t-il pas sans cesse devant les yeux la vue de l'immensité de la mer, spectacle grandiose, mais uniforme ?

La mer, partout la mer, des flots, des flots encor.
L'oiseau fatigue en vain son inégal essor.
Ici des flots, là-bas des ondes ;
Toujours des flots sans fin par des flots repoussés,
L'œil ne voit que des flots dans l'abîme entassés
Rouler sous les vagues profondes.

(*Les Orientales*).

La mer cependant sait varier ses mille couleurs et ses aspects changeants; et ce n'est pas à tort qu'elle jouit d'une réputation de mobilité proverbiale. Les dispositions d'esprit du marin s'harmonisent avec ces changements de la mer.

Tantôt ce sont les eaux froides et grisâtres des mers brumeuses du Nord qui le portent à la tristesse et aux sombres pensées. De là résulte un affaiblissement du ressort de la santé.

Tantôt sa vue se réjouit du spectacle des mers tièdes et bleues des tropiques; il a un horizon lumineux, des nuages roses au-dessus de sa tête, au-dessous de lui des lames joyeuses à la crête couverte de poudre blanche comme la poussière que le vent balaie doucement sur le chemin. La gaieté avec la lumière du ciel pénètre à flots dans son âme, et son cœur palpite d'aise.

Ici les vents alizés poussent vigoureusement le navire de leur haleine toujours égale; l'onde paisible se divise sans résistance devant la proue rapide. Quelquefois un souffle impétueux emporte le vaisseau dont la quille, semblable au soc d'une charrue immense, laboure à grand bruit le champ des mers.

Là-bas sont les parages redoutés des marins, le berceau des cyclones, des typhons et des ouragans. Prenez garde à ce petit nuage blanc ou cuivré, qui pointe à peine au-dessus de l'horizon. Car souvent il renferme dans ses plis et apporte rapidement sur ses ailes tous les fléaux de la tempête.

Souvent aussi près de la ligne les mers et les cieux sont frappés d'immobilité; pas de souffle dans l'air; aucune ride sur les flots. L'ardeur de la chaleur et la pesanteur de l'orage oppriment la vie et portent l'accablement dans l'esprit et dans le corps également énervés.

Ailleurs ce sont des terres enchanteresses, des îles fertiles couvertes de fruits et de fleurs. Les vertes forêts et le sable doré s'en disputent le rivage. Méfiez-vous: des récifs funestes aux navires en parsèment les côtes; du mélange de la terre et des flots s'exhale un miasme mortel.

Il n'est pas jusqu'au spectacle de la voûte céleste dont les changements continuels n'agissent, la nuit, puissamment sur le moral du marin.

Quand il commence à perdre de vue l'étoile *polaire* et la constellation de l'*Ourse*, dès qu'il a vu poindre la *Croix du Sud* au-dessus du niveau des flots, il comprend, comme à la vue inaccoutumée des arbres des pays chauds, qu'il entre dans des climats nouveaux. Car la terre comme le ciel, les plantes comme les étoiles, annoncent une contrée étrangère, et rien, a dit un grand voyageur, ne fait si profondément sentir la distance énorme de la patrie que cet aspect étrange des cieux et des forêts de la région tropicale.

Telle est la variété des effets provenant de la nature des campagnes sur le moral et par conséquent aussi sur la santé de l'homme de mer.

La durée des campagnes modifie également ces deux états. Quand elle est courte, elle agit favorablement : longue, elle peut porter les équipages à la tristesse, à l'affaiblissement et quelquefois à la maladie. Aujourd'hui les règlements ont diminué et rendu plus égale la durée des campagnes qui est en moyenne, de deux ans. D'un autre côté la navigation à vapeur tend à abréger beaucoup la longueur des traversées, et tout cela s'est fait au bénéfice de la santé des marins.

Ceux ci doivent donc s'armer de courage et de patience. S'ils peuvent éprouver quelques regrets de l'absence des joies de la famille, de la privation des jouissances de la terre, qu'ils se consolent, qu'ils se résignent, car, de nos jours, le terme de leur éloignement est abrégé et fort supportable; plus souvent qu'autrefois, ils sont appelés à revoir la patrie et à revenir dans leurs foyers.

De l'action des passions sur la santé des gens de mer.

Nous ne ferons que signaler en passant ces causes puissantes de troubles de la santé.

On peut appeler passion, toute émotion, tout mouvement énergique de l'âme.

On peut diviser les passions en deux classes, selon qu'elles excitent tout d'abord ou qu'elles affaiblissent au contraire l'exercice de nos fonctions et de nos organes. Les premières sont : la joie et le plaisir, l'amour, l'ambition, l'orgueil et la colère, etc. Les secondes sont : le chagrin et la tristesse, la peur, l'envie, la paresse, l'indiscipline, etc. De même que les tempêtes nées au sein de l'atmosphère, retentissent sur la terre et sur les mers; ainsi les passions, qui sont les orages intérieurs de l'homme, engendrées dans le cerveau, se répandent soudainement dans tous les organes.

Les passions de la première catégorie produisent une excitation générale de l'organisme. Le cœur bat plus vite et lance des flots de sang au cerveau qui, étant le premier impressionné par les passions, commande au cœur d'accélérer son jeu, et ainsi aux autres organes. Le plaisir et la joie, la noble ambition font palpiter le cœur, font épanouir des idées généreusss en foule dans le cerveau, etc.

Mais c'est à la condition que ces belles émotions soient modérées, autrement elles dépassent le but et sont une cause de ruine. Celles qui sont trop violentes d'emblée, comme la colère, la fureur, excitent si fort le cerveau et le cœur qu'elles paralysent ces organes. Ces passions excessives produisent une foule de maladies, telles que : les irritations du cerveau, des apoplexies, des paralysies, des maladies du cœur, des ruptures de vaisseaux, quelquefois des morts subites et même la folie.

Les passions du deuxième genre engendrent, de prime-abord, les conséquences finales des premières : elles affaiblissent et minent lentement, mais sûrement, la force de la santé. C'est avec raison que l'on a dit que le cœur est rongé par l'envie, cette sorte d'ambition basse et malsaine qui dégrade l'homme autant de corps que d'esprit.

La peur, la crainte exagérée, la tristesse et le chagrin paralysent aussi le cerveau, brisent le cœur et ruinent la santé.

Ces passions causent des maladies des intestins, du foie, des nerfs, des paralysies, la folie, etc. Ainsi toutes les passions, quand on ne sait pas les modérer, arrivent au même résultat, les unes en excitant, puis en affaiblissant ; les autres en affaiblissant continuellement les ressorts de l'organisme. Ce résultat irrévocable, c'est la ruine de notre santé, et quelquefois même la perte de notre raison.

Nous avons montré ailleurs les funestes conséquences de certaines passions mauvaises sur l'existence et sur la santé des marins. Nous ne reviendrons pas sur les effets déplorables de l'ivrognerie et du libertinage.

Dans le cours de la navigation, les marins devront se prémunir contre les causes de découragement, de tristesse, de nostalgie (mal du pays), par leur courage et leur résignation à supporter les conditions imposées par le devoir et le service de la patrie, en se montrant laborieux et dociles aux lois de la discipline. Une ambition noble et modérée est un sentiment élevé qui est digne d'exciter l'émulation de tous les hommes de l'équipage, depuis les premiers maîtres jusqu'au plus simple matelot. Mais il faut bannir la basse jalousie, l'esprit de rivalité et de haine qui feraient le malheur de tous. Le devoir et l'honneur devront toujours tracer la conduite du marin.

Il faut qu'il sache bien que dans la vie à bord, en commun, il y a des degrés comme il y en a dans la société, dans la nature; et qu'un poste, quelqu'humble qu'il paraisse, devient aussi élevé que le premier en apparence, quand il est rempli avec zèle, dévouement et conscience. Le mérite et le bonheur ne consistent pas, en effet, à primer ses semblables, mais bien à jouir de la satisfaction du devoir rccompli.

Il en résulte que tous les membres de l'équipage devront être pénétrés individuellement d'un profond sentiment du devoir, en même temps qu'animés d'une noble émulation qui sera tempérée par le respect, l'honnêteté, l'humanité et même l'affection à l'égard les uns des autres.

Voilà les meilleures garanties contre les mauvaises passions et les inconvénients des longues et pénibles campagnes.

Cependant il est encore d'autres ressources précieuses pour prévenir et combattre l'un des ennemis le plus redoutable des marins en campagne. « La tristresse, a dit un médecin de la marine, qui est un maître en hygiène navale, la tristesse est un poison pour l'équipage ; son remède est la gaieté. »

Des jeux, des distractions à bord des bâtiments et dans la division.

Ce sont en premier lieu les distractions du dehors : la pêche et la chasse, véritables plaisirs du matelot, surtout la pêche dans les longues stations. Les joûtes en embarcation, quand le temps et les lieux le permettent ; le tir à la cible, à terre ; les simulacres de débarquement militaire, les promenades quand elles sont exemptes d'inconvénients, sous l'œil et la direction des officiers, cela va sans dire ; toutes ces manœuvres, tous ces exercices constituent, dans une juste mesure, d'excellentes pratiques pour rompre l'uniformité de l'existence, et entretenir l'entrain parmi les équipages.

Les jeux de bord, tels que le damier, le loto, sont d'excellentes distractions; les jeux du tonneau et divers jeux d'adresse peuvent être permis dans certaines occasions.

Les salles de récréations établies dans les divisions ont été instituées dans ce but.

Pour combattre l'oisiveté et l'ennui, les équipages se sont créés eux-mêmes des ressources qui leur sont propres. N'ont-ils pas ces histoires fantastiques, pleines de merveilleux, cousues de féeries, dans lesquelles les fées, les princesses, les héroïnes viennent toujours se disputer la main du simple matelot qui se voit momentanément comblé par la fortune la plus fabuleuse? Ces aventures extraordinaires, contées avec une verve et une naïveté grivoises, font le charme des longues soirées sur le gaillard d'avant. C'est là, au milieu d'un cercle avide d'auditeurs, loin de toute étiquette et des soucis, que l'on peut voir et entendre éclater cette joie franche, ces rires sonores, un peu bruyants, sans doute, mais inconnus des riches et des grands, que trop souvent dévore la tristesse ou que dégoûte la satiété de tous ces biens auxquels le marin ne songe qu'à l'heure de la veillée et des contes, et seulement dans le but de s'en amuser et d'en divertir ses camarades.

La musique, distraction réglementaire, et les

jeux de théâtre complèteront les moyens de distraction à bord. Le son du *bigniou* breton se mariera utilement et agréablement à celui du *galoubet* provençal et du tambourin. Tous les *artistes* de l'équipage prêteront avec empressement le concours de leur savoir-faire pour varier les divertissements communs.

La danse est un excellent exercice qui, sans trop fatiguer, assouplit les mouvements, développe la poitrine, mais surtout les muscles des jambes (les mollets) et des cuisses. Comme la musique, et à l'aide de celle-ci, elle chasse l'ennui et amène la gaîté.

Quant au théâtre, il est, depuis longues années, devenu populaire parmi les marins. Ce sont ces amusements qui soutenaient la gaîté des équipages de Parry dans les expéditions au pôle Nord ; ce sont eux qui firent oublier les ennuis durant le long siège de Sébastopol. C'est le théâtre qui a raffermi le courage ou relevé le moral de maint équipage, dans le cours des longues campagnes.

Il n'est donc plus besoin de faire la louange d'un si utile et si puissant remède contre la tristese et l'oisiveté, susceptibles de se montrer dans certaines circonstance de navigation.

Il demeure bien entendu que l'hygiène ne conseille ces moyens qu'en dehors du service du navire, et comme complément des exercices de la gymnastique.

De la nécessité de l'instruction et de la culture de l'intelligence chez l'homme de mer.

L'homme ne vit pas seulement du pain qu'il mange ni de l'air qu'il respire.

Vous vous rappelez, sans doute, que nous nous sommes arrêtés ensemble et inclinés devant les sublimes secrets de la fonction du cerveau. C'est dans ce splendide mais mystérieux palais que siège l'intelligence.

Eh bien ! la nourriture de cette divine faculté est aussi nécessaire à l'homme que celle du corps. De là, vous comprendrez à merveille les avantages et la nécessité de l'instruction qui n'est autre chose que la nourriture ou la culture de notre esprit ou de notre intelligence.

D'ailleurs, la réalité et l'exemple de ce qui se passe sous vos yeux suffiraient pour vous démontrer l'utilité de l'instruction.

Pour arriver au premier échelon de la Maistrance, au grade de *second maître*, la condition de savoir lire et écrire est exigée, et un exemplaire de l'écriture de chaque candidat est joint aux procès-verbaux d'avancement. Or, devenir officier marinier et même quelquefois officier de marine, tel doit être le but et l'ambition légitimes de tout marin qui se sent capable, en restant au service de l'État.

S'il se destine à naviguer au commerce, la nécessité de l'instruction lui est non moins indispensable, s'il ne veut pas demeurer simple matelot durant toute sa carrière.

Il convient à ces raisons majeures d'ajouter que l'un des premiers désirs, l'un des plus pressants besoins du marin comme de tout homme sérieux, c'est de pouvoir s'instruire par la lecture sur les choses qui concernent sa profession, sur celles qui s'adressent plus particulièrement à son esprit et à son intelligence.

L'administration de la marine toujours pleine de sollicitude et de bienveillance pour les gens de mer, s'est montrée jalouse de leur procurer toutes les facilités désirables pour arriver au résultat demandé. Depuis ces dernières années surtout elle a pris un ensemble de mesures très-efficaces pour les inviter et les forcer au besoin à s'instruire.

Voici un aperçu général de la manière dont a été organisé l'enseignement primaire dans les équipages de la flotte.

D'abord une décision ministérielle du 22 décembre 1872 a établi, à Rochefort, un *Cours normal des instituteurs de la flotte* dont les candidats sont pris parmi les officiers mariniers et quartiers-maîtres en activité de service. Ils reçoivent, à ce cours, les notions nécessaires pour acquérir la pratique de l'enseignement. Quand ils ont subi avec succès les examens exigés ils reçoivent un brevet d'*instituteur élémentaire* des équipages de la flotte; ce qui leur donne droit à un supplément de solde, et ils sont chargés, à l'exclusion de tous autres, de faire l'école à bord des bâtiments.

L'organisation et la disposition des écoles des bâtiments et des divisions ont été ainsi arrêtées tout récemment :

Des écoles élémentaires sont établies à bord de tous les bâtiments et dans les divisions à terre.

Les cours de l'école sont *rangés parmi les exercices réglementaires pour les équipages de la flotte.*

L'enseignement primaire, d'après le programme de l'instruction publique arrêté pour la France par la loi de 1867, a été divisé en deux degrés pour son application dans la flotte.

Dans les cours du premier degré, on enseigne *la lecture, l'écriture et les quatre règles du calcul.*

Dans les cours du deuxième degré, sont perfectionnées les connaissances des cours du premier degré, et de plus on y enseigne les *éléments de grammaire française, d'histoire, de géographie et d'arithmétique.*

Les cours du premier degré sont obligatoires pour tous les marins *illettrés* (ne sachant ni lire ni écrire) âgés de moins de trente ans.

Ceux du deuxième degré sont obligatoires pour les mousses et les novices, et facultatifs pour les autres hommes de l'équipage.

Il faut ajouter ici que beaucoup de mousses et de novices reçoivent une instruction assez avancée aux écoles spéciales des *pupilles* et des *mousses* de la marine, d'où ils proviennent en grande partie.

En outre des bibliothèques sont délivrées aux bâtiments et aux divisions à terre pour l'instruction et la récréation des marins présents au service. Ils y trouvent largement tous les livres appropriés à leur profession et traitant des connaissances qui leur sont les plus profitables.

Ce petit livre même que nous avons écrit tout exprès sera, d'après les vœux et la décision du Ministre de la marine, mis au nombre des ouvrages composant la bibliothèque à l'usage des marins. Puisse-t-il y être le bienvenu parmi tant d'autres et mériter ainsi l'honneur auquel il est destiné !

Il n'est pas douteux que, d'ici à peu de temps, le marin au service de l'État, qui ne saura ni lire ni écrire, sera dans une condition si inférieure à celle des autres hommes de l'équipage, qu'il ne pourra guère recevoir d'avancement et qu'il sera lui-même honteux de son ignorance dont il aura tout à la fois à rougir et à souffrir.

C'est, en effet, dans les écoles de la marine et dans la lecture des livres qui lui sont délivrés à bord et dans les divisions, que l'homme de mer devra chercher à compléter son instruction insuffisante jusque-là. C'est là qu'il trouvera un précieux remède à son ennui et quelquefois à l'oisiveté. C'est là encore qu'il puisera des distractions et des jouissances pures, des plaisirs durables et souvent inconnus de lui, qui contribueront beaucoup, sans aucun doute, à le corriger de ces funestes tendances vers les passions grossières, lesquelles sont d'ordinaire le triste lot des esprits ténébreux, non cultivés et ignorants.

Ces conseils s'adressent non-seulement aux simples marins, mais aussi, en ce qui les concerne, aux officiers mariniers. Ceux-ci possèdent au moins l'instruction du premier degré. C'est pour eux une nécessité de chercher dans les manuels et dans les livres des bibliothèques des navires, les connaissances théoriques et même pratiques dont ils ont besoin pour leur propre compte ainsi que pour mieux guider les hommes sous la surveillance et la haute direction des officiers.

Qui de nous ne sait, en effet, que les bons officiers mariniers contribuent beaucoup à former les bons équipages ? Nous n'avons pas à parler ici du rôle des officiers à qui revient tout le mérite de l'initiative et du commandement, cela va sans dire. Nous voulons simplement faire ressortir le rôle des officiers mariniers dans la gradation et la discipline vis à vis des hommes de l'équipage. Dans cette infortunée guerre d'où nous sortons les officiers mariniers se sont montrés à la hauteur de leur difficile position. Il y a plus : connaissance d'un métier auquel ils étaient peut-être peu habitués, dévouement et courage, discipline sévère et admirable dont ils ont su animer les marins, rien n'a manqué à ce personnel d'élite qui a mérité une fois de plus la reconnaissance de la patrie si éprouvée.

Ils ne peuvent plus oublier que la France est désormais habituée à compter sur eux. Noblesse oblige, disait l'ancienne devise. La position d'officier marinier est devenue une position qui, elle aussi, a sa noblesse et qui oblige. Or, l'instruction par les lectures sérieuses et la culture de l'esprit sont aujourd'hui des conditions nécessaires pour affermir et perfectionner les solides et excellentes qualités qui doivent toujours distinguer le personnel des officiers mariniers.

Pour ce qui regarde les choses de l'hygiène, premier et principal objet de notre livre, nous sommes pleinement convaincu qu'ils prêcheront d'exemple, et que là comme partout ils serviront d'instructeurs et de modèles aux hommes de l'équipage.

CHAPITRE IX

CONCLUSIONS ET COUP D'ŒIL RÉTROSPECTIF.

Nous pourrions comparer la série de nos entretiens sur l'hygiène avec les différentes périodes d'un voyage de navigation au tour du monde.

Nous voici donc arrivés ensemble à la fin de notre grande campagne. Nous allons être obligés de nous séparer les uns des autres. Mais auparavant, qu'il nous soit permis de regarder en arrière pour mieux voir le chemin parcouru et mieux nous rendre compte du but et de la portée de notre commun voyage.

Nous avions, avant tout, à vous parler de la santé, c'est-à-dire, de la chose qui vous est la plus chère parmi les biens d'ici-bas. Nous avons vu que la santé ne se transmet pas de la main à la main, que c'est un trésor qui est la propriété même ou la qualité du corps de l'homme, dont elle n'est pas séparable, puisqu'elle n'est pas autre chose, au fond, que la manière d'être de notre corps lui-même.

Nous ne pouvions donc entreprendre de vous instruire sur les choses de la santé, de façon à être compris de vous, sans vous parler tout d'abord des plus simples propriétés et des fonctions du corps humain. Autrement nous nous serions mis dans le cas d'un professeur inhabile qui prétendrait vous enseigner l'art de la navigation sans vous apprendre auparavant ce que c'est qu'un navire.

Nous vous avons, en conséquence, brièvement parlé de la structure des organes du corps humain et de la fonction de ces organes; nous avons sondé les mystères de la vie dont nous ignorons absolument les causes, mais dont nous comprenons assez bien le mécanisme.

Sans doute cette étude vous a peut-être paru un peu longue et fatigante. Mais c'était là la période des préparatifs de notre campagne d'hygiène. Nous étions en armement. Or, vous savez bien mieux que nous l'importance capitale des soins et des précautions que l'on doit apporter dans l'armement d'un navire, puisque c'est de là que souvent dépend la fortune future de la campagne.

Mais si l'armement a été long et soigné, l'appareillage a été rapide, et nous nous sommes trouvés amarinés tout d'un coup, comme par enchantement, dès que le navire, perdant de vue la terre, s'est rapidement élevé au large.

Alors la cité flottante a commencé à vivre de ses propres ressources. Alors chaque habitant ou mieux chaque groupe s'est mis à l'œuvre, chacun dans sa spécialité de travail. Le sentiment du devoir, l'ordre, la discipline, l'ardente envie de bien faire ont animé de leur souffle puissant cette foule des travailleurs marins.

Continuant sa course, le navire fendait majestueusement les eaux azurées de l'Océan, pendant que la brise favorable envoyait au navire et à l'équipage son haleine pure et vivifiante. Nous avons profité de ce beau temps pour nous livrer ensemble à l'étude de notre intérieur. Que de science, que d'habileté, que de persévérance et quel travail de chaque jour et de chaque instant ne faut-il pas pour entretenir, renouveler et obtenir la propreté du navire et de l'équipage, la salubrité de l'air qu'on respire et pour maintenir la santé de tous.

Nous savons maintenant qu'au prix de ces efforts constants l'homme de mer peut réparer ses fatigues et les pertes occasionnées par le travail dans un repos bienfaisant et dans une nourriture saine et abondante. Nous savons aussi qu'il peut respirer un air pur et vierge au milieu des plaines salées de l'Océan et que sa santé n'est jamais si florissante et si robuste que dans ces belles solitudes qui n'ont jamais été souillées par le souffle impur des miasmes des continents.

Mais dans notre voyage autour du monde, — car nous avons visité à peu près tous les pays, en idée, — nous n'avons pas tardé à nous heurter à d'autres difficultés sans nombre. Il a fallu lutter avec les forces contraires des éléments de la mer et de l'atmosphère, et plus d'une fois a mugi la formidable voix de la tempête. Mais le navire a pu facilement triompher de tous les accidents de mer. L'art de la navigation est aujourd'hui assez perfectionné pour braver impunément presque tous les dangers. Hélas! il est loin d'en être ainsi de l'art de conserver la santé des hommes de mer, de l'art de l'hygiène. Nous avons vu, en effet, qu'une double rangée d'écueils bordant la route menace continuellement la santé des équipages :

1° Dans les climats brûlés par l'ardeur du soleil, c'est la chaleur qui épuise ou dévore les forces du corps; sous les glaces des pôles, c'est le froid qui éteint le flambeau de la chaleur et de la vie; dans les climats tempérés et dans le passage successif de l'un de ces pays dans l'autre, c'est la secousse rapide et violente du changement qui ébranle la santé la plus fortement trempée. Dans tous ces parages dangereux le médecin hygiéniste, nous l'avons vu, ne peut naviguer et avancer que lentement et la sonde à la main. Malgré cela il est forcé d'avoir à déplorer plus d'un naufrage. C'est surtout dans les mouillages, dans les stations, dans la communication du navire avec la terre que la santé des marins court les plus graves dangers.

Nous avons vu que ces terres des pays chauds renferment dans leurs entrailles impures, dans l'air pestilentiel qu'on y respire, des souffles empoisonnés, des miasmes subtils et perfides qui donnent plus sûrement la mort que tous les écueils les plus dangereux des océans. Ce sont autant de poisons mortels qu'il faut fuir si l'on ne veut en être les victimes.

Voilà la première série d'écueils qu'il n'est pas toujours au pouvoir du marin d'éviter complétement. Ce sont les dangers provenant de causes qui sont extérieures à lui, et contre lesquels il lui faut lutter sans cesse pour en triompher.

2° L'autre côté de la route ardue de l'existence l'homme de mer était sûr et exempt de tout risque : on pouvait y louvoyer à l'aise, sans danger, si le navigateur lui-même n'y avait semé les écueils et les périls de toute sorte. Ces périls, nous avons vu que c'étaient ses passions, ses propres excès, mais surtout son intempérance, sa fatale tendance à abuser des boissons fermentées et des plaisirs impurs du libertinage. Oui, nous vous l'avons prouvé par des faits, l'ivresse et l'ivrognerie ainsi que les excès vénériens, ont tué et tuent aujourd'hui plus d'hommes parmi les marins que le fer de l'ennemi et les fléaux des maladies les plus dangereuses réunies ensemble.

Nous vous avons indiqué le remède à tant de maux qui sont volontaires.

Nous avons fait appel à votre énergie morale, à votre honneur, à vos sentiments les plus nobles, à toutes ces vertus qui, heureusement, ont encore de solides racines parmi les gens de mer. Nous vous avons dit que le seul remède efficace à de si grands maux est votre seule volonté d'honnête homme et de bon citoyen. *Malade, guéris-toi toi-même*; voilà tout ce qu'on peut dire à ces infortunés dont la mauvaise conduite est la seule cause de leurs maladies qui ne sont pas susceptibles d'être guéries par la médecine.

C'est à vous maintenant de profiter de nos avertissements et de nos conseils.

Nous avons ensemble doublé bien des caps : nous avons visité bien des contrées loitaines et dangereuses : nous avons ensemble sillonné bien des mers; nous avons bravé plus d'un danger. Ensemble, nous rentrons enfin au port désiré après bien des fatigues, mais sains et saufs, avec la douce consolation d'avoir rempli chacun notre tâche et notre devoir : nous, en vous donnant des avis salutaires, vous, en nous écoutant avec une bienveillante attention.

APPENDICE

CHAPITRE X

AVIS ET CONSEILS SUR L'HYGIÈNE, ADRESSÉS AU MARIN DE RETOUR DANS SES FOYERS.

Une fois congédié et libéré du service de l'État, le marin rentre dans ses foyers. S'il était jeune soldat ou engagé volontaire, ordinairement il reprend la profession qu'il avait commencée et rentre dans la vie civile en même temps que dans les conditions de l'hygiène commune. Marin des classes, il demeure soumis aux obligations de l'Inscription maritime ; il en partage aussi les bénéfices ; c'est dire qu'il reste marin et navigue, soit au long-cours, soit au cabotage, ou bien encore qu'il reprend son métier de pêcheur sur la côte.

Quelle que soit, au reste, la position nouvelle qu'il occupe, c'est pour lui le moment de mettre à profit les connaissances qu'on lui a enseignées, pendant le service, touchant les choses de sa santé.

On a reproché bien des fois au marin des classes de s'empresser d'oublier, lorsqu'il est de retour dans ses foyers, l'instruction qu'il avait reçue pendant son séjour au service de la flotte. On le dépeint comme une sorte de sauvage rebelle aux bienfaits de la civilisation et de l'instruction, qui, dès qu'il redevient libre, rentre dans son ignorance, dans son insouciance et ses absurdes préjugés en même temps que dans son existence habituelle. Ce serait, dit-on, principalement sur les côtes de Bretagne que se ferait sentir cette influence déplorable provenant du milieu et d'habitudes sociales auxquelles le marin ne peut que difficilement se soustraire.

Il y a sans doute de l'exagération dans cette grave accusation; malheureusement il y a beaucoup de vrai. Il faut absolument qu'elle serve de leçon et tourne désormais au profit des populations maritimes qu'elle intéresse.

En ce qui concerne l'hygiène, ne serait-il pas affligeant de voir le marin perdre et oublier les préceptes et la pratique des connaissances que l'on s'est donné tant de peine à lui communiquer et à lui faire observer ? Il serait certainement bien coupable et bien à plaindre s'il dédaignait d'en profiter. Convaincu, au contraire, qu'il en tirera bénéfice dans l'avenir, nous allons terminer ce qui nous reste à lui dire, avant de prendre congé de lui.

Ce dernier sujet comprend deux sortes de considérations : 1o l'hygiène personnelle du marin; 2o l'hygiène qui le concerne lui, sa famille et les personnes avec lesquelles il vit.

I. D'une manière générale le marin des classes rendu à la liberté navigue au long-cours, au cabotage ou fait la pêche côtière. Dans la navigation au long-cours ou au grand cabotage, l'hygiène du marin est sensiblement la même qu'au service de l'État. Cependant sa position est bien moins réglée; il devient plus maître de lui-même. Aussi devra-t-il s'occuper plus activement des soins de sa santé. Il devra se surveiller attentivement, se rappeler sans cesse les préceptes et les instructions qu'il a reçus et surtout les mettre à profit dans les différentes circonstances où il se trouvera. C'est ici qu'il aura, plus que jamais, besoin d'observer la tempérance, la sobriété, la propreté qu'on lui a tant recommandées, et qui sont autant de vertus qu'il doit pratiquer ou, si l'on veut, de nécessités auxquelles il doit se soumettre. Qu'il prenne garde à la maladie, car il se trouvera, la plupart du temps, dépourvu des ressources de la médecine, et alors toutes les chances sont contre lui.

S'il se livre à la grande pêche, par exemple, dans les parages de Terre-Neuve ou de l'Islande, dans les mers du Nord, le métier devient encore plus rude et plus périlleux. Sans parler des rigueurs de la navigation même dans ces mers, il aura principalement à lutter contre les injures du climat et contre le froid. Il devra ici s'entourer des précautions que nous lui avons conseillées pour préserver la santé dans les régions du Nord. Il se munira de vêtements chauds en laine ou en flanelle ; il portera des étoffes imperméables contre l'humidité perpétuelle du climat ; il se changera toutes les fois qu'il sera mouillé ; il lavera et séchera avec beaucoup de soin ses effets d'habillement. C'est en prenant rigoureusement toutes ces précautions et d'autres qu'il serait trop long de détailler, que le marin pêcheur aura des chances de se garantir contre les maladies si nombreuses qui le menacent : les rhumatismes, les douleurs de nerfs, les rhumes, les maux d'oreille, les maladies de poitrine, la phthisie mortelle des poumons, etc.

Les soins de propreté sont ici d'autant plus indispensables qu'ils sont négligés. L'horrible saleté des pêcheurs de morue est tristement proverbiale. Ils pourrissent dans la crasse épaisse, au milieu des débris de poisson, et exhalent une odeur qui révolterait le dernier des sauvages. De là ils sont sujets à une foule de maladies : inflammations, clous, boutons et plaies de la peau, ulcères et gangrènes des membres et surtout des jambes, scorbut, pourritures de toute sorte et corruption du sang, maux d'yeux, panaris des doigts qui les laissent estropiés pour le reste de leurs jours, etc.

On peut dire de ces malheureux pêcheurs que la plus grande partie croupit dans les ordures de la malpropreté pendant toute la durée de la campagne. Ils ne se donnent même pas la peine de changer de bottes, ni de vêtements. Aussi reviennent-ils fatigués, épuisés et malades : et ils perdent ainsi pour rétablir leur santé ruinée plus de temps et d'argent qu'ils n'en ont gagné.

Leur nourriture laisse souvent à désirer. Mais ce qui leur est le plus nuisible, c'est encore et toujours l'abus des boissons fortes. Le démon de l'alcool les poursuit jusque dans ces mers éloignées : et ils sont d'autant plus portés aux excès de ce genre, qu'on leur délivre habituellement une grande quantité de ce pernicieux breuvage appelé eau-de-vie, afin de les réveiller et de les surexciter contre la fatigue et le froid. En plus des maladies que produit l'abus de ces boissons, des centaines d'infortunés perdent la vie en se noyant par suite de chûte à l'eau en état d'ivresse ou par suite d'autres accidents violents qu'il faut attribuer à la même cause : accidents de mer, embarcations perdues ou chavirées avec leurs équipages, etc. L'indiscipline et le désordre font le reste.

Ainsi nous retrouvons ici deux grands et honteux vices qui souillent et déparent la vie du marin : la malpropreté et la passion des boissons alcooliques; et ici encore peut-être plus qu'ailleurs ils ruinent sa santé déjà fort éprouvée par les rigueurs du climat.

Nous n'avons que peu de choses à dire de l'hygiène particulière des marins qui se livrent au petit cabotage ou à la pêche côtière, car elle est à peu près semblable à celle du marin de la grande pêche d'une part, et d'autre part, elle se rapproche de la condition des marins à terre. Là aussi les marins auront à se prémunir contre les intempéries du séjour à la mer, durant les mauvais temps, à se vêtir, à se nourrir d'une façon confortable, et surtout à se garder contre la malpropreté et les boissons fortes. Dans de semblables conditions, il appartient au patron de bateau et au capitaine de navire, de veiller sur leurs hommes, de leur donner l'exemple édifiant, de leur imposer au besoin les règles les plus simples et les plus nécessaires pour la conservation de leur santé.

II. Nous ne dirons que quelques mots, en terminant, de l'hygiène du marin au milieu de sa famille. Nous le supposons, en effet, père de famille, ce qui est la règle. Maintenant donc il ne s'agit plus seulement de lui, mais aussi et surtout des siens. Il ne doit plus jamais oublier qu'il a charge d'âmes, de sa femme et de ses enfants. Il fera, de bonne heure, vacciner ses enfants, sachant par lui-même l'importance qu'il faut attacher à cette petite et facile opération. Il fera en sorte de leur procurer une alimentation ou nourriture saine et suffisante. S'intéressant à leur santé, il appellera le médecin aussitôt qu'ils seront sérieusement souffrants, et il n'attendra pas pour cela que le mal soit irrémédiable ou incurable par suite de sa négligence ou de la longueur de la maladie. Il soignera la propreté de son logement; il y fera entrer de l'air et de la lumière à profusion, s'il tient à ménager la santé de sa famille et la sienne propre. Là où le soleil n'entre pas, le médecin entre souvent, dit un proverbe parfaitement juste. Il changera de vêtements en arrivant de la mer ou du travail, et il veillera à ce que sa femme ou d'autres personnes assurent la propreté de sa demeure et celle de ses enfants, car la crasse est toujours et promptement mortelle pour les jeunes enfants.

Enfin il devra, — et c'est un devoir rigoureux — pratiquer la sobriété et la tempérance, s'il veut avoir de quoi nourrir convenablement sa famille et la soustraire à l'affreuse misère qui tue à la fois et l'âme et le corps.

Nous savons bien, hélas! que c'est exiger beaucoup du marin tel que nous le connaissons jusqu'à présent. Nous savons que non-seulement il est ivrogne, qu'il s'enivre, mais encore que, sur le littoral breton et normand, par exemple, il fait boire sa femme et ses enfants; qu'il dissipe en un instant le prix de plusieurs jours de peine; qu'il se livre à tous les excès, et qu'il ne rentre souvent dans une demeure malpropre, infecte, puante, sans air et sans lumière, une vraie *tanière*, en un mot, que pour y cuver son vin ou pour y quereller sa femme et ses enfants. Nous savons bien que son existence malheureuse s'écoule entre la fatigue de la pêche ou de la navigation d'une part, et de l'autre, la conduite scandaleuse et dépravée qu'il mène à terre quand il a amassé quelques sous. Nous savons encore — bien d'autres choses...

Mais nous savons aussi une chose qui nous console et nous fait espérer en l'avenir pour le sort de cet être humain qui semble au premier abord si déshérité. C'est qu'après tout, ce marin est honnête, qu'il a du cœur et de la conscience, qu'on peut compter sur son fond, qu'il est susceptible de progrès et d'amélioration, et que pour cela il suffirait le plus souvent de l'éclairer, de l'instruire, et de porter les bienfaits de la lumière vivifiante dans son esprit qui n'est malsain que parce qu'il est ténébreux.

Puisqu'il n'est souvent plus à même de jouir des avantages de l'instruction par lui-même, il faut qu'il comprenne qu'il doit les procurer à ses enfants. Il faut qu'il sache bien qu'il leur doit, outre la nourriture du corps, celle non moins importante de l'esprit, qu'il doit les soustraire à la hideuse ignorance qui fut son triste partage à lui ; et que ces devoirs-là sont d'autant plus sacrés aujourd'hui que nous vivons dans un temps où l'instruction est considérée comme une chose absolument nécessaire pour prendre dans la société une place si humble qu'elle soit.

Mais, direz-vous, comment le pauvre marin fera-t-il face à tant d'obligations? Par deux choses bien simples: le travail et l'économie qui centuple le produit du travail. C'est un joug glorieux que celui du travail qui fait sa place à l'homme dans la société. Or le marin travaille beaucoup ; pourquoi sa position n'est-elle pas meilleure? Parce qu'il gaspille le fruit de son travail en dépenses inutiles pour nourrir des vices honteux, qui ruinent sa bourse et sa santé; parce qu'il ne sait pas économiser, parce qu'il manque des vertus que donne l'observance des préceptes de l'hygiène. — Il en coûte plus pour nourrir un vice que pour élever deux enfants, a dit un sage et savant Américain. Cela n'est que trop vrai pour le marin. Qu'il médite ces paroles et qu'il se corrige.

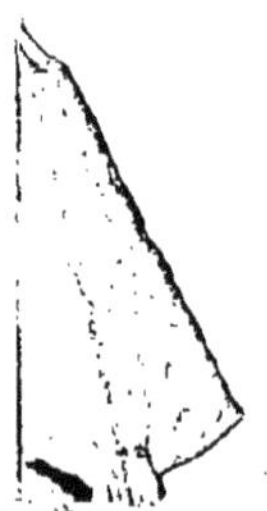

L'hygiène est donc pour le marin une vertu plutôt qu'un art ou une science. C'est pour cela que nous lui avons épargné les recettes et les mille petites recommandations qu'il pourra trouver ailleurs, mais qui ne lui serviront de rien. Car son hygiène à lui est tout entière dans le travail et dans la sobriété qui donnent le bien-être, qui lui-même entretient et assure la santé. Or la santé, pour le marin, c'est un trésor inestimable. « Si pour l'homme riche même — a dit un médecin qui aimait passionnément les travailleurs — ce bien, la santé, l'emporte sur tous les autres, combien n'est-il pas plus précieux encore pour ceux qui demandent au travail le pain de chaque jour? La santé, c'est le trésor auquel on puise tous les jours! C'est le pain qui nourrit, c'est la boisson qui désaltère, c'est le feu qui réchauffe, c'est le vêtement, c'est la maison qui réunit la famille, et où se développent les plus doux sentiments, c'est tout l'homme. »

FIN

Poissy. — Typ. S. Lejay et Cie.

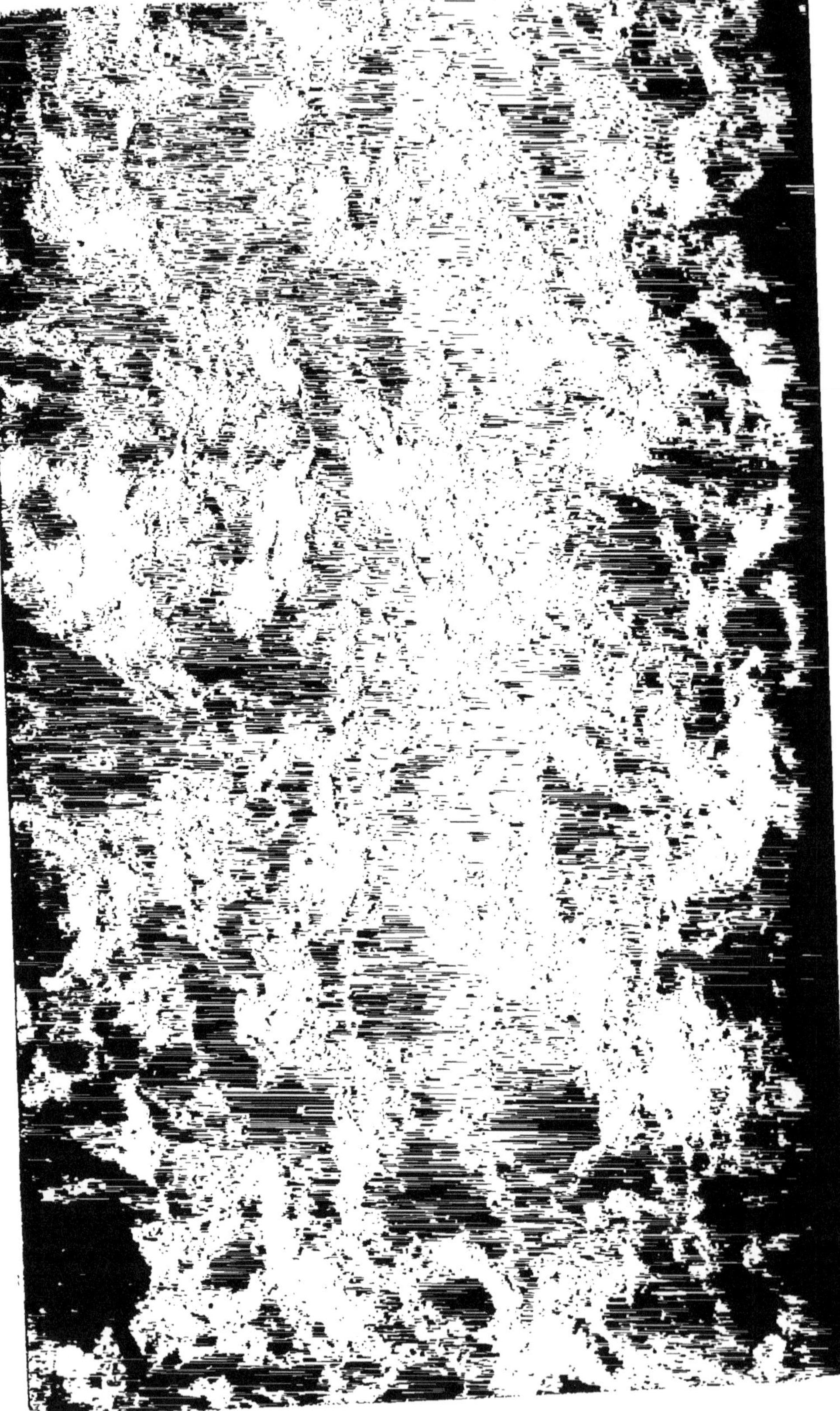

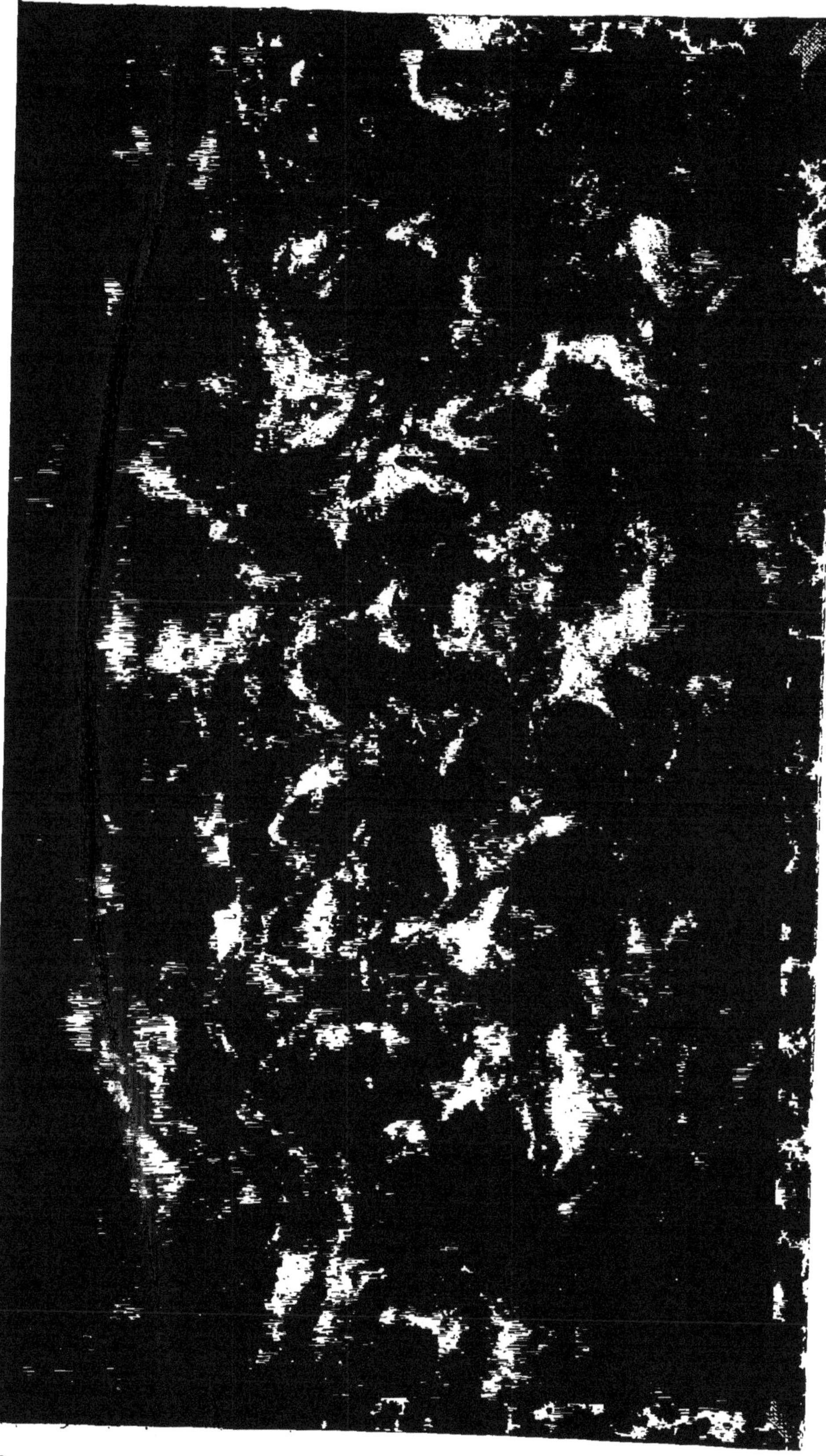

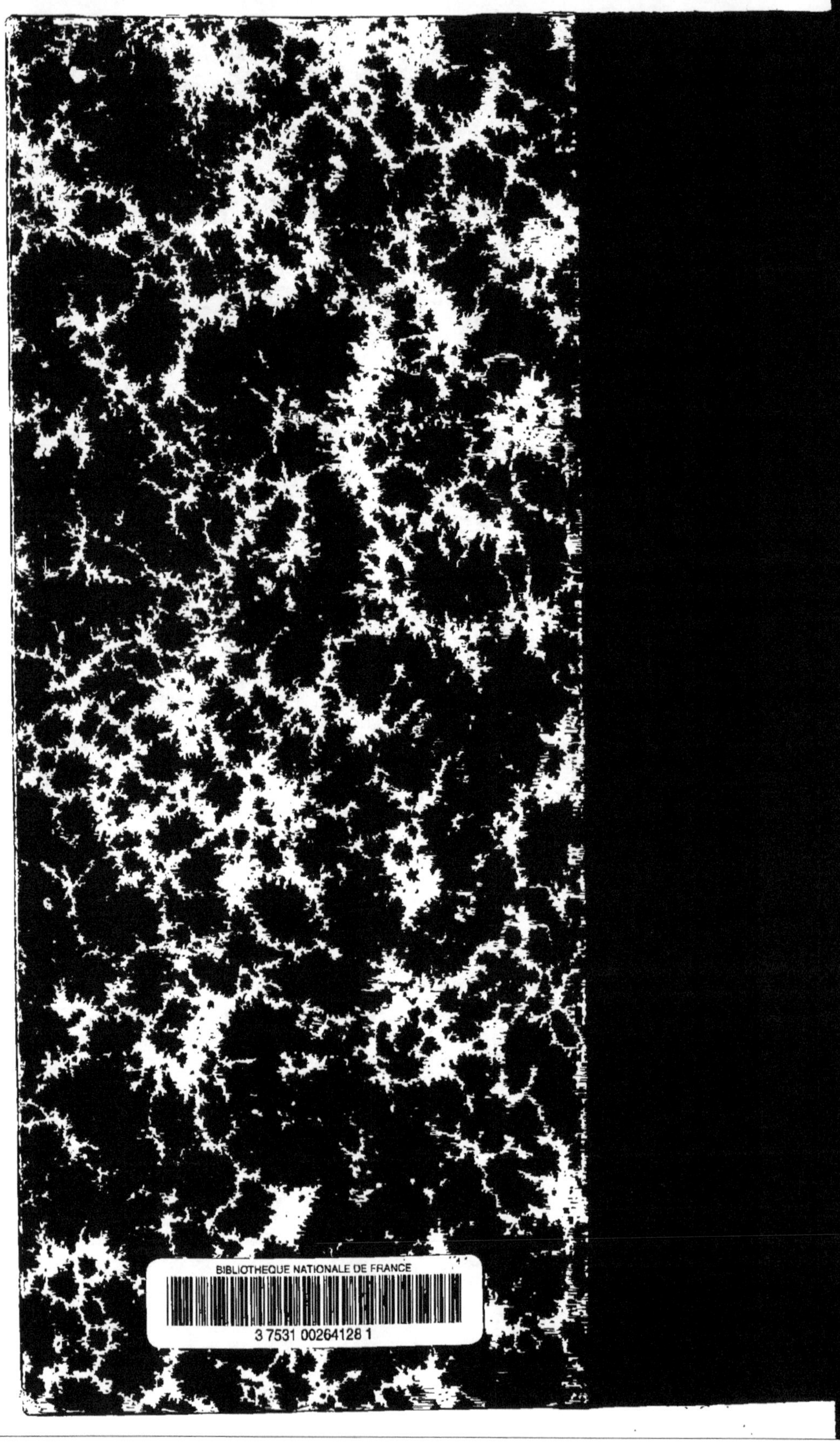

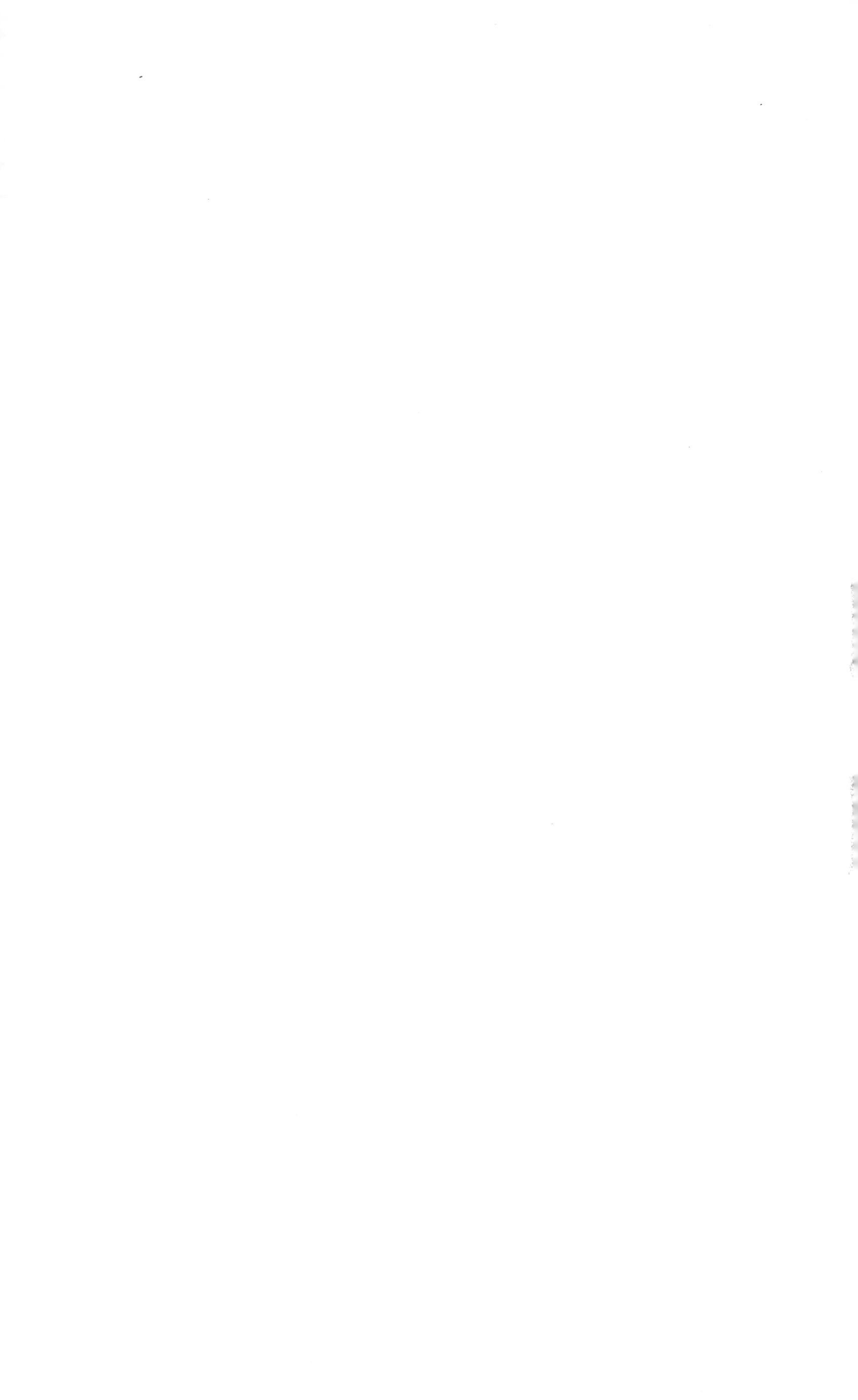

www.ingramcontent.com/pod-product-compliance
Ingram Content Group UK Ltd.
Pitfield, Milton Keynes, MK11 3LW, UK
UKHW020151250726
13967UKWH00002B/1000

9 782011 920805